为准妈妈设计最完善的孕育方案

最有效的健康直通车　最关爱女性的家庭必备健康顾问

青　影◎编著

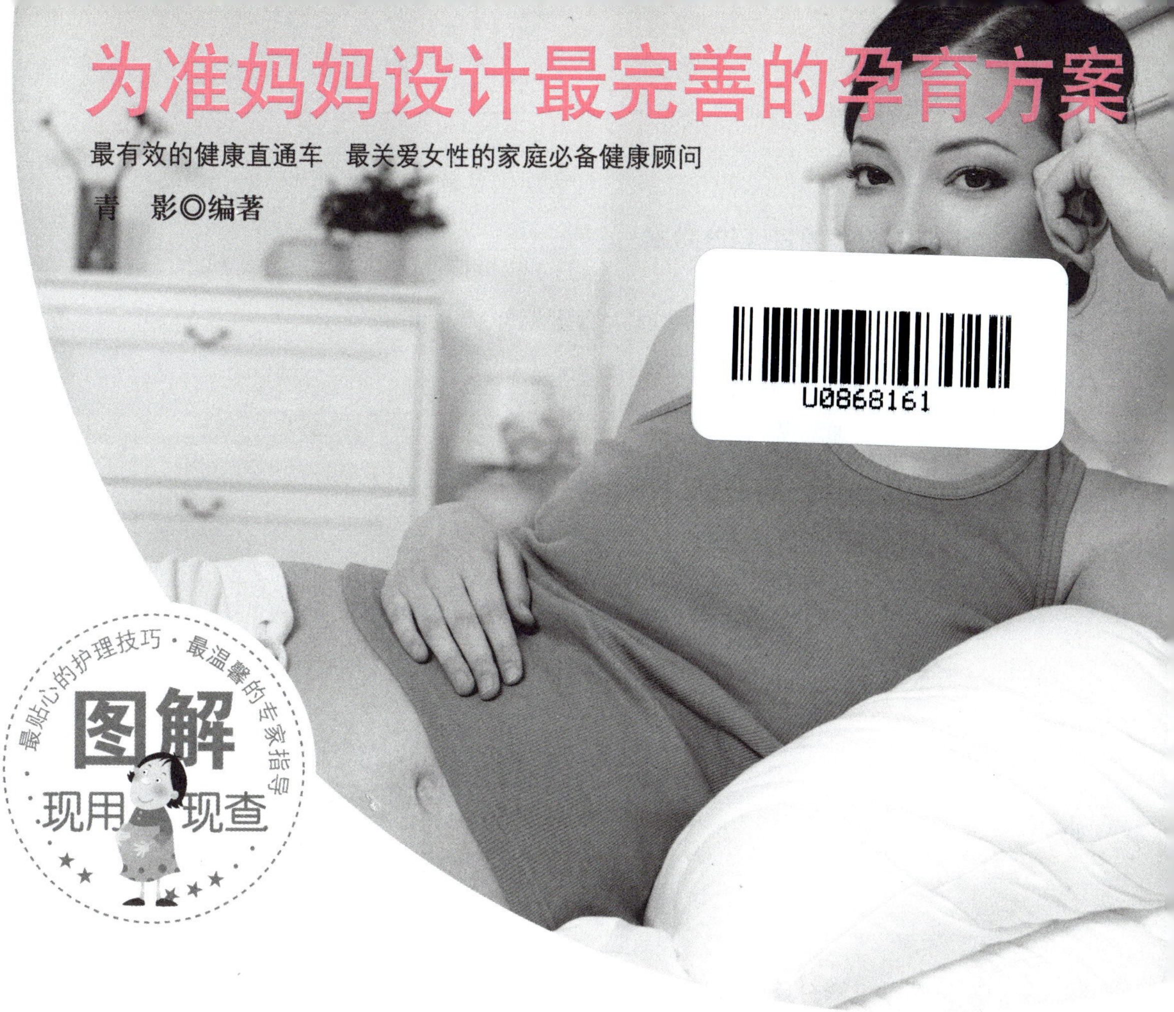

怀孕妊娠分娩一本通

全方位同步孕、产、育宝典

母婴健康专家**鼎力推荐**

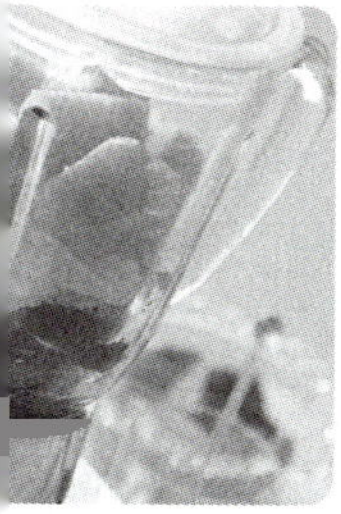

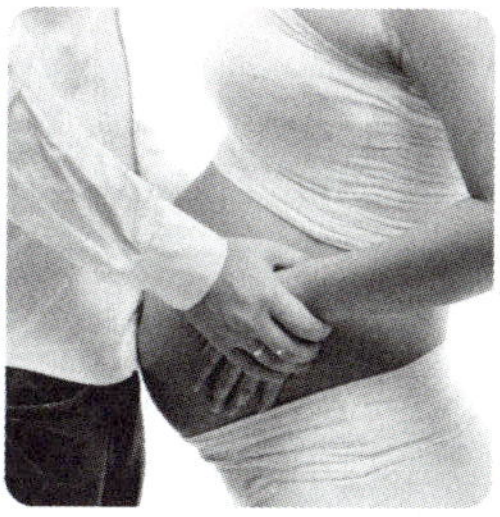

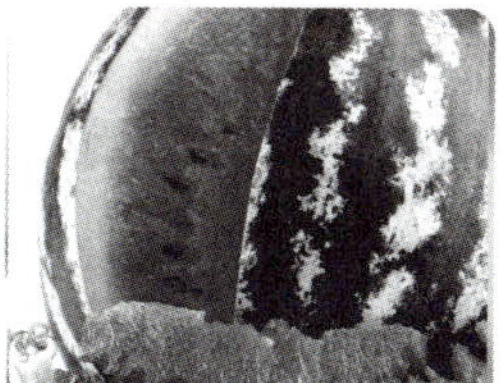

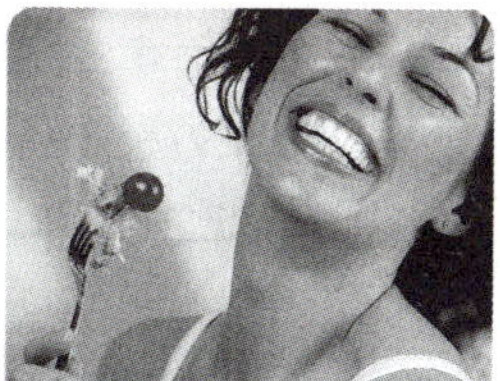

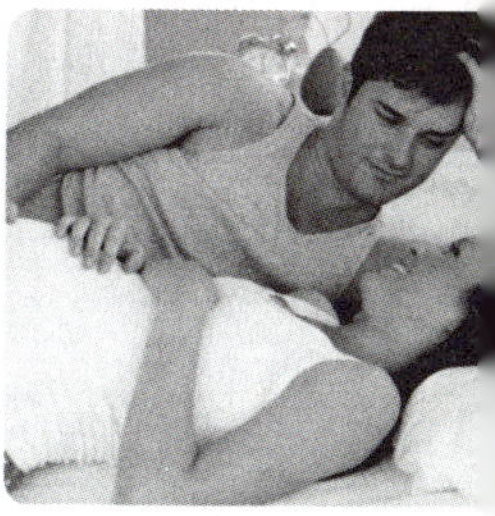

中医古籍出版社

图书在版编目(CIP)数据

图解怀孕妊娠分娩一本通 / 青影编著. -- 北京：中医古籍出版社, 2013.5
ISBN 978-7-5152-0376-8

Ⅰ. ①图… Ⅱ. ①青… Ⅲ. ①妊娠期-妇幼保健-图解②分娩-图解 Ⅳ. ①R715.3-64②R714.3-64

中国版本图书馆 CIP 数据核字(2013)第084892号

图解怀孕妊娠分娩一本通
青　影　编著

责任编辑　邓永标
排版制作　腾飞文化
出版发行　中医古籍出版社
社　　址　北京市东直门内南小街16号(100700)
经　　销　全国各地新华书店
印　　刷　北京盛兰兄弟印刷装订有限公司
开　　本　710×1000　1/16
印　　张　17
字　　数　320千字
版　　次　2013年6月第1版　2013年6月第1次印刷
书　　号　ISBN 978-7-5152-0376-8
定　　价　36.00元

前　言

每一个生命的到来，都是一个奇迹的开始。每一个孩子都是落入凡间的精灵。怀孕是生命中具有独特意义的一段人生经历。那么年轻的父母，你们准备好接受这个伟大而神圣的使命——孕育生命，繁衍后代了吗？让自己的身体和心理都准备好，把爱情的结晶放在神秘的身体花园里，百般呵护、万般期待，只为一个小生命的呱呱坠地。

十月怀胎，一朝分娩，这是一个既漫长又短暂的过程，在即将面对新的生命到来之际，许多新爸爸新妈妈既喜悦又担心，碰到一点状况就手忙脚乱、束手无策。所以我们精心为各位准爸爸、准妈妈们编排了这本《图解怀孕 妊娠 分娩一本通》，本书提供了最全面、最专业的指导策略，从新婚伊始到产后保健，每个时期都有相关的知识指导，为各位准爸爸、妈妈提供最新的孕产信息，全程呵护特殊时期的母婴健康，让孕妈咪安然度过妊娠期，帮助新妈咪在产后迅速恢复，带给妈妈和宝宝一生的健康！

本书从细节入手，通俗易懂地提出了一些切实可行的方案，对孕妇在孕期容易疏忽的地方，设置了“专家温馨提示”版块。同时，为了便于孕妇阅读并进一步深化阅读，还在书中穿插了一些非常实用的“新妈咪早知道”“准妈妈大课堂”“新妈咪小贴士”等板块，其用心良苦是让孕妈咪们能从心理上接受生理上所发生的各种正常变化，从而安之若素，愉快地度过人生这一段特殊时期，孕育一个聪明健康的小宝宝。

我们在编写的过程中，力求让整本书最科学、最实用、最全面、最贴近生活。化深奥的知识为通俗易懂的道理，能够让广大读者接受，以填补众多准爸爸、准妈妈对孕育知识的匮乏。但在编写过程中可能会有些许不足之处，敬请各位专业人士及读者朋友加以指正。

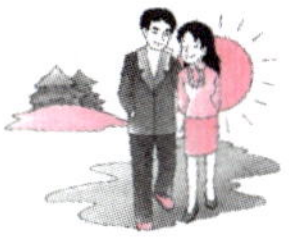

目录

CONTENTS

第一篇 孕前准备，指南针

第一章 孕期夫妻身心的准备

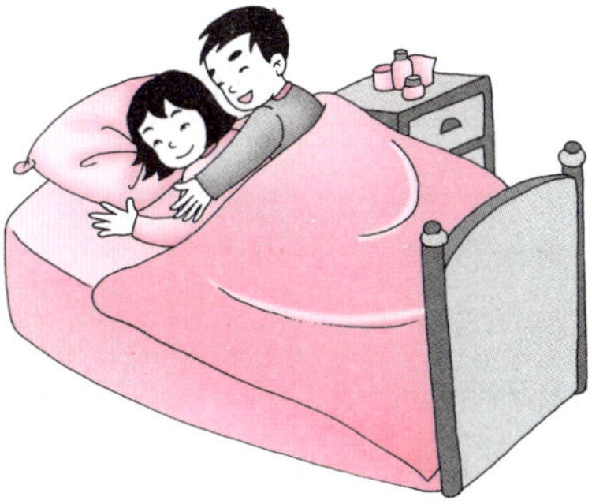

第二章 成功受孕必知

第三章 身体检查

第四章 孕前疾病防治

第三篇
妊娠生活，有规律

第一章 孕期营养

第二章 孕期保健

第三章 预期胎教

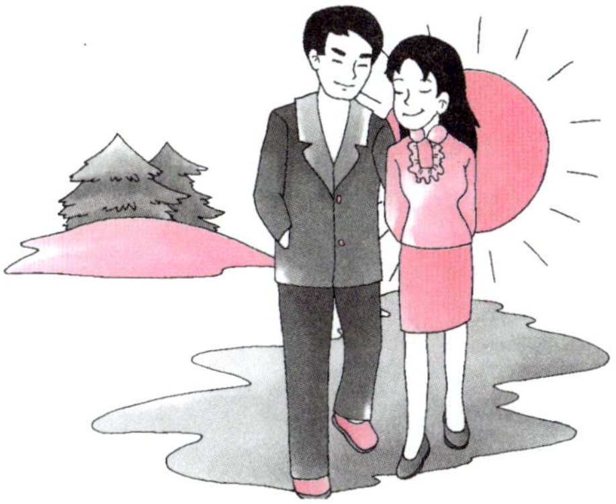

第四篇
喜迎分娩，共同乐

第一章
前期准备

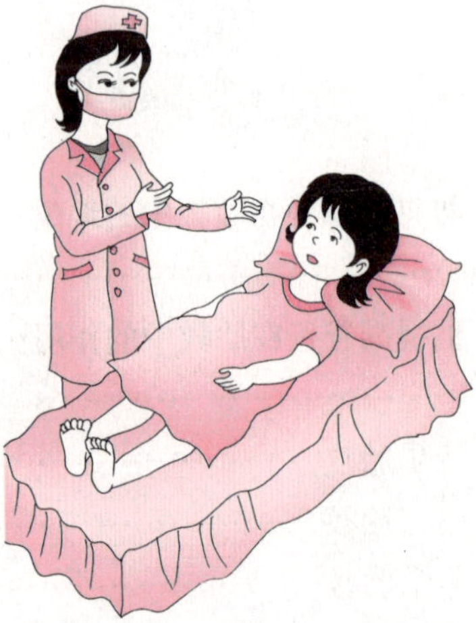

第二章
分娩征兆

第三章
分娩解疑

第四章

分娩指导

第五章

异常分娩的护理

第五篇

产后护理，美逍遥

第一章

产后环境

第二章

身心护理

第三章

日常护理

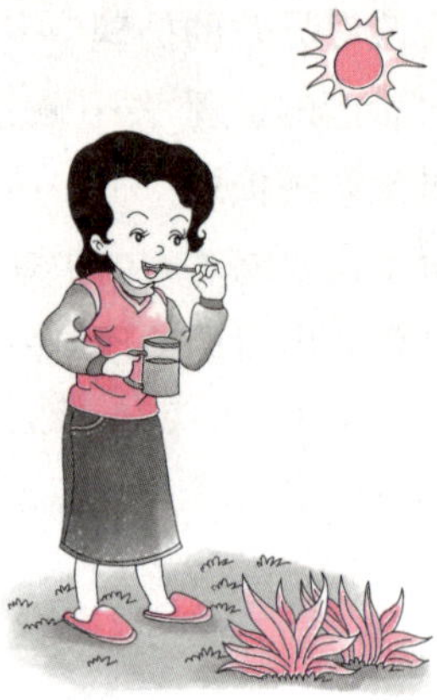

第四章

产后疾病及用药护理

第一篇

孕前准备，指南针

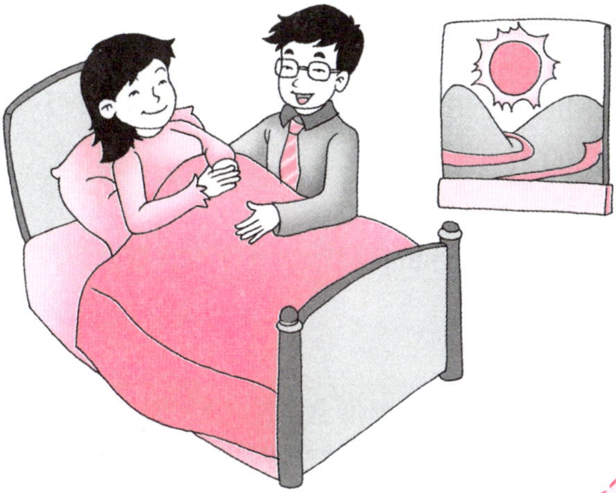

第一章

孕期夫妻身心的准备

生儿育女是人生大事，所以在准备要孩子前需要做好各方面的准备，为了获得一个健康可爱的宝宝，准爸妈要做好各种必要的身体和心理准备，为孩子出生打下基础，创造一个良好的孕育环境，迎接孩子的到来。

做好孕前准备

在做好受孕计划之后，年轻的夫妇们还要做好哪些孕前准备呢？

1. 调节心理平衡

为了优生，夫妻间应善于主动调节相互之间的心理平衡，当一方心理状态不稳定时，另一方应主动引导对方摆脱困境。

2. 心绪

心绪通常指夫妇孕前的情绪和心境方面所持的状态，对母子的健康有着非常微妙的关系。

3. 心境

是使人的其他一切体验和生活都染上情绪色彩的一种持续时间很长的状态，它有稳定的和暂时的两种表现形式，它的形成，同社会、家庭、生活、工作和健康等因素有关。

夫妇双方怎样正确地看待怀孕呢？怀孕在夫妇双方心目中的位置，应是巩固爱情的纽带，而不应是夫妇情感淡漠的“导火线”。

4. 身体的调养

孕前就要调养双方的身体，不要等到已经怀孕了才调养，这样就显得有点迟了。

5. 消除各种不良因素的影响

孕前应特别注意,夫妇双方应有一段时间不能饮酒。经过X射线照射,特别是下腹部经过X射线照射的妇女,应过4周后再怀孕,以免造成胎儿畸形;长期口服避孕药的妇女,应在停药半年以后方可受孕;如果曾经有过流产或早产史的妇女,应在半年或1年后再怀孕;吸烟的夫妇,应在孕前半年戒烟,并且在孕期内不得吸烟。

>> 专家温馨提示

专家研究证明,情绪会影响女性的生理功能,对生殖系统也会有一定的影响,如影响排卵及卵子的活动,影响对精子的接纳等,长期的心理刺激甚至会影响到胚胎和胎儿的发育。

当你感觉身体不适或者感冒了,一定要把怀孕的计划延后,与丈夫进行充分的沟通,待生理、心理都处于最佳状态时再做决定。

孕前的生理准备

认识卵子

卵巢是产生卵子和分泌雌性激素的器官。卵子有两段不同的发育,一次在出生前,另一次为青春期开始以后。在胚胎时期,卵原细胞已进入卵巢内发育。此时卵原细胞会不断减数分裂,像这样的细胞,在胎龄7个月时可能拥有几百万个。不过,这些细胞大多不会成熟,有些甚至提前萎缩掉,因此,出生时大约剩下10~100万个。出生后到青春期前卵子仍继续萎缩,青春期开始后如果卵子未受精,则卵细胞便随子宫增生的内膜及血液排出。一个健康的女性,一生中会排出400~500个成熟的卵子,其余的卵母细胞大多萎缩掉了。所以女性卵子的数量是固定的,无法再新生,到更年期后卵子已消耗殆尽。

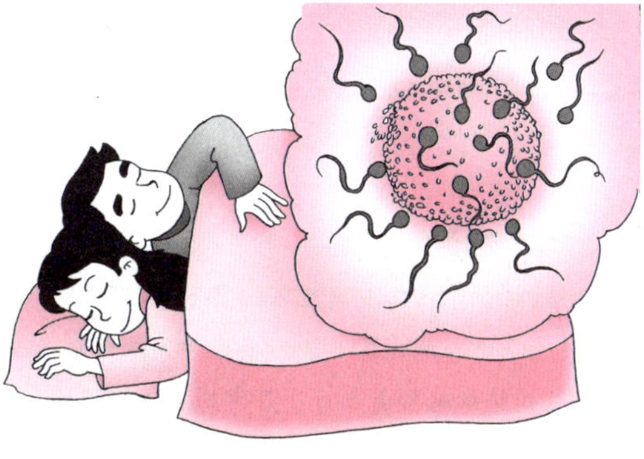

卵子较精子大,它的外周有保护膜。保护膜由透明带和卵泡细胞组成。在一个月

经周期中,卵巢内常有几个甚至十几个卵泡同时发育,但一般只有一个发育成卵子。

女性一生中仅有 400 ~ 500 个卵泡发育成卵子。随着卵泡的成熟,卵巢壁有一部分变得特别薄,并显得特别突出。排卵时,卵泡就从这里破出而进入输卵管,排卵时间是下次月经来潮的前 14 天,约 28 天排卵一次。

卵子从卵巢排出后,需 3 ~ 4 天进入子宫,进入子宫前要在输卵管内壶腹部停留 2 ~ 3 天后。性交时,精子被射入阴道后,即一齐向子宫腔内运动,最后在输卵管内与卵子相遇,但一般只有一个精子最后进入卵内而成为受精卵。受精卵在子宫壁植入,逐渐发育成为胎儿。

认识精子

有关精子的一组基本数据:男性开始制造精子的平均年龄是 12.5 岁;每次射精所产生的精液量 1 ~ 2 茶匙,所含的精子数大约是 1 亿个;精子的寿命是 2.5 个月(从形成到射出体外);精子与卵子相遇受精所需的时间是 2.5 秒。

精子在睾丸的曲细精管产生后,进入输精管道,最后再经尿道排出体外。附睾为细长的扁平器官,贴附于睾丸的后外侧,长约 5.5 厘米。附睾的作用是储存由睾丸产生的精子,并使其继续发育达到成熟;其分泌的液体,参与精液的组成。

输精管收缩时能排出精子。输精管沿睾丸后缘上升,通过阴囊上部,达腹股沟部进入盆腔,于膀胱后面与精囊腺排泄管会合,二者会合后称射精管。

射精管是一对极短的肌性管道,长仅 2 厘米,由精囊腺排泄管与输精管会合而成,大部分被前列腺所包围,开口于尿道前列腺部。射精管只有在性兴奋达到一定阈值时才突然开放,使精液经尿道射出。

>> 专家温馨提示

生孩子需要做好充分的准备,唯有这样,才可能拥有一个健康、聪明的孩子。

不少人认为在妻子怀孕后再加强营养就行了,这是一个错误的观点。因为在妊娠早期,是脑细胞形成数目能否达到正常的关键期,胚胎所需的营养是直接从子宫内膜中储存的养料中取得的,而子宫内膜所含营养的状况是在孕前就形成了,它的营养是否全面自然影响着胚胎发育的质量。因此在准备妊娠前的几个月即开始加强营养调配,特别是应多吃一些青菜、水果、肉类和豆制品,摄取蛋白质以及多种维生素,充分为子宫内膜输送胚胎发育所必需的各类氨基酸及其他营养物质。

精子在曲细精管成熟后,从睾丸支持细胞上脱落下来进入管腔内,随着支持细胞分泌的睾丸网液进入直细精管，通过睾丸网的网状管，经睾丸网后上部发出的输出小管进入附睾。精子在极度迂回弯曲的附睾管内要停留2~3周，进一步成熟后进入输精管。此后精子的迁徙主要是由于输精管肌肉收缩造成的。输精管在接近前列腺时扩大而形成输精管壶腹，来自附睾的成熟精子暂时储存在这里。当性兴奋达到一定程度时，射精管开放，在后尿道中再掺入精囊腺液和前列腺液。性刺激达到一定程度时，引起“射精中枢”兴奋，输精管、精囊、前列腺及球海绵体肌和坐骨海绵体肌有节奏地收缩，膀胱颈括约肌在交感神经支配下关闭，精液冲开尿道外括约肌，将精子和精浆一起一下一下地排出，完成射精过程。

受孕需要哪些条件

(1)女方排卵必须正常：育龄妇女有两个卵巢，每月排出一个卵子，卵子排到盆腔内被输卵管伞端吸入输卵管内。如月经周期为28天，排卵的时间大约在月经周期的第14~15天，即距离下次月经来潮的前14天。排卵与年龄有关，也受全身健康、精神状态及外界环境变化的影响。卵子排出后存活16~24小时。

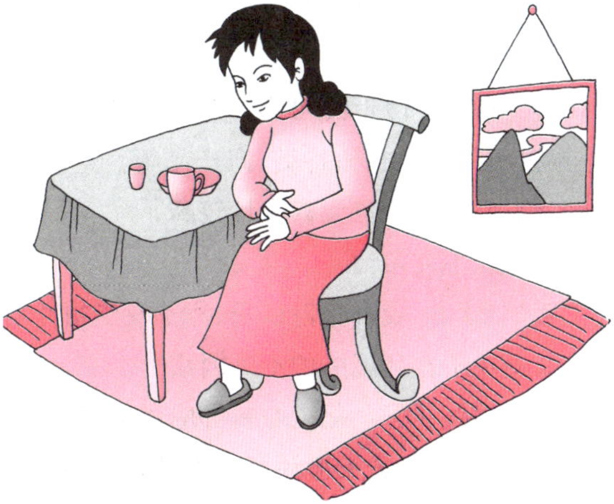

(2)男方精液必须正常：如液化时间、精子数量、形态及活动能力均应正常。精子排出后可存活48小时，性交时间应当安排在排卵期前后。

(3)女方子宫颈正常：子宫颈黏液在排卵期变为清亮，精子才能钻入到子宫颈黏液中，并储存于子宫颈管内，一批一批释放，游向子宫腔内。如果子宫颈有炎症，子宫颈黏液很黏稠，精子不易进入。

(4)输卵管通畅，蠕动能力正常，盆腔内无粘连：输卵管伞端可以搜集盆腔液中的卵子，精子和卵子在输卵管壶腹部结合，受精卵一边分裂成多个细胞，一边沿输卵管向宫腔运行，约3天后进入宫腔，此时称为桑葚胚或早期囊胚，其体积与受精卵相同而无增大。

(5)子宫内膜在排卵后增厚，有分泌期的改变：桑椹胚在宫腔内吸取分泌物作为营养，并逐渐长大，成为胚泡，约3天后种植进入子宫内膜，谓之着床。此时胚胎是否能继续发育成长，取决于胚胎自身的生存能力。内膜须分泌足够的营养，如内膜有炎症或既往有炎症，尤其是子宫内膜结核形成疤痕，内膜则犹如贫瘠的土壤，胚胎不能着床。

妻子优生准备

1. 了解自己的体重

如果体重低于正常值，应适当增加饮食，锻炼身体，使自己的体重达到标准，储备足够的营养。

超重的妇女最好在怀孕之前适当减肥，待降到标准体重后再怀孕，因为孕期体重还要增加12.5千克左右。过于肥胖的妇女，如果体重（千克）与身高（米）的平方之比大于24，则易发生高血压、糖尿病、巨大儿、难产等并发症。

2. 储备必需的营养

准备怀孕的妇女，可多吃些牛肉、动物肝脏、绿色蔬菜、乳制品、谷类、海产品等。这些食物铁、钙、叶酸及微量元素含量较高。

>> 专家温馨提示

受孕前夫妇双方都要加强营养，以提供健康优良的精子和卵子，为胎儿的形成和孕育提供良好的物质基础。在饮食中要多吃一些动物蛋白质、矿物质和维生素含量丰富的食品。孕前夫妇可根据自己家庭、季节等情况，有选择地科学安排好一日三餐，并注意多吃水果，经过这样一段时间的健体养神，双方体内储存了充分的营养，身体健康，精力充沛，为优生打下坚实的物质基础。

3. 戒除不良习惯

吸烟、饮酒、吸毒等对精子、卵子及受精卵均有毒害作用，应在怀孕前先戒除。

4. 避免工作环境中的不良因素

如放射线、噪声、化工原料等应避免接触。

妻子怀孕前，丈夫应注意培养良好的生活习惯，避免接触有毒物质，特别是要在妻子准备怀孕前5个月左右开始，因为精子的成熟需要2个多月的时间。

某些药物可进入睾丸随精液排出，而精液中的药物进入阴道后可被阴道黏膜吸收，进入孕妇的血液，使受精卵或胎儿的发育受到损害。

因此，丈夫在服用吗啡、环磷酰胺、丝裂霉素、三胺三嗪等药物期间，最好不要使妻子怀孕。

另外，育前保健还包括饮食营养、体质健康、心情愉快、夫妻恩爱等社会、心理、生理诸多方面。

何时做爱最容易怀孕

怀孕的实质就是男女生殖细胞，即精子和卵子的结合，因此只有精子和卵子同时存在并结合在一起时才能怀孕，那么精子和卵子就成为怀孕最为关键的条件。

发育正常的精子，在48～72小时内都有使卵子受精的能力，而卵巢排出的卵细胞仅可存活1～2天。超过了这个限定的时间或女方未排卵，男方未射精，精子与卵子不能相遇，就不会怀孕。所以选择女方的排卵日夫妻同房就容易受孕。

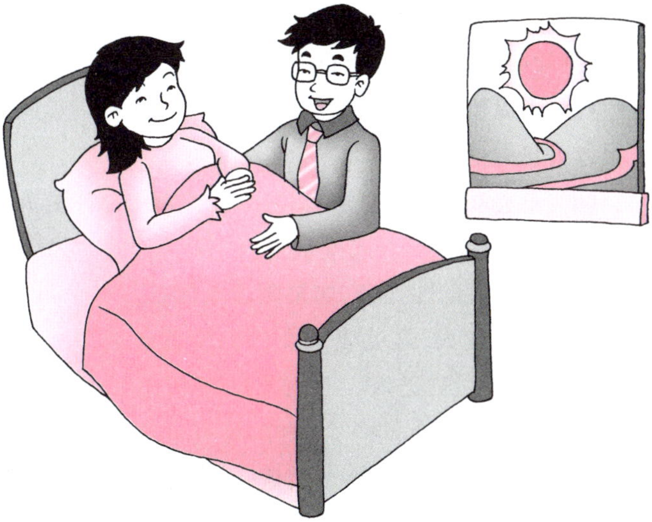

那么什么时候是排卵日呢？对于月经周期为28天且周期有规律的妇女来说，排卵日期为下次月经来临前的第14天左右。然而，排卵的日期无论对同一妇女，还是不同的妇女都是不固定的、可变的，对那些月经周期不规律的妇女来说更为如此。

那么能不能用一种简单的方法准确掌握排卵的日期，做到心中有数呢？下面给大家介绍一种简单实用可操作性强的方法——测定基础体温法。

每晚临睡前将体温表水银柱甩至36℃以下，放在枕下，在每天早上起床前，把体温计放在舌下，测口腔温度5分钟（注意：不要起床，不要活动否则误差较大），将结果逐日记录在坐标纸上，之后，把每日的坐标连成曲线。

由于排卵后的基础体温比排卵前上升0.3～0.5℃，至月经前1～2天或月经第1天下降，连续测量3个月，从中找出规律：一般在体温上升前后1周内，称为易孕期，但排卵的时间受外界环境及情绪、健康状态等因素的影响，也可能出现排卵推迟或提前。

性爱时要有温柔前戏

夫妻之间开展温柔的前戏，会令性生活更美好。

首先双方通过抚摸、亲吻、聊天或一些玩笑，让气氛温暖起来，让全身和脑子都有酥酥软软的感觉，这时候双方中的任何一位可以先将吻落在对方的耳朵部位，轻轻地吻，以舌舔入耳内或轻咬耳垂，在耳背哈气，这是最棒的开始，一定可以使另一半全身兴奋，而且感到舒服。

当另一半渐渐陶醉在你的吻中时，你可以顺势极缓慢地延着耳垂一路往颈部亲吻，继续前进直到胸前方止。

此时可以暂停一下，将唇重新回到另一半的唇齿间，根据当时的气氛温柔轻啜或报以火热的爱吻。

胸部是前戏的另一重点，双方可在此多多品味醉人心神的快感。

男性可以用不同方式爱抚女性的乳房，将会引起女性极大的性亢奋，如果阴道润滑扩张，大小阴唇充血变大，这就表示女性的情欲已被挑起，男性随时可以进入。

其实只要是身体的一个部位，都有可能是对方的性感带，夫妻双方要多交流，并且记下最令对方感到舒服与兴奋的点及他(她)的反应。

相信你对另一半性感带的掌握会一次比一次好，届时这些努力都会回馈到你自己的身上呢！

>> 专家温馨提示

卧室要尽可能安静和密闭，免受外界干扰。被褥、床单、枕巾要保持整洁，需要的话可备个小枕头，女方可垫在臀部下面，另外预备干净的小毛巾和一定量的卫生纸。

初为人妻的新娘，应该摒弃把性交看作是肮脏可怕的事情的错误观念；丈夫则应主动爱抚温存，等待妻子性兴奋的唤起，切不可过于心急或粗鲁。

性生活环境

最好能在柔和的光线中进行性生活，室温宜调到裸体感到舒适为宜，室内要保持空气流通。

性生活的地点不一定在卧室，有性冲动时，可选家中适合过性生活的其他场所。

性生活的时间：入睡之前过性生活的好处是，高潮过后，双方有足够的休息时间。清晨性交，能保持理想的性功能，这在休息日较为适宜。在有强烈性冲动时，可以不必恪守以往的习惯，这会增加浪漫色彩。

特殊情况下如何做爱

男性阴茎过长、过短、勃起不全

男性阴茎过长时，为避免插入阴道太深，刺伤女性子宫颈，适宜采用伸张位，这种体位不易使阴茎深入，立位或侧位也可以，但以立位为佳。

男性阴茎过短时，宜采用紧密性交的体位，如骑乘位、坐位、屈曲位。

勃起不全时，应采用最方便的性交体位，如一般体位、屈曲位或骑乘位皆适宜。

月经期间

月经期间不宜性交。若勉强性交，应采用前侧位或后侧位，以阴茎插入浅、不费体力为原则。

但要注意，经期性交，极易引起生殖器炎症。

妊娠期间

妊娠期间不宜性交。如欲进行性交，应避免压迫女性腹部，一般姿势最适宜。骑乘位虽不压迫女性腹部，但子宫易遭到强烈的刺激，只能采用上半身分离的侧位，男性从女性弓起的腿根部后侧方插入阴茎。

女性有妇科炎症时

若女性有妇科炎症则不宜性交，因为可以引起病原体相互间传播。

男性体型过于壮大时

为避免男性的体重压迫女性，性交时宜采用女性上位的坐位或骑乘位。

疲倦时

在身体疲倦时，为减轻男性负担，适宜采用侧位、坐位或骑乘位等体位。

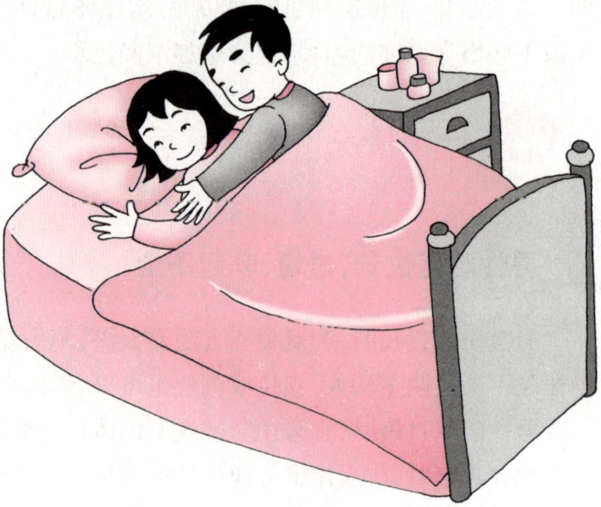

对性冷淡的女性

对于性欲低下的女性，为增加刺激，宜采用坐位、后侧位或屈曲位，以便在性交时，除可进行爱抚外，更可由视觉增加性欲。

倦怠期间的体位

男女双方经过长期一起性交之后，逐渐产生倦怠感，为增加情趣，除了注意变换性交地点、性交环境外，改变性交体位也很重要。例如采用易于变换体位的立位，双方更容易重新体会性交的情趣。

第二章

成功受孕必知

了解怀孕的生理知识，掌握优生优育的科学原理，为拥有一个健康聪明的可爱宝宝打基础。夫妻双方在计划怀孕之前，要对优生优育的原理方法、优生优育与生活环境的关系等知识有所掌握，学习优生学知识，从而营造一个美满幸福的家庭。

成功受孕须具备的条件

受孕是一个极为复杂、极其协调的生理过程，它以男女双方生殖系统正常运作为基础，进行着细胞水平乃至分子水平的生命活动。

受孕成功必须具备以下条件：

1. 正常的卵子和精子

卵巢必须有正常发育并成熟的卵子，有正常的排卵功能；睾丸能产生足够数量、相当功能及形态正常的精子，即受精必须有发育正常的卵子和精子。

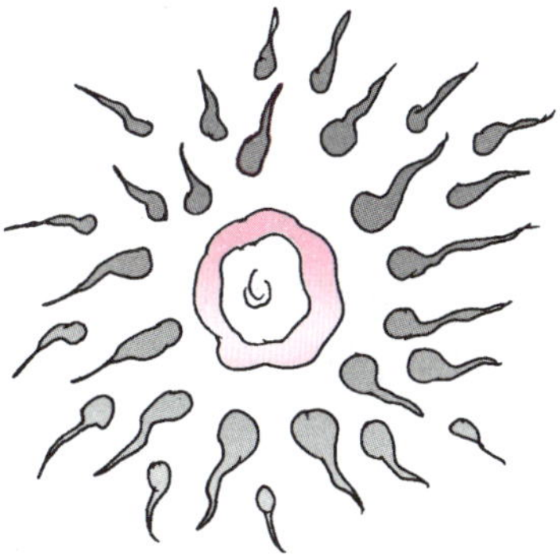

2. 生殖管道畅通无阻

男女双方的生殖管道必须通畅完好，没有器质性病变或梗阻。

3. 人为计划与安排适时的受孕时间

一般认为一次成功的性交，排入女性生殖管道的精子数有几亿个，但到达输卵管部的精子数大约只有 200 个，并且精子在女性生殖管道中最多存活 7 天，而卵巢排卵一般发生在下次月经来潮前的 14 天，或者是在月经中期，卵子排出后 24 小时内有受精的能力，超过 24 小时则开始退化并被吸收。所以只有在卵子排出的前后24小时内安排性生活，受孕才能成功。

4. 健康的子宫内膜

卵子受精后必须有能定向及按时输送受精卵的输卵管和与受精卵发育同步的子宫内膜，才能使受精卵得以着床。受孕成功必须有卵子的受精和早期胚泡的着床。

>> 新妈咪早知道

据统计，在所有不孕症中，由女方因素引起的占45%，男方因素引起的占25%，男女双方共同因素引起的占22%，原因不明引起的占8%。所以，凡是不孕的夫妇，双方应同时去医院进行检查，找出原因，对症治疗。由于男方精液检查要比女方的各项检查简单得多，而且无任何痛苦，所以，提醒想要孩子的丈夫们，切莫武断地责怪妻子，应该先去检查一下自己有没有问题，以便妥善处理和解决问题。

孕前科学调整

孕前科学调适生活

在孕前，注意衣食住行也不只是女方的事。譬如，国外已经发现，经常穿紧身裤的男性，由于使睾丸压向腹股沟而增温，以至造成生精功能减退，这需要引起喜欢穿牛仔裤的新婚男性注意。女性在衣着方面宜宽松，使乳房及腹部能够保持自然的松弛状态，以利于生理机能的协调。

饮食方面，男女双方均应禁忌刺激性的食物，尤其应禁酒和烟，最好不要偏食碱性或酸性食物，以免破坏体内酸碱度的平衡；居住环境应尽量避免噪声污染；工作中应尽量躲避有害于生育的放射线源及化学污染的危害。在行动方面应避免剧烈的运动方式，因为过于激烈的竞技心理状态，往往会影响生理机能的平衡。如果必须参与时，应适当推迟怀孕，以期获得尽可能完美的优生效果。

第三章

身体检查

父母的健康状况影响着胎儿的身体素质，准父母在怀孕前，都要做一次全面的体检，排除一些对孕育有影响的疾病，确保准妈妈妊娠的顺利进行和胎儿的健康发育，为孕育胎儿做好准备工作。

孕前检查

随着优生意识的加强，越来越多的夫妇在准备步入准爸爸、准妈妈行列前，会想到去医院的妇产科或专科医院进行相应的孕前检查，这是很有必要的。

开始做孕前检查

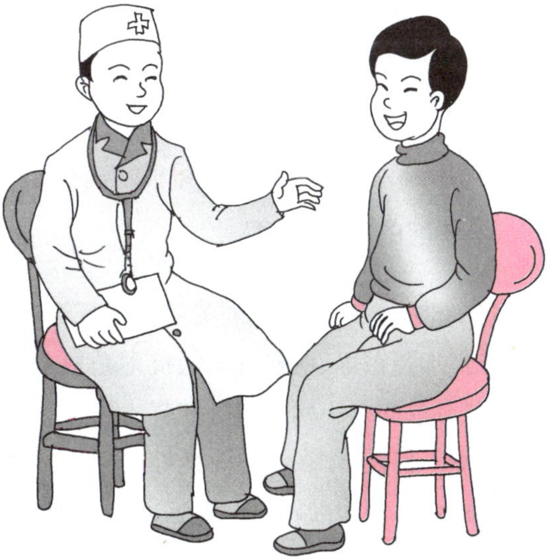

一般建议孕前3~6个月开始做检查，包括夫妻双方，无论从营养，还是接种疫苗以及补充叶酸方面，都留有相应的时间。一旦孕前检查发现其他问题，还有时间进行干预治疗。所以，至少提前3个月进行孕前检查，而且夫妇双方应同时进行。

TORCH 检查

"TORCH"一词是由数种导致孕妇患病，并能引起胎儿宫内感染，甚至造成新生儿出生缺陷的病原微生物英文名称的首字母组合而成的。其中T指弓形虫，R指风疹病毒，C指巨细胞病毒，H指单纯疱疹病毒，O指其他，主要指梅毒螺旋体。

孕妇若被其中任何一种病毒感染后，自身症状轻微，甚至无症状，但可垂直传播给胎儿，如果造成宫内感染，使胚胎或胎儿呈现严重的症状和体征，甚至导致流产、死胎、死产，即使出生后幸存，也可能遗留中枢神经系统障碍等严重先天缺陷。

TORCH 检测包括 IgM 与 IgG 两种抗体，前者表示新近 1～2 月的感染；后者表示既往感染，表示具有一定的免疫力，尤其是风疹病毒 IgG 阳性，认为有终身的免疫力。孕前 TORCH 的检测就是要了解妇女对这几种病毒的免疫状况，是否需接种风疹疫苗或是否对其他病毒具有一定的免疫力，从而指导孕前妇女怀孕的时间及注意事项，以达到优生的目的。孕前妇女进行 TORCH 检测，如 QG 抗体阴性是没有免疫力的，风疹可以接受疫苗接种，其余项应进行孕早期筛查，以便早期发现孕期感染的患者，及早针对不同情况进行处理。

>> 新妈咪早知道

孕早期需要查体了解基础情况：

(1)了解基础血压；

(2)了解孕妇发育－营养状态(瘦－中－胖)；

孕早期－妇科检查窥检(窥器检查)→阴道－宫颈阴道炎、宫颈糜烂－息肉、尖锐湿疣软产道畸形(阴道纵隔、双阴道)、侧切疤痕、子宫肌瘤、宫颈癌

孕早期－妇科检查内诊→子宫的位置－大小－质地

(1)位置(前位、水平、后位)；

(2)大小(鸽卵－鸡卵－鸭卵－鹅卵－手拳－新生儿头)与妊娠月份是否相符；

(3)质地(软－唇、中－鼻、硬－额)；

怀孕前的防疫方案

每个准备做妈妈的人都希望在孕育宝宝的十个月里平平安安，不受疾病的打扰。虽然加强锻炼、增强机体抵抗力是根本的解决之道，但针对某些传染疾病，最直接、最有效的办法就是注射疫苗。目前，我国还没有专为准备怀孕的女性设计的免疫计划。但是，你在怀孕前最好能至少接种两种疫苗：一个是风疹疫苗；另一个是乙肝疫苗。因为准妈妈一旦感染上这两种疾病，病毒会垂直传播给胎儿，造成不良的甚至严重的后果。

风疹疫苗

风疹病毒可以通过呼吸道传播，25% 的早孕期风疹患者会出现先兆流产、流

产、胎死宫内等严重后果，也可能会导致胎儿出生后出现先天性畸形，例如先天性心脏病、先天性耳聋等。因此，最好的预防办法就是在怀孕前注射风疹疫苗。

注射时间

至少在孕前3个月予以注射，因为注射后大约需要3个月在人体内才会产生抗体。疫苗注射有效率在98%左右，可以达到终身免疫。目前国内使用最多的是风疹、麻疹、腮腺炎三项疫苗，称为麻风腮疫苗，即注射一次疫苗可同时预防这3项疾病。如果准妈妈对风疹病毒已经具有自然免疫力，则无须接种风疹疫苗。

乙肝疫苗

我国是乙型肝炎高发地区，被乙肝病毒感染的人群高达10%左右。母婴垂直传播是乙型肝炎的重要传播途径之一。一旦传染给孩子，他们中85%～90%会发展成慢性乙肝病毒携带者，其中25%在成年后会转化成肝硬化或肝癌，因此应及早预防。

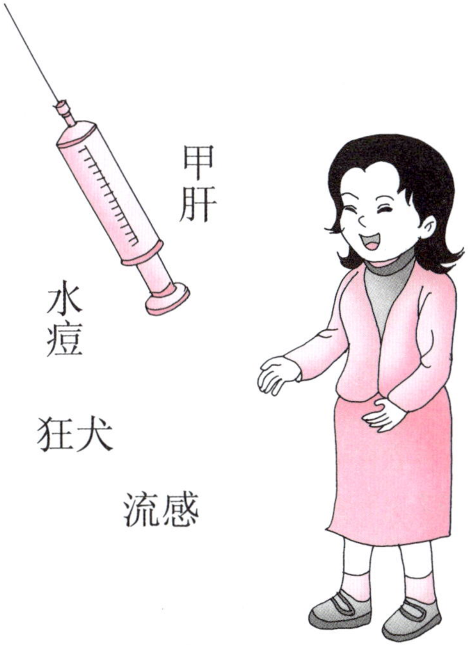

注射时间

按照0、1、6的程序注射，即从第一针算起，在此后1个月时注射第二针，在6个月时注射第三针。加上注射后产生抗体需要的时间，至少应该在孕前9个月进行注射，免疫率可达95%以上。免疫有效期在7年以上，如果有必要，可在注射疫苗五六年后加强注射一次。一般3针注射需要4支疫苗，高危人群(身边有乙肝患者)可加大注射量，则需要6支疫苗。

这两项疫苗在注射之前都应该进行检查，确认被注射人没有感染风疹和乙肝病毒。

另外还有一些疫苗可根据自己的需求，向医生咨询做出选择：甲肝疫苗、水痘疫苗、流感疫苗、狂犬疫苗。另外，卡介苗、脊髓灰质炎糖丸疫苗、百白破三联疫苗、乙型脑炎疫苗(简称乙脑疫苗)、流行性脑脊髓膜炎疫苗(简称流脑疫苗)都已纳入免疫计划中，应该在成年之前注射完毕。无论注射何种疫苗，但都应遵循至少在受孕前3个月注射的原则。疫苗是病原或降低活性的病毒，并不是打得越多越好。所以，坚持锻炼，增强体质才是防病、抗病的关键。

怀孕前口腔检查

许多女性在计划怀孕前，都会有意识地到医院的内科、妇产科做相关的身体检查和化验，保证自己的身体在受孕前达到最佳状态。但是，还有一道检查项目是不应该漏掉的——口腔检查。

>> 专家温馨提示

专家提醒"准妈妈"口腔卫生状况与妊娠的关系是十分密切的。因此，有怀孕计划的女性千万不要忽略了口腔检查。消除口腔健康隐患，学会良好的口腔卫生维护方法，非常有助于自己和宝宝的健康。许多人的口腔环境都可能存在一些自身没有察觉的病变，由于这些病变平时症状不明显而容易被忽视。然而，一旦在怀孕期间这些口腔疾病加重，由于妊娠的特殊性，很多治疗措施在此期间无法施行，因此会给孕妇带来很大的痛苦。

一般来说，孕前应该进行这样一些项目的口腔检查：

(1)牙龈炎和牙周炎：女性在怀孕后，体内的雌性激素水平明显上升，尤其是黄体酮水平上升很高，会使牙龈中血管增生，血管的通透性增强，容易诱发牙龈炎，这被称作"妊娠期牙龈炎"。研究证实，怀孕前未患牙龈炎的女性，其怀孕后患"妊娠期牙龈炎"的比例和严重程度均大大降低；而在孕前就患有牙龈炎或牙周炎的女性，怀孕后炎症会更严重，牙龈会出现增生、

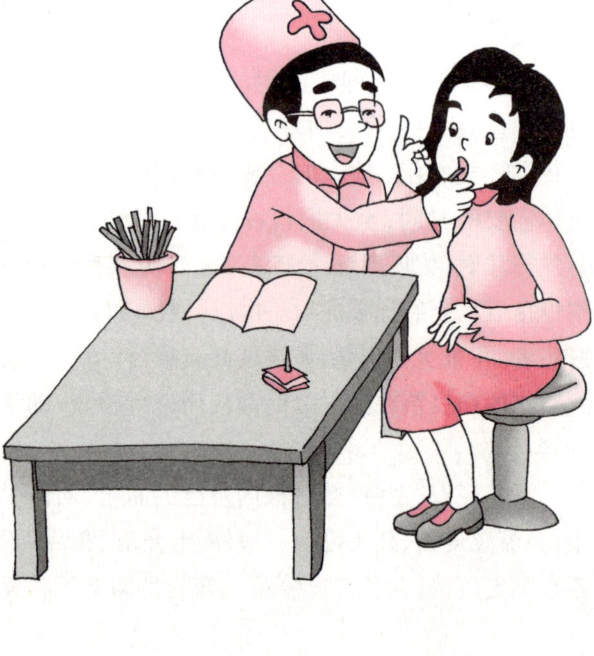

肿胀、出血显著，个别牙龈还会增生至肿瘤状，称为“妊娠期龈瘤”，极容易出血，严重时会妨碍进食。另外，患者牙周袋中细菌毒性增加，对牙周骨组织的破坏也加重，往往引起多颗牙齿的松动脱落。如果是中度、重度的牙周炎，孕妇生出早产儿和低体重儿的机会也会大大增加。所以，怀孕前应该进行牙龈炎和牙周炎的检查和系统治疗。

(2)龋齿：就是大家常说的蛀牙。孕前生理的改变和饮食习惯的变化，以及对口腔护理的疏忽，常常会加重蛀牙病情的发展。一旦发生急性牙髓炎或根尖炎，不但会给孕妇带来难以忍受的痛苦，而且服药不慎也会给胎儿造成不利影响。另外有调查证明，母亲患有蛀牙，生出的小宝宝患蛀牙的可能性将大大增加，原因之一就是母亲是婴儿口腔中致蛀牙细菌的最早传播者，孕妇口腔中的变形链球菌就可以通过母婴垂直传播。所以，怀孕前治愈蛀牙无论对自己，还是对小宝宝都是有好处的。

(3)阻生智齿：是指口腔中最后一颗臼齿(俗称“后槽牙”)，由于受颌骨和其他牙齿的阻碍，不能完全萌出，造成部分牙体被牙龈所覆盖，以下颌第三磨牙最为常见。阻生智齿的牙体与牙龈之间存在较深的间隙(医学上称为“盲袋”)，容易积留食物残渣，导致细菌滋生、繁殖而直接引起急、慢性炎症，就是通常说的“智齿冠周炎”。由于智齿多在18岁以后萌出，且智齿冠周炎又最容易发生在20～35岁之间，而这个年龄段恰好是育龄女性选择怀孕的时间，所以要想防治这种病，就应该在孕前将口腔中阻生智齿拔除。

请在婚前做“心检”

据一项婚姻家庭调查结果表明，现实生活中的不幸婚姻比例呈逐年上升趋势。心理学专家认为，男女双方若能在婚前对照检查一下心理，看看相爱的两个人在心理上是否相容，是否适合建立家庭，不幸的婚姻就可以大大减少或避免。那么，婚前心理检查应着重检查哪几个方面呢？

>> 专家温馨提示

一些心理学家说：婚前检查不应局限于传统的身体状况和生理功能检查，而应该增加心理、精神健康检查内容，男女双方也应主动接受婚前心理检查。这样做，不仅可以减少婚姻的盲目性，降低离婚比率，同时还有提高婚姻质量、促进家庭和谐和社会稳定的作用。

(1)看看两人的生活方式是否一样。

(2)想想你是否能忍受对方的缺点。婚姻

能否成功不取决于你对他(她)的优点有多欣赏,而在于你对他(她)的缺点能否忍受。

(3)考虑一下双方是否能充分满足对方的需要。

男女双方结合组成家庭后,有物质的需要、性爱的需要,但更多的是心理的需要和精神的需要。

丈夫也要接受孕前检查

想要生个健康宝宝,第一步就是在怀孕前要做一个最全面的身体检查,无论是准爸爸还是准妈妈都要参加。有的人会说"我做过婚检了,还有什么要查的呀?"其实婚检对孕育一个完全健康的宝宝是很不够的。

孕前检查除了要排除有遗传病家族史之外,还要排除传染病,特别是梅毒、艾滋病等,虽然这些病的病毒对精子的影响现在还不明确,但是这些病毒可以通过爸爸传给妈妈,再传给肚子里的宝宝,使他们出现先天性的缺陷。

常规的健康检查如血、尿常规、肝肾功能和精液检查;若结果出现异常,应进行相应的治疗,暂缓怀孕。可以进行传染病、性病的筛查:乙型肝炎、甲型肝炎、丙型肝炎、艾滋病、梅毒、淋病等,以避免直接将病毒传染给配偶及胎儿。也可进行外周血染色体的检查,排除染色体异常的可能。如果染色体异常,大多数为平衡易位携带者,能生出健康下一代的几率就很小。

另外,爸爸要接受很详细的询问,比如自己的直系、旁系亲属中,有没有人出现过习惯性流产的现象,或是生过畸形儿,这些状况对于医生判断染色体出现平衡易位有很大帮助,以减少生出不健康宝宝的可能性。

夫妻不孕不育的原因及检查

女性不孕的原因及检查

1. 影响卵巢产生卵子的原因

先天性因素如先天性卵巢阙如或发育不全;后天性原因如肿瘤、炎症、手术、放射线破坏或切除了卵巢组织,不能产生卵子,引起不孕。

2. 内分泌功能的原因

妇女患全身性疾病，如精神过度紧张或焦虑引起的神经内分泌功能失调、营养不良或维生素缺乏、急性传染病、结核病以及各种物理因素（如铅、乙醇、烟草等）造成的慢性中毒，均可引起不孕。

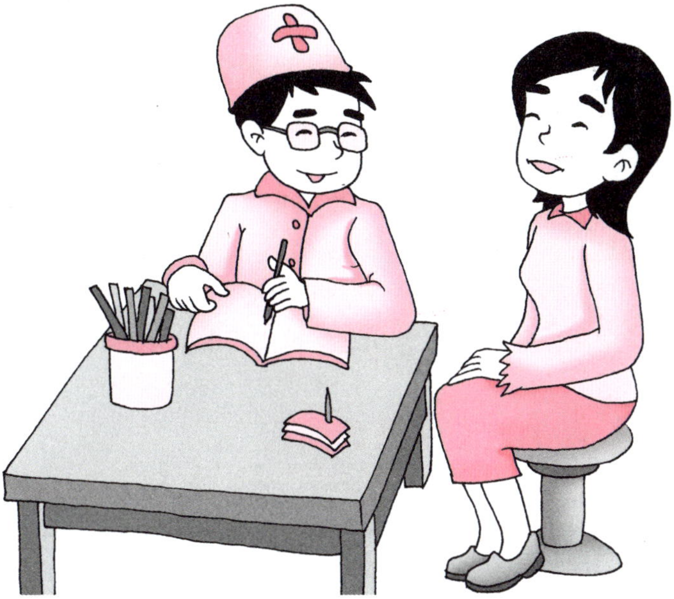

3. 阻碍卵子与精子结合或阻碍受精卵着床的原因

先天性因素如无子宫、无阴道、子宫发育不良（幼稚型子宫）及子宫畸形，或阴道、处女膜闭锁等。后天性如各种生殖炎症，包括阴道炎（滴虫、霉菌、淋病等）及重度宫颈炎，均会产生大量黄脓样分泌物，影响阴道的酸碱度，不利于精子的活动和生存；结核性输卵管炎可造成输卵管管腔堵塞，均可引起不孕。其他如子宫内膜异位所致的粘连（子宫腔粘连、子宫颈粘连等），肿瘤（如子宫肌瘤等），也可引起不孕。

>> 新妈咪早知道

得了不孕症要进行全面系统的检查，其中包括全身体格检查，生殖器官状态及功能检查。如生殖器官正常，就要进行特殊检查，包括基础体温检查、阴道涂片、宫颈黏液检查、子宫内膜活检、输卵管通畅试验、交媾试验、各种激素测定等。

男性不育的原因及检查

1. 精液异常

表现为没有精子、精子数量过少、精子发育异常或死精子过多等。造成精液异常有先天性原因，如双侧隐睾丸、睾丸发育障碍、畸形、无睾丸症等，也有后天的原因如睾丸局部疾变、睾丸炎、睾丸结核、睾丸肿瘤、附睾疾患等。

还有全身性疾病，常见的有维生素缺乏症、结核病、糖尿病及各种物理因素如铅、乙醇、烟草造成的慢性中毒等。

2. 精液排出障碍

如阴茎过短、严重的尿道下裂、阳痿、输精管部分或全部阙如及输精管因患炎症、结核而阻塞等。

3. 免疫因素

精子精浆可以在体内产生抗自身的抗体，使射出的精子发生自身凝集，从而不能穿透宫颈黏液。

男方不育应到泌尿外科进行全面检查，最主要的是做精液检查。检查前3~7天应避免性生活，用人工引起射精供医生检查用。

准爸爸要谨慎用药

一般在正常情况下，睾丸组织与流经睾丸的血液之间有一个防护层，医学上称为血睾屏障。这一屏障可阻止血液中某些物质进入睾丸，但是很多药物却能通过血睾屏障，并通过以下两种方式影响精卵健康结合。

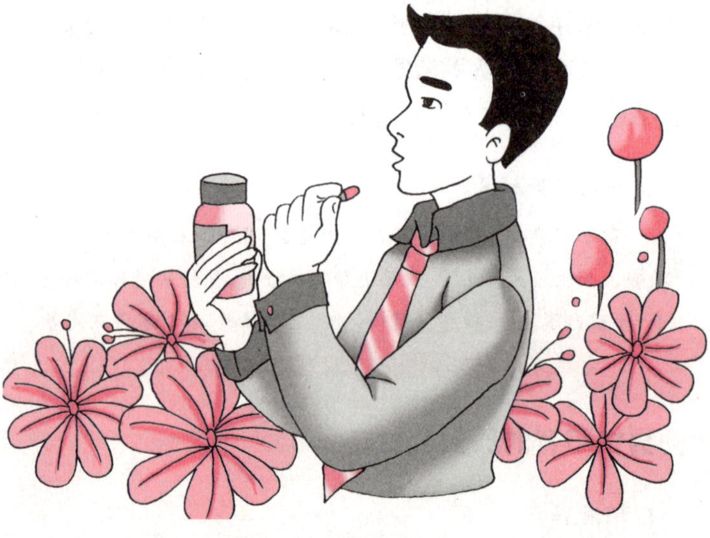

第一种方式是药物干扰精子的形成。如常见的一些免疫调节剂，像环磷酰胺、长春新碱、顺铂等药物，其毒性作用强，可直接扰乱精子DNA的合成，包括使遗传物质成分改变、染色体异常和精子畸形，还有吗啡、氯丙嗪、红霉素、利福平、解热止痛药、环丙沙星（人工抗菌素）、酮康唑（抗霉菌药）等。这些药物，通过干扰雄激素的合成而影响精子受精能力，像男性不孕症、妇女习惯性流产，其中部分原因就是男性精子受损的结果。

第二种方式是这些药物通过血睾屏障进入睾丸，它们可随睾丸产生的精液通过性生活排入阴道，经阴道黏膜吸收后进入血液循环，使低体重儿和畸形胎的发生率增高，而且也会增加围产期胎儿的死亡率。

另外，还有一些药物也能进入精液，如灭滴灵（甲硝唑）、氨苄青霉素、苯丙胺、二苯基海因等，但现在的研究还不十分清楚它们对精子、受精卵以及胎儿有何影响。

因此，在怀孕前的2～3个月，丈夫用药一定要小心，最好停用一切药物。

第四章

孕前疾病防治

十月怀胎，是一段既神圣又美丽的生命旅程。要想给宝宝打下一个健康的基础，让宝宝在妈妈肚子里就准备起步，受孕前就要做好疾病防治工作。有一个健康的身体才能以最佳的状态孕育出理想的宝宝。

孕前治愈贫血

平时有眩晕或站起来头发晕、头痛、呼吸困难等症状的妇女，在决定妊娠前一定要进行血液检查。

检查后，如果确认患有贫血症，应先治愈，再考虑妊娠。贫血症的主要疗法为食疗，平时加强饮食营养，多进食含优质蛋白质和铁质丰富的食物，如动物肝脏、瘦肉、海藻类、蛋黄、花生、芝麻等。提倡多吃豆制品，豆制品是植物蛋白质和铁质的最佳来源，且经济实惠。

>> 新妈咪早知道

年轻人得高血压被称为“青年性高血压”，年轻患者比例相当小。但是，高血压患者一旦怀孕，血压会更高，这种情况很容易演变为妊娠中毒症，那么对孕妇而言就很危险了。

凡是准备生育的妇女，对自己的血压值不大清楚，平时又有剧烈头痛、肩酸、失眠、眩晕、浮肿等症状的，一定要在妊娠前上医院测量血压。检查后，发现血压偏高的女性要注意平时饮食起居，加强体育锻炼，最好能在妊娠前保持正常的血压。患高血压症的孕妇应避免过度疲劳，保证足够的睡眠时间，保持情绪稳定，少食多餐，减少盐分摄入，每天食盐量控制在2克以内，少食高脂肪、高热量的食物。根据病情，在医生指导下，服用些利尿剂、降压剂等。

轻度贫血不属病理范围，不必担心，只要日常生活稍注意些，一般很快就可以纠正过来。因妊娠而贫血的孕妇，要适当减少工作量。如果血红蛋白在7克/100毫升以下者，就应完全休息，以减少机体对氧的消耗，同时也可避免因头晕、乏力而晕倒导致意外的发生。

孕前治疗慢性肾炎

妊娠前患有慢性肾炎的妇女，一旦怀孕，会使肾脏功能进一步恶化，妊娠早期就会诱发妊娠中毒症。孕妇患者的胎盘血液循环发生变化，供养不足，胎儿生长发育也会受到很大影响。另外，产后母体会留下后遗症。所以，患有慢性肾炎的妇女不能妊娠。盼子心切的妇女应积极接受治疗，愈后在医生指导下进行妊娠。

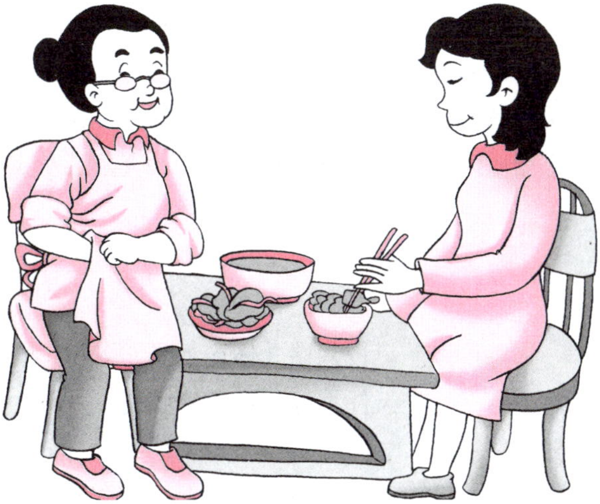

如果得到医生允许，还必须和产科、内科医生保持密切联系，才可保证顺利妊娠、分娩。

慢性肾炎主要症状是浑身无力、容易疲劳、全身浮肿等，有的伴有尿蛋白和血压升高症状。妊娠前对肾脏疾病一定要及早发现、及时治疗，以防转为慢性肾炎。

妊娠时患有肾炎的妇女，日常生活中应多休息，加强营养，多吃含蛋白质丰富的食物，补充足量的维生素，饮食宜淡不宜咸，增强身体抵抗力，避免各种病毒感染。患有慢性肾炎的妇女要严格节育，生第一胎后最好做绝育手术，因为多生一胎，就多冒一次生命危险。

孕前治疗糖尿病

糖尿病是遗传性较强的疾病。有糖尿病家族史的妇女，即使母体在妊娠前没有表现出特有的病症，但实际上，母体在出生时就已携带了糖尿病的发病基因，而在各种诱因下，发病基因就会表现出病症。妊娠就是诱因之一。因此，妊娠前必须追询一下直系亲属中有没有糖尿病患者。

孕妇患糖尿病，会引起流产、早产、妊娠中毒症、羊水过多症和胎儿巨大等。所以，有糖尿病家族史的妇女妊娠前，应该到内科诊断，根据检查结果来确定妊娠情况，对于不宜妊娠却怀孕了的妇女，应尽早终止妊娠。

患糖尿病的孕妇，必须在医生指导下进行严格的饮食控制。一般热量为每天8.12千焦左右，主食每天350～400克，蛋白质摄入每天每千克体重为1.5～2.0克，同时应注意摄入维生素、钙和铁等，多吃牛奶、蔬菜和豆制品，含糖多的根薯类、水果和糖果等则要少吃。

待产妇糖尿病患者要提前3～4周住院待产，产褥期要注意防止感染，每天测体温4次。重症糖尿病患者不宜哺乳，轻症糖尿病患者可以哺乳，但要加强乳房护理，保持清洁，防止感染。

为了及早发现糖尿病，有家族病史的妇女和孕妇要在不同时期做尿糖测定。值得注意的是，化验呈阳性者，不一定就是糖尿病患者。因为妊娠期间可引起肾性糖尿，妊娠后期乳腺功能活跃，就会出现乳糖尿，而这些均属生理性糖尿。因此，怀疑患糖尿病的孕妇要进行多次认真检查才能确定。

孕前治愈梅毒

梅毒可经胎盘侵入胎儿体内而造成流产、早产、死产、畸胎和导致新生儿脑膜炎等。新生儿先天性梅毒的主要症状是：塌鼻梁、血性鼻涕、皮肤出现梅毒疱疹、骨骼异常等。

认为自己可能患有梅毒的妇女，妊娠前一定要进行血液检查，千万不要存侥幸心理，否则危害很大。被确诊为梅毒的患者要接受治疗，痊愈后才可考虑妊娠。

梅毒的主要症状是：初被感染，只是生殖器溃疡，即外阴部受损伤，数天后伤口会自行愈合，但实际上病根未除，约12周后又重新发作，并伴有头痛、高烧、皮肤上出现红斑等症状。

因此，自己曾有过或丈夫有过生殖器官溃疡的，一定要上医院进行全面体格检查。

患梅毒的孕妇若能及早发现、及早治疗，赶在胎盘尚未形成之前痊愈，那么就不会传染给胎儿，否则只有采取人工流产，终止妊娠了。

孕前治愈阴道炎

阴道炎大多数是由白色念珠菌感染引起的，念珠菌是一种真菌。

如果阴道炎未治愈，分娩时可在产道感染胎儿，引起新生儿患鹅口疮等疾病。

阴道炎患者最好是先治愈后生育，否则既会影响疾病的治疗，又影响妊娠。真菌性阴道炎的主要症状是阴部发痒，严重时，痒得令人坐卧不安，阴道分泌物为豆腐渣状，阴道口周围发红，似湿疹。如果发现有上述症状，应及时上医院诊治。

真菌性阴道炎的预防关键在于外阴的清洁和消毒隔离。患糖尿病的妇女要特别注意预防。

>> **新妈咪小贴士**

患子宫肌瘤的孕妇本身没有什么特别的感觉，大多数也能自然分娩。但是，由于黏膜下肌瘤妨碍受精卵着床，如果反复引起流产，就必须先施行手术把肌瘤摘除后再考虑妊娠。

妇女妊娠后发现患有子宫肌瘤，若不影响妊娠的继续，不必处理，但要严格观察子宫肌瘤的变化情况。如果子宫肌瘤生长的部位严重妨碍分娩，如阻碍胎儿头部娩出，就应采取剖宫产，并且可以同时摘除肌瘤。

第五章

注意事项

孩子是夫妻爱情的结晶，是夫妇共同生命的延续。为了夫妻间诚挚的爱，为了人类的不断繁衍，做爸爸妈妈的应该在孕前做好充分的准备，了解必要的注意事项，克服一切不利因素，孕育一个聪明的小宝宝。

受孕前的禁忌

“坐床喜”不好

所谓“坐床喜”，是指刚结婚就怀孕而言。有人认为一结婚就有孕是喜上加喜，其实并不好，弊大于利。

婚后马上怀孕，往往会使夫妇生育一个健康聪明孩子的美好愿望落空。在筹备结婚的日子里，有许多事情需要耗费男女双方的大量精力：购家具、装修房子、买结婚用品等，倘若一结婚马上就怀孕，孩子的体质不会是很好的。因为过度劳累会引起夫妇的体质暂时下降，处于疲劳状态，这势必影响精子和卵子的质量。我国古代胎教是十分讲究受孕的时机和夫妇双方的情绪对后代的影响的。近年来流行旅行结婚，途中身体稍有不适，有人就随便吃点药，蜜月旅行一结束，发现怀孕了，这个孩子的质量高不高？都用过些什么药？新娘自己也想不起来了。因此，婚后马上怀孕并不好。

有资料证明：那些一结婚就受孕的初产妇，比那些结婚后过一段时间再怀孕的初产妇容易得妊娠中毒症，出现胎儿流产、难产、死胎的也比较多，希望能引起新婚夫妇的注意。

婚后过一段时间再受孕，有许多好处。首先对身体来讲，有一个调节、休息阶段，精神安宁平和，心情愉快轻松，饮食科学，营养富足，以此为优生优育做好物质

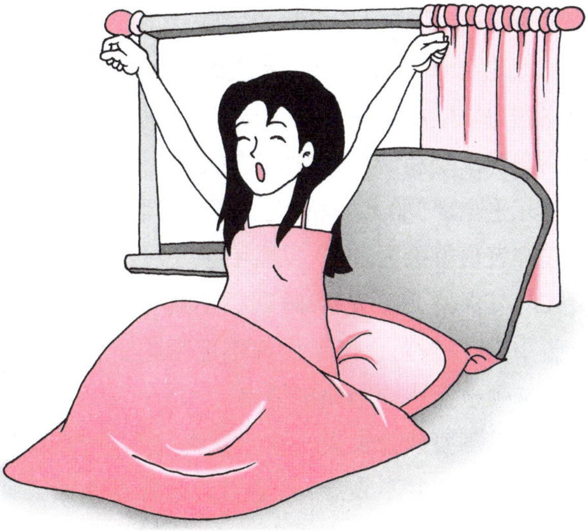

上的准备。其次，夫妻生活刚刚开始，也需要一个在心理上、生活习惯上都彼此适应的阶段。在婚后的时间内，夫妇可以共同学习一些有关生育孩子的知识，了解一下怀孕后孕妇的卫生保健要求，以及迎接宝宝出世，父母应做的一些准备。这些都是十分必要的。对于那些身体暂时有病的夫妇，则应先治好了病再考虑受孕的事，只有这样，才能保证未来孩子的质量。

酒后怀孕后患无穷

如果怀孕的妇女饮酒，酒精就会通过血液循环到达胎盘并进入胎儿的血液，但胎儿的代谢比母亲慢50%，即使次日清晨孕妇头痛消失很久之后，酒精仍可持续对胎儿产生影响。有些婴儿出生时甚至全身酒气，这是因为胎儿也具有吞咽功能，如果他一直处于含酒精的羊水中，就会被动饮入大量酒精。“胎儿酒精综合征”则表示由于胎儿期被动饮酒而导致的最严重的一系列影响，它是导致儿童智力障碍的最危险因素之一。

>> 新妈咪早知道

患有“胎儿酒精综合征”的儿童或青少年常常表现为身高、体重低于正常同龄人，罹患脏器畸形，如面部或其他身体畸形，小头、扁平脸、鼻短上翘、颌裂、丧失听力等，而且也有中枢神经系统的功能障碍。如果长期饮酒的孕妇生下具备这些特征的孩子，医生就可以诊断为“胎儿酒精综合征”。这些儿童都表现为严重的智力发育障碍。

父亲饮酒也可对后代产生持续的影响甚至发育变化。酒精能损害基因结构，并引起后代出现畸形。饮酒成性的父亲所生的婴儿，比偶然饮酒的父亲所生的婴儿体重平均低181克。

“酒精戒断症”也是许多患儿的典型表现，如持续痉挛、紧张不安、出汗和多动，不自主的面部抽动和手脚突然大幅度移动，当受到过度刺激和紧张时，则表现得尤为强烈，很难保持安静或安睡状态，一些儿童甚至可能发展成为癫痫。

患儿在1～3岁时，说话走路以及生长发育明显迟缓；3岁以后通常主要表现为注意力缺陷或多动障碍。大多数“胎儿酒精综合征”儿童直到长大成人也不能得到正确诊断和治疗，属低智能儿。

几乎全部“胎儿酒精综合征”和“胎儿酒精效应”儿童都有某种行为异常。患儿或许表现得极为友好，见到陌生人时也不会表现得很局促，但是几乎没有几个同龄人与其保持朋友关系；睡眠很不规律，行动大多表现得冲动而无明确目的；经常小偷小摸；一般对任何错误都不能承担责任；缺乏自我保护观念，即使遇到轻微挫折或麻烦也无法抑制愤怒情绪。

父母不要认为长大后这些异常行为会自行消失，有时某些行为异常在婴儿期和儿童期可能并不表现，但是当进入青年和成人期时，就会出现并可持续终生，即使最好的教育培训也不能改变这些现象，诸如疯狂冲动等异常行为。因此，切忌在酒后怀孕。我国古代就有“酒后不入室”的说法，因为酒后同房，倘若受孕，会祸及胎儿。

现代医学研究证明：大量饮酒后，酒精被血液吸收，运行全身，对生殖细胞（精子、卵子）及全身各个系统都有一定的危害作用，使受精卵质量下降。特别是醉酒引起的酒精中毒，对胚胎、胎儿的危害更大，可使胎儿发育异常，引起智力障碍，如痴呆，导致生活不能自理，无法接受教育等先天疾患。

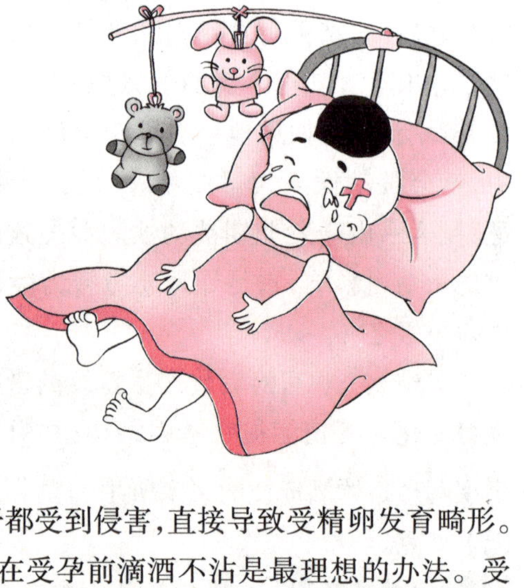

国外有一种“星期天婴儿”，就是指夫妻在假日期间举杯共饮，而后同房受孕出生的孩子。这些孩子多患有先天畸形、先天愚型以及脊髓膜膨出等病，智力上都有缺陷。

“胎儿酒精综合征”就是酒后入室的恶果，这些孩子体重轻，有中枢神经系统发育障碍，小头畸形，面部很怪，前额突起，眼裂小，斜视，鼻梁短，鼻孔朝天，上嘴唇向里收缩，扇风耳，还会有心脏缺陷和四肢畸形。饮酒使夫妇的精子和卵子都受到侵害，直接导致受精卵发育畸形。为了使自己未出世的子女免受此害，夫妇在受孕前滴酒不沾是最理想的办法。受孕后的母亲也不应喝酒，整个孕期、哺乳期都应严格禁酒。

吸烟对胎儿有危害

现在经常可以听到提倡戒烟的呼声，准备要孩子的夫妇应当对此倍加注意。

烟草对胎儿是毒品。对于尚未形成的小宝宝来说，父母吸烟是一种近乎残忍的行为。

首先，烟草的有害成分可以使染色体和基因发生变化，遗患后代。这种诱变物质通过吸烟者的血液循环可进入生殖系统。有人对120名吸烟时间达1年以上的男子精液进行了检验，发现每天吸烟10支以上者，畸形精子的比例超过20%，吸烟时间越长，精子量越少，畸形率越高，同时精子的活力也越下降。这不仅会影响到受孕的成功率，而且也会严重地影响受精卵和胚胎的质量。其次，当妻子怀孕后，如果吸入过多的烟雾，也可以造成胎儿的先天性畸形，死亡率上升。

>> **准妈妈大课堂**
>
> 如果孕妇本人吸烟，胎儿则受到更为直接的损害。烟草的有害物质通过胎盘到达胎儿体内，容易引起流产、早产和胎儿死亡。孕妇吸烟使胎儿发育迟缓的现象也很明显。研究结果表明，低体重婴儿（小于2500克）在不吸烟产妇的所生婴儿中占4.7%；而在每日吸烟20支左右者中为7.7%，在吸烟20支以上者中竟高达12%。

为了生育一个健康、聪明的孩子，丈夫应在妻子妊娠前一段时间戒烟。如果难以戒烟，在妻子妊娠后，要做到不在妻子跟前吸烟。孕妇要绝对禁烟，并且不到烟雾缭绕的地方。

孕前饮食与服药的注意事项

搞好孕前饮食，目的是为了提高胎儿的身体素质和智力素质。所以，孕前饮食首先要为男女双方提供合格的精子和卵子服务，其次要为女方做好孕期营养储备。

男女双方因为精子和卵子不合格而引起受孕失败的例子较为常见。在改善和排除不利因素对精子和卵子的影响时，适当地注意饮食，加强营养，也会改变精子和卵子的某些缺陷。

计划受孕前的食物不要太精细，食用五谷杂粮最好，加上花生、芝麻等含有丰富的促进生育的微量元素锌和各种维生素，以及适量含动物蛋白质较多的猪肝、瘦肉，新鲜蔬菜和各种水果，都会对男子精液的产生起到良好的促进作用。同时应注意食物不能太咸，尤其是炒菜应少放盐，摄入过多的盐，会给孕妇带来不便，引起高血压和水肿，还对胎儿身体的某个器官，如心血管发育留下不良隐患。

合理的饮食除能提供合格的精子、卵子外，还给准备受孕的妇女提供了在体内储存一定养料的机会。

因为在妊娠早期，胚胎需要的养料还不是靠母亲每日饮食和胎盘来输送到胎儿体内的，主要是从子宫内膜储存的养料中取得的。倘若在怀孕前期营养不足，无法储备，怀孕后又因妊娠反应较大，呕吐频繁，不思饮食，势必影响到胎儿大脑发育时所需要的养分供给（胚胎先发育大脑，在妊娠第 10 ~ 16 周即 2 个半月后到 4 个月前这段时间，是胎儿大脑第一个发育高峰）。

如果你拥有一种均衡健康的饮食方式，你将为受孕和怀孕创造良好的内部环境。健康饮食主要由 5 大要素构成：

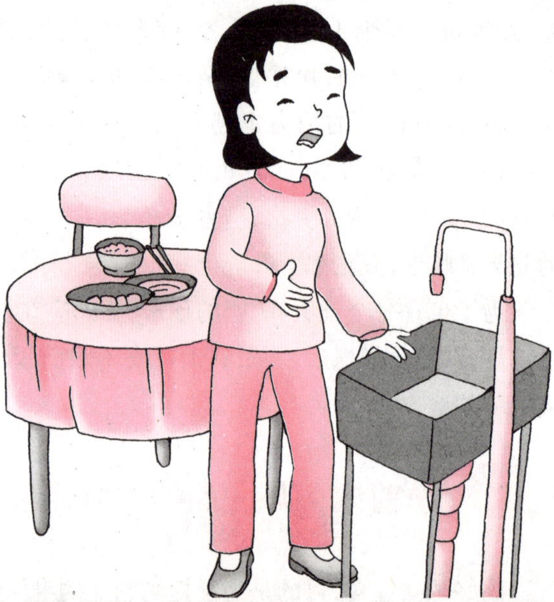

（1）蛋白质：是构成机体组织器官的基本成分，主要来源于肉类、鱼类、禽蛋类、奶酪（或者其他奶制品）、小扁豆、豌豆和坚果。如果你是素食主义者，尤其是严格的素食主义者，你需要确保饮食中有充足的蛋白质。在怀孕期间，当你的身体在制造更多的血和“孕育”胎儿的胎盘时，你对蛋白质的需求会显著增加。奶制品同样重要，因为它们是钙质的主要来源，而钙质可以让你的宝宝长出强壮的骨骼和牙齿。

（2）碳水化合物：淀粉类碳水化合物为你的身体提供能量，它释放的能量能维持你的新陈代谢，让你有充足的体力从事体育锻炼。淀粉类碳水化合物主要在面包、面食、大米、土豆、谷物早餐、粗加工小麦粉以及其他谷类食品中大量存在。糖含有另一种碳水化合物，更容易释放能量，因此食用后可以迅速为机体补充能量，但是这种能量补充是很短暂的有限的，营养价值较少或者根本没有营养价值。

（3）膳食纤维：是食物的主要成分，可以帮助食物顺利地通过消化道进行消化。膳食纤维的作用在肠道中尤其明显，它能保持粪便潮湿以利于排泄。大部分膳食纤维同样富含一定数量的、颇有价值的维生素和矿物质。膳食纤维主要来源于全谷类食品（比如全麦面包）、绿叶蔬菜和水果。

（4）脂肪：是能量的另一源泉，但不是主要来源。你饮食中的大部分能量都应该通过碳水化合物而获得，因此你必须控制膳食中高脂肪类食物和烹饪食物时使用的脂肪量，以防止摄入的脂肪过多。另一方面，因为脂肪中含有某种脂溶性维生素，也要提防饮食中脂肪摄入不足。脂肪主要存在于诸如肥肉、坚果之类的食物中。此外，烹饪用油、奶油、猪油、人造黄油都富含脂肪。

（5）水分：是健康和生存的关键，机体在缺乏食物时存活的时间比缺水的情况下存活的时间长。如果你正计划怀孕或者已经怀孕，你每天必须摄入 1 升水。纯净水是你所需要的最好和最纯净的饮品，果汁和草药茶也是不错的选择。尽量多饮用上述饮品，同时减少饮用咖啡、茶和诸如碳酸饮料之类的含糖饮品。

此外，要食用多种不同的食物，尽可能选择新鲜和生的食物，确保你的机体摄入需要的维生素和矿物质。尽可能避免食用加工过的食品（在食品加工过程中，食物中许多维生素和矿物质成分被破坏），减少烹饪中食盐的用量（在饮食中，如果摄入大量食盐将可能导致高血压和减少体内水分的存储量）。此外，要做到按时吃饭，并且在吃饭时要细嚼慢咽，而不是狼吞虎咽，这两点同样重要。

如果按照上述方案，你的饮食中将有充足的维生素和矿物质，但是你还有必要服用一些补充多种维生素和矿物质的营养品，以确保当你的身体大量需要它们时，体内不会缺乏任何一种重要的微量营养素。你可以从药店购得各种各样的营养品，也可以购买那些专供孕妇服用的营养品。当然，维生素和矿物质的营养品只是健康膳食的补充，并不能取代正常膳食。

叶酸是 B 族维生素成员之一，它在机体中起着重要作用。叶酸可以确保受精卵在子宫壁成功着床，并从母体吸收养分和形成胚胎细胞。如果孕妇的膳食中叶酸摄入不足，有可能造成贫血，降低孕育和产下健康宝宝的概率（妈妈体内叶酸不足与婴儿脊柱裂的发生率有着很大关系）。叶酸主要存在于绿叶蔬菜中，例如卷心菜和菠菜（在日常膳食中必须有上述两种蔬菜，因为它们含有其他多种维生素和矿物质，同时富含膳食纤维）。在打算怀孕或者在孕期前 3 个月，为了确保叶酸的摄入量，可以服用含有叶酸的营养品。一旦怀孕，在孕期第一次看医生的时候，医生一定会为你开一些含有叶酸的营养品。

如果经过慎重的考虑，认为需要在某月怀孕，那么在怀孕月的前 6 个月首先应当停服避孕药品，因为避孕药中含有影响精子和卵子质量的激素，为了保证有高质量的精子和卵子进行结合，必须排除各种不利的干扰因素。

>> 准妈妈大课堂

孕前因病或其他原因需要服药时，也要特别注意。因为一些药在体内停留和发生作用的时间比较长，有时会对胎儿产生影响。还有一些妇女怀孕之后身体没有明显变化，也不出现妊娠反应，自认为没有怀孕，于是完全不考虑所服的药品是否会对胎儿产生影响，结果无意之中伤害了非常脆弱的胎儿，遗恨终身。为了防止上述情况的出现，在计划怀孕前3个月就应当慎重地服药。

孕前丈夫应注意什么

婴儿出生缺陷绝不仅仅与女性的孕期状况有关，与男性也有着同等重要的关系。男性育前保健同妇女孕期保健、围产期保健一样，值得每一位准备做父亲的男性高度重视。

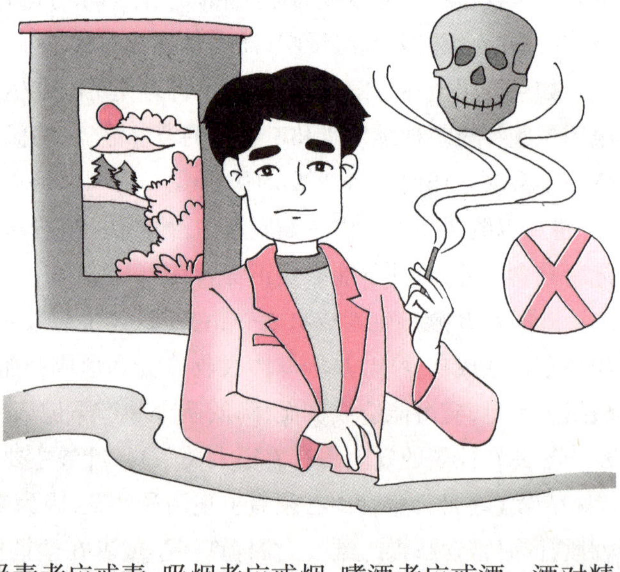

尽管医学科学还不能完全解释清楚其中的奥秘，但父亲方面对胎儿流产、早产、死产及对婴儿出生缺陷、肿瘤等多方面的影响显而易见，足以引起科学家的密切关注。各种各样的环境因素、个人习惯均可导致男性难以成为健康儿童的父亲。

男性育前保健，关键在两点：①培养良好的生活习惯。②避免接触有毒物质。吸毒者应戒毒，吸烟者应戒烟，嗜酒者应戒酒。酒对精子的损害，早为人们所熟悉，同样烟中含有多种有害物质也会杀伤精子。

国外从事优生优育的专家建议：在使妻子怀孕之前，要戒除烟酒，至少应在受孕前3个月就停止喝酒和放下手中的香烟；工作环境存在有毒物质，应该积极防范、保护，条件允许可以在育前暂时调换工作。

有责任心的准备做父亲的男性，在其妻子准备怀孕前5个月左右，即应严格规范自己的行为，避免接触那些对精子有害的物质。因为从生精细胞到精子成熟需要长时间的发育过程，高质量精子的生成绝非一朝一夕的功夫。

对精子的呵护应该从头开始，以保证最后完成受孕的精子健康完美，为孩子的健康打下一个良好的基础。

其次，饮食营养、体质健康、心情愉快、夫妻恩爱等社会、心理、生理诸多方面，也应予以重视。一些接触过有毒物质的男性也不必谈虎色变，只要以后尽量避免再接触，切实地做好自我保护，一段时间后会有一个满意的结果。

想当准爸爸前不能滥用药物，不要使用含雌激素的护肤脂，因为雌激素、利血平、氯丙嗪等均会影响精子的生存能力，使畸形精子的数目大大增加。

为了优生，丈夫也要做到不偏食。精子的生存需要优质蛋白质、钙、锌等矿物质和微量元素，精氨酸及多种维生素等，如果偏食，饮食中缺少这些营养素，精子的生成会受到影响，或许会产生一些“低质”精子。

因此，准备让妻子怀孕期间，丈夫在做到“样样食物我都吃”的前提下，适当多吃些富含锌、精氨酸等有利于优质精子形成的食物，如牡蛎、甲鱼、鳝鱼、河鳗、墨鱼等。

>> 专家温馨提示

丈夫要保持良好稳定的情绪，若经常忧郁、烦恼或脾气暴躁，会使大脑皮质功能紊乱，造成神经系统、内分泌功能、睾丸生精功能以及性功能不稳定，从而影响精子的数量和质量。

第六章

掌握最佳时期

每对夫妇都希望生一个健康聪明、智力不凡的宝宝，所以，孕前准备必不可少。此外，怀孕的最佳时间、判断怀孕的方法技巧也是非常重要的。

孕育宝宝最佳时机

每个月人体生物钟的运行都有高潮期、低潮期和临界期。当生物钟运行到高潮期时，人体处于最佳状态，表现为情绪高涨、心情愉悦、抵抗力强、体力充沛、头脑灵活、记忆力强、思维敏捷、办事得心应手。而在生物钟低潮期，人体表现为智能和体能下降、容易疲劳、情绪低落、易出差错、思维迟钝。生物钟的临界期，则是一个稳定的时期，身体处于调整过渡状态，协调性差，不利于健康、智能及体能的发挥。专家学者证实，如果能够巧妙地运用人体这三种生物钟，就能顺利达到优生的目的，孕育出智力高、素质好、身体壮的孩子。

>> 准妈妈大课堂

生物钟影响优生：人体的一切生理活动（包括生殖），都受存在于人体内近百种生物节律的调节和制约。其中，对人体影响最大的是智力、情绪、体力，即"人体生物三节律"，它们呈正弦曲线变化，分别以33天、28天、23天为周期，这三个节律影响着人的一生，从出生直到生命终结。

因此根据人体生物节律周期变化规律，使夫妻双方生物钟节律基本同步，即夫妻双方各自3种生物钟共6种生物钟有3～4种处于高潮期，是优生的一个基本条件。

那么如何得知夫妻双方的生物钟是否同步呢？怎样计算出人体生物钟是否运行在高潮期的时段呢？

首先，算出总天数，即从出生之日至所计算之日，一共有多少天。其计算式为：总天数 = (365.25×周岁数) ±A，"±"表示出生日在计算日之前用加号，反之则用减号；"A"表示除周岁数以外的当年出生日到计数日的天数。

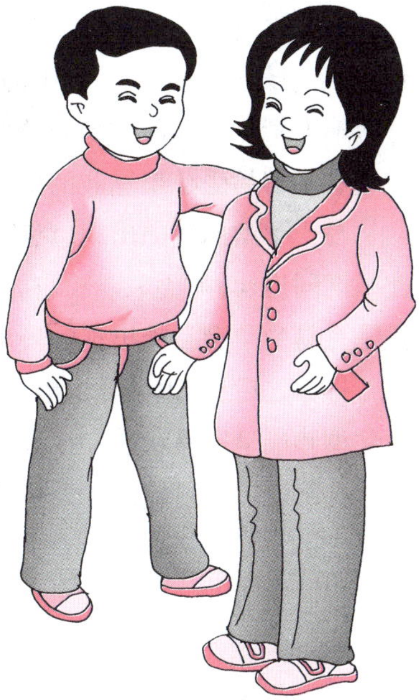

然后，用总天数分别除以智力、情绪、体力生物钟的周期，即33、28、23，求出余数。"余数"表示新开始的一个周期中三种生物钟运行的天数。

若"余数"小于此种生物钟的半周期数，即智力：33/2 = 16.5、情绪：28/2 = 14、体力：23/2 = 11.5，则此种生物钟运行在高潮期；若大于半周期，则运行在低潮期；若接近半周期或整周期数以及"余数"为"0"，则为临界期。

要想使夫妻俩的6种生物钟同时进入处于优生时段的高潮期，这种可能性是很小的。因此应当把握好妻子的排卵期，计算各自生物钟的周期时间，努力使一天中有3～4种生物钟同时处于高潮期，2～3种处于临界期，避免任何一种生物钟处于低潮期，这样才能拥有更好的受孕时机。

最佳受孕时间的身体体征

女性在每个月经周期中，可能怀孕的时间仅5天左右。女性生殖细胞卵子在输卵管里的寿命仅12～36个小时。而精子在良好的宫颈黏液环境中存活的平均寿命为3～5天，所以受孕通常发生在性交后的24小时内。因此最佳的受孕时间应选择在排卵期性交。女性排卵期的体征和症状主要有：宫颈黏液的变化，月经周期的长短，宫颈本身的改变，基础体温上升以及身体其他部位物理性状的变化等。

>> 新妈咪小贴士

由月经周期推算受孕期：通常女性的月经周期为27～35天，月经周期正常的女性排卵期则发生在下次月经周期之前的14天左右，由此，便能推算出最佳受孕期。

宫颈黏液的变化

在排卵期前，卵巢内的雌性激素分泌量不断增加。雌激素促使宫颈分泌出滑润、潮湿、富有弹性、白色或清亮的黏液，类似蛋清状，这些黏液会经阴道流出。它们可以过滤异常精子，为健康的精子提供营养和通道，引导精子经过宫颈、子宫而进入输卵管。月经周期易受孕型黏液出现的时间不尽相同，但如果保持记录，就会发现和了解易受孕型黏液的出现规律和基本特征。

易受孕型黏液的出现，意味着女性正处于易受孕期。如果不想要孩子，那么在此时期同房，必须要采取相应的避孕措施。如果有怀孕的愿望，那么最佳的受孕时机是在易受孕型黏液出现的最后 2 天内，此时同房受孕率最高。

排卵之后，宫颈会分泌出很稠的黏液，并形成黏液栓，阴道入口处也仅有少许的黏稠感或呈干燥状态。在排卵期后的一段时间，阴道内环境呈酸性不利于精子存活。阴道口如果连续 3 天呈干燥状态，即说明排卵期已经结束，并且卵子已经全部死亡。

宫颈本身的改变

排卵期，宫颈口微微张开，宫颈上升约 2.5 厘米，并且变软。这与宫颈黏液的变化是一致的，这也是女性排卵期的基本特征之一。

身体其他部位物理性状的变化

在月经周期中，因血液中孕激素、雌激素含量的波动，女性身体其他部位也会相应出现一些变化：腹部一侧刺痛、触痛或剧痛。下腹刺痛或剧痛，也称为“月经间痛”，经常发生在排卵期前，伴随有少量出血或呈咖啡色或粉红色的宫颈黏液。排卵期过后也会伴有一些综合性症状，如背痛、头痛、全身疼痛、乳房不适、烦躁、皮肤不适以及下腹肿胀等。

选择最佳受孕季节

选择一个合适的受孕季节是新婚夫妻想要孩子的先决条件。这需要考虑多方面的因素，例如：能不能呼吸到新鲜空气，能不能抵抗病毒感染，蔬菜瓜果是否充足，穿衣行动是否方便等。要想选择一个理想的季节需要综合以上各方面因素。

在妊娠的前 3 个月，孕妇需要充分的氧气和营养，因为胎儿的大脑皮质在这时开始形成。因此为了让孕妇可以多在室外散步呼吸新鲜空气，最好把这一时期安排在春季或秋季。因为秋季会有丰富的新鲜蔬菜和水果上市，孕妇可以充分地吸收营养。所以说，夏天或冬天都是最好的受孕季节。

四五月份气候适中，风景秀丽，气温变化小，给产妇分娩、哺乳和产后身体恢复、婴儿的生长发育都带来许多便利。因此，从这一方面来考虑，夏秋之交，即八九月份也是怀孕的理想季节。

冬末春初，病毒性传染病较多，是疾病流行的时期，胎儿会因为病毒引起先天性缺陷。因为怀孕前 3 个月是胚胎的脆弱期，如果受病毒感染，容易导致畸形。因此，为了胎儿的健康，最好不要在冬末春初怀孕。

综上所述，夏、秋季怀孕既可使胚胎在前 3 个月避开流行性病毒感染，又能为孕妇在室外散步提供条件，还可以充分呼吸新鲜氧气，吃到新鲜的水果蔬菜，保证母子合理的营养结构和营养量。春季分娩为产妇和婴儿提供了良好的恢复和生长的气候条件。所以，最佳的怀孕季节就是夏季和秋季。

>> 新妈咪早知道

另外，人的出生月份与其将来可能患的某种疾病存在着一定联系。据调查，28000 名精神分裂症患者中，1～2 月出生的最多，6～8 月最少，这可能与怀孕处于 5～6 月，即胎儿大脑皮质发育关键时期正处于酷暑炎夏有关。

对 3000 名支气管哮喘患儿的调查发现，7～10 月出生的人最多，比其他月份出生的患儿多 20%。也就是说，夏秋两季出生的人易患支气管哮喘病。

对 21000 名癌症病人的调查发现，病人 12 月至次年 3 月出生的最多，生于 6～7 月者最少，即出生于夏季的孩子，癌症发病率可能最低。这些调查结果表明，胚胎期所处的季节与某些疾病的发生有关。因此应尽量避免不利生育的季节。

但最佳的怀孕季节并不是绝对的。即使没有在最佳季节怀孕，但只要改善不利因素，弥补不足，也可以生出一个聪明健康的宝宝。

选择最佳受孕环境

胎儿时期，甚至卵子受精之时或受精之前的这段时期都是影响胎儿智力形成与发展的重要时期。胎前环境，是指卵子受精之前及受精之时，精子、卵子和受精卵的存在环境。胎外环境也就是我们所说的先天环境，要避免职业因素、环境污染及不良嗜好的影响。环境污染或职业条件中，某些有害因素可直接对卵子产生影响，导致卵子发育不全，或引起遗传突变，使受精卵发育异常或造成不孕。如慢性铅中毒，可使女性流产、不孕、早产，或使婴儿智力低下及发育迟缓。同样，烟、酒也给卵子发育带来不容忽视的危害。

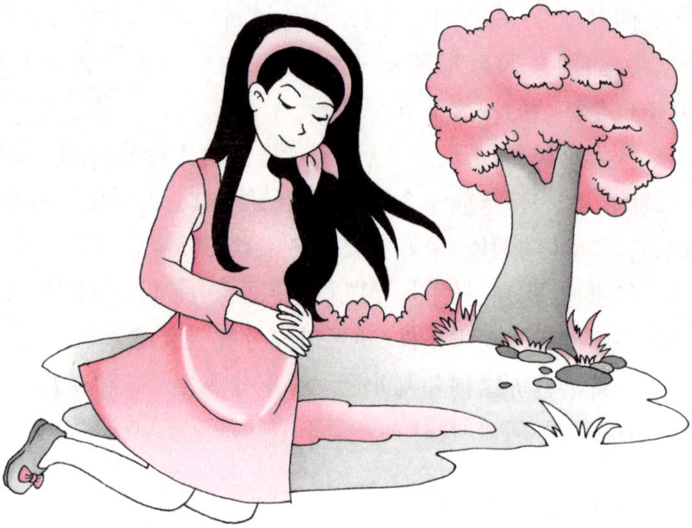

有了高质量的精子、卵子，自然为生育聪明健康的孩子提供了可能。但要想把这种可能变为现实，创造一个良好的受孕环境是必不可少的条件之一。

受孕环境是指精子、卵子结合时的时空、情感因素。良好的环境能使女性情绪稳定、乐观，更有利于优生。最佳环境包括气候适宜、周围环境的整洁清爽、空气清新，这有利于精卵结合着床和胎儿的发育成长。

时空环境即受孕时的自然环境。在我国古代就已经开始注重受孕的时空环境了。

早在唐朝时期孙思邈所著的《千金方》中就曾指出不要在“弦望晦朔、大风大雨大雾、大寒大暑、雷电霹雳、天地晦冥、日月薄蚀、虹霓地动”的不正常天气中受孕，因为恶劣的自然环境会给夫妻双方心理上带来不利影响。因此，理想的受孕环境最好是选在令人精神振奋、空气清新、精力充沛的时候。

女性在性高潮时受精，可提高出生高智能儿的几率。根据美国性科学家的实验数据表明，女性达到性高潮时，血液中的糖和氨基酸就渗入阴道，可以延长精子的存活时间，增强精子的运动能力，同时女性的小阴唇膨胀、充血，阴道口缩紧，使阴道深处的褶皱伸展变宽，便于储存精液。平时坚硬闭锁的宫颈口也松弛张开，使精子容易进入。阴道里如同温室一样，有利于精子长期的存活及有利于有竞争能力并带有优良遗传基因的精子同卵子相结合，这样受孕产生的胎儿，出生后成为人才的概率会增大。

受孕与性交频率也有很大关系。卵子离开卵巢后，平均寿命是 1 ~ 2 天。精子在进入子宫之后，平均可生存2~3天。所以每个月经周期内要在排卵前后2天内受孕，才有可能怀孕。如果性交频率过低，则易失去受孕机会。性交过少时，还有可能导致精子在男性生殖道内积存过久、活力衰退而影响正常受孕。精子成熟后平均可存活28天左右，所以男性性交频率过低者其精子死亡数量会逐渐增多，从而影响到正常受孕。

>> 专家温馨提示

如果男性性交频率过高会导致精子发育不全或精子数量减少，同样也会影响到受孕。对性欲不加节制，纵欲无度，就会导致肾虚，造成肾脏等疾病。肾虚者，精气不足，生成的精子质量差、数量少、活动能力弱，多不孕育，即使有孕育，其子也先天不足，禀赋较弱。女子多欲，同样会阴血受损，耗泄阴气，后果也是一样的。所以我们要提倡健身节欲，养精蓄锐，以增强精子和卵子的生命活力，保证身体的健康以及正常的孕育能力。

选择最佳受孕时机

选择最佳的受孕时机是优生的先决条件之一。为了能够提高受孕成功率，以下几方面务必加以注意：

1. 从新婚起测量基础体温

每天清晨起床前，女性用体温计测量并记录下自己当天的体温。在连续的体温计录中掌握自己的体温上升和下降的时间规律，以此来推算正常的排卵日期。

基础体温测量方法如下：

（1）清晨醒来，在身体尚未做任何活动的情况下，用温度计测出口腔温度。

（2）将测好的温度数记录在基础体温表上。

（3）以一个月为一次统计周期，根据其数值可判断出自己的排卵期是否稳定。

（4）每天要在同一时间进行基础体温测量。女性的基础体温可以反映出月经周期的变化。孕激素分泌旺盛时，基础体温上升；孕激素不分泌时，则出现低体温。正常情况下，月经开始的第一天，到排卵当天，因孕激素分泌较少，所以一直处于低体温状态，通常为36~36.5℃；排卵后，卵细胞分泌大量孕激素，基础体温也随之有所升高，通常为36.8℃左右。从低温段至高温段的一段时期，即排卵期。在排卵期的前后2天性交，容易受孕。

2. 排卵期前应减少性生活

在排卵期前男性要减少并控制性生活的次数，养精蓄锐，以保证足够数量且高质量的精子。

3. 注意夫妻双方的衣着

在确定了受孕的日期之前，男女双方均不宜穿过于紧身的短裤以及长裤，如牛仔裤、尼龙裤等。因为这些裤子的材料透气性差，容易成为病菌滋生地，使生殖器官细菌增多，影响到受孕质量；男性则会出现睾丸受到过度压迫，使睾丸的温度升高，会导致生精功能减退等不良后果。如在此情况下受孕，患先天性缺陷儿或畸形儿的出生率会增高。

4. 戒酒和禁烟

长期饮酒的受孕者，其孕育的胎儿智力低下、畸形的概率会较高，严重影响到优生以及后代的身体健康，所以受孕前必须戒酒。吸烟对受孕及胎儿发育均有极大的危害性，此时最好戒烟。

5. 选择最佳受孕时间

最佳受孕时间是指受孕前后的一段时期，在此时期要注意以下几点：

(1)选择在夫妻双方身体状况健康良好的情况下受孕。

(2)选择在夫妻双方心情舒畅、情绪饱满的情况下受孕。

(3)合理科学地安排营养的摄入，为生育做好一定储备后受孕。

(4)受孕前要戒酒禁烟一段时期，然后进行受孕。

(5)选择在性情陶冶状态佳、精神系统调节好的情况下受孕。

受孕期间要避免以下几种情况：

(1)身心极度疲劳，或过度地进行脑力劳动及体力劳动后不要受孕。

(2)情绪激动时，如暴怒、争吵、恐惧和悲伤时不要受孕。

(3)久卧病床或大病初愈时不要受孕。

(4)女性流产不满 6 个月时不要受孕。

(5)新婚期疲劳、性生活过于频繁、饮酒过度的情况下不要受孕。

(6)正处于病期或服药期间不要受孕。

掌握了排卵期的准确时间，便可以很容易推算出最佳的受孕时机。受孕期可根据精子和卵子的存活时间，安排在排卵当天，或是排卵期前后 2 天。

精子在最佳环境中的平均寿命为 2 ~ 120 个小时。

卵子的平均寿命为 12 ~ 36 个小时。

把握受孕瞬间的胎教

夫妻性交的次数和频率应该以次日不感觉疲倦、不影响身体为准。20 ~ 30 岁男子一周性交2～3次，30～40岁时一周2次，40～50岁时一周1次，50～60岁时2～3周1次。

父母共同的心愿即孩子能继承父母的优点，是一个聪慧、强壮、俊美的宝宝。医学认为，男女交合时必须具有良好的心情，这样才能为优孕、优育、优生打下良好的基础。

>> 专家温馨提示

《景岳全书》记载，男女交合应在"时和气爽，情思清宁，精神闲裕"下进行。这样才能"得子非唯少疾，且聪慧贤明"。胎教并不是从怀孕之后才开始的，在制订好怀孕计划时就应该开始了，这也是我们所说的"受孕胎教"。所以，在选择好最佳的受孕日期后，夫妻二人应该提前做好准备，准备受孕的前几天，夫妻双方都要注意让身体充分休息，放松心情。既不要性生活过频，也不要性生活过疏，这样都不利于受孕。

月经周期和受孕期

当你打算怀宝宝时，尤其在努力几个月后仍然没有成功时，最好要先知道自己的月经周期和受孕期。

你要知道大概的月经周期的时间和月经是否规律。大部分女性的月经周期都是28天，但是有的人可能是25天或者35天，也可能会推迟到下个月。有些女性发现在服用某些药物几个月之后，可以调整不正常的月经周期，重新确立28天的月经周期。如果你想要知道受孕期是什么时候，那么你需要确定自己的排卵日。

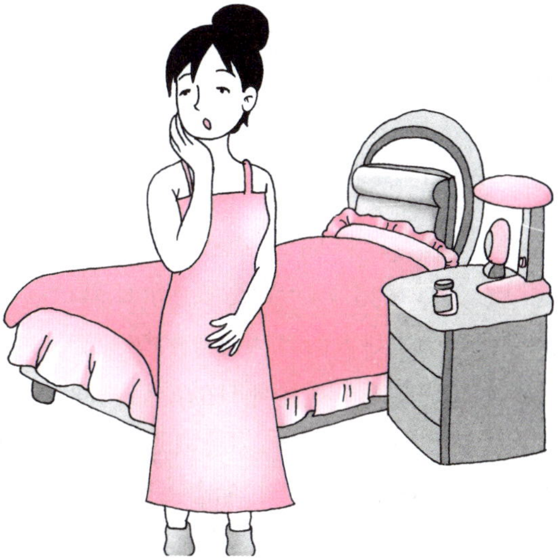

排卵日和受孕期

当排卵的时候，卵巢排出成熟的卵子，卵子在纤毛的推动作用下，经过输卵管最终到达子宫。如果在卵子死掉之前性交，卵子可能与精子结合，精子游过整个阴道，通过子宫颈、子宫，然后进入输卵管。这并不意味着只有在排卵日当天或者排卵日之后2天性交才能受孕。精子可以在你体内存活3天，因此排卵日的前3天或者后3天，即一个星期左右的时间之内性交都可能受孕。

一小部分女性可能会感觉到排卵时产生的轻微腹痛，医学上叫“经间痛”。但是大部分女性需要计算出排卵日和受孕期。

根据月经周期算出你下一次来月经的日子，然后往前推14天，就可以确定你的排卵日。不管月经周期多长，大部分女性都会在月经开始的前14天排卵，但是也可能在下一次月经来临的前12~16天之间排卵。

阴道分泌物

一旦你知道自己的排卵日，你可能会注意到在那个时期阴道分泌物的一些变化（有些女性很少有阴道分泌物，因此不会注意到变化）。在月经的前5天，你排出经血，后几天会分泌黏稠的白带。大约1个星期后，阴道分泌物发生变化：白带变得透明、稀薄和有黏性。这是在受孕期体内分泌的润滑液，有助于性生活。再过1个星期，当受孕期结束后，分泌物会再次变黏稠和颜色变白，直到月经来临。你的下一次月经将预示另一个周期的开始。

如果你注意到你每月中阴道的分泌物变透明和润滑的时间比上述推算出的时间稍早或者稍晚，这可能预示着在你的周期中，排卵的时间通常比上述时间稍早或者稍晚。

体温和排卵

女性在就要排卵之前体温会降至36.2℃，排卵之后，体温又将超过正常的36.4℃并升至36.7℃左右，升高的体温可能持续到下一次月经周期的来临。体温的变化是由于排卵时体内分泌的孕激素促进身体的新陈代谢造成的。

如果你想要知道排卵日的准确时间，可能因为你月经周期不规律或者努力几个月之后仍然没有怀孕，你可以通过每日测量体温来判断你的排卵日。在整个月经周期，在每天的同一时间记录下体温，你可以从药店买到测量排卵日的成套工具，包括一个温度计和特别设计的图表，供你填入每日体温计的读数，了解自己的排卵日。

排卵之后体温显著升高，此前此后的时间即为受孕期。怀孕的最佳时机是在体温下降的那段时间性交，也就是在排卵日之前。这将给精子足够的时间游向输卵管，因此，当卵子排出的时候，精子已经到达输卵管，并且还“活着”。

显然，如果你正好发热，那段时间的体温读数将会受到影响，体温的显著升高表示已经排卵，导致很难做出判断。你的排卵也可能会受到一些其他因素的影响，例如，突然加大运动量、暴饮暴食或者压力过大。

如果连续 2 ~3 个星期，你的体温表上都没有明显的体温上升或下降，这可能意味着虽然你月经周期正常，但是根本没有排卵。

你应该把这个情况告诉医生，他可能建议你通过更详细的测量来判断你是否排卵。他可能会问你一些有关生活方式的问题，尤其是你的饮食习惯，以便于判断你的排卵是否受到干扰或者你是否可能患有不孕症。

>> 专家温馨提示

专家证明，晚上 21 ~22 时是最佳的受孕时间，人体处于最佳状态，夫妻在这个时间同房受孕较好。此外，在这段时间里同房，事后夫妻会很快进入睡眠。女方在睡眠中身体平卧，有利于精子沿子宫内壁向输卵管里游动，对精子顺利到达输卵管壶腹部跟卵子结合有利。当然，如果受孕这两天正好可以不用上班，早晨 5 时，也是一个较佳的时间，因为休息了一夜，心理与生理都相对放松，精神也较佳，这时更易使男女双方达到性高潮，从而有利于受孕。只是，这时性生活完毕，不要立即起床，可以躺在床上互相温存一段时间。

怀孕的判断方法

以下几项指标对于怀孕的确定有一定的参考价值：

基础体温

基础体温是指经过较长时间睡眠(6 ~8 小时)清醒后，在尚未进行任何活动之前，所测得的体温。正常生育年龄妇女的基础体温，是随月经周期而变化的，排卵后的基础体温要比排卵前高些，上升 0.5℃左右，并且持续 12 ~14 天，直至月经前 1 ~2 天或月经到来的第一天才下降。

月经过期，怀孕受孕的可以测量基础体温。夜晚临睡前，将体温计的水银柱甩低至 35℃，早晨醒后应避免起床活动，立即取体温计测口腔体温 5 分钟。

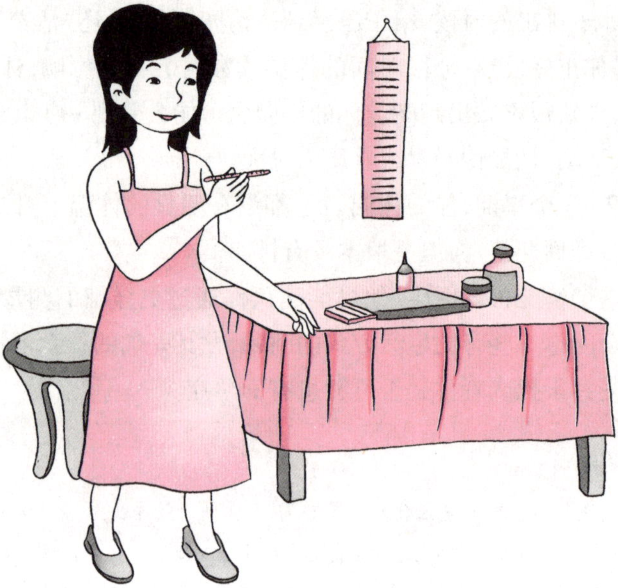

乳房变化

乳房发胀、乳头触痛，这是怀孕后乳房在卵巢雌激素和孕激素的作用下所发生的最早表现，但不是非常可靠的。

小腹发胀

在怀孕的前两个月里，由于子宫的增大，常会有小腹发胀的感觉。

尿频

如果月经过期不来，排尿不痛却经常有尿意，而解出来的尿液清澈透明，妊娠的可能性也很大。早孕时，常常排尿次数增多，这是由于增大的子宫压迫膀胱而造成的，膀胱内稍微积了点尿时，就会引起尿意，因而导致尿频。

皮肤色素沉着

除了乳头和乳晕颜色较深之外，如果在鼻子两侧的面颊上出现对称的棕色斑纹（妊娠斑）；在下腹部肚脐与阴蒂之间的妊娠线颜色加深，都是妊娠的征象。

如果上面所说的各种特殊感觉和异常征象俱全，或者部分出现，那么育龄妇女就要考虑到“我可能怀孕了”。

什么时候会怀孕

有些夫妻戏称他们只要同坐在一张椅子上就可以顺利怀孕，然而即使双方都没有不育症，也可能需要1年或者更长的时间才能怀孕。

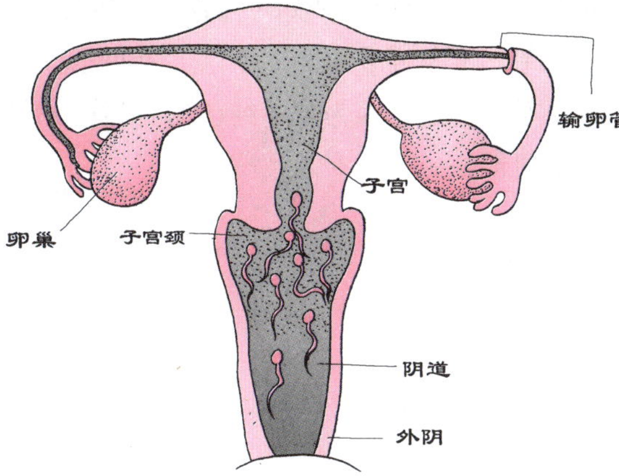

夫妻在每个月最佳时段过性生活将最易怀孕，但是也不能完全保证怀孕成功。如果试着来了解怀孕的原理，你就会发现这是一件“机遇性的”事情：卵巢排出卵子，进入腹腔。虽然卵巢离输卵管末端很近，但是有时卵子没有进入输卵管，而在腹腔“迷了路”。卵子大概只能存活24小时，如果在这段时间不受精它将会死掉。死掉的卵子将会被送至子宫并且随着月经排出体外。

如果在此时性交，丈夫射精时将把大约2亿个精子射入阴道。精子的化学特性引导它们游向子宫颈，经过子宫，与在输卵管里的卵子结合。为了增加与卵子结合的可能性，精液中有上亿的精子，但是却只有一个会与卵子结合。如果精液流出阴道，数以百万计的精子可能会流失，同样有数以百万计的精子可能仅仅到达子宫颈便止步，还有数百万个可能会误入另一侧输卵管。

>> 准妈妈大课堂

影响怀孕的因素有10个方面：①女性输卵管不通；②男性精索静脉曲张；③节食造成卵子活力下降；④偏食造成精子活力不足；⑤对于怀孕精神上过于压抑；⑥经常洗热水浴伤及精子；⑦女性过量摄取肉类；⑧性生活过频使体内形成抗体；⑨经常做长途骑车运动；⑩生活中经常使用PVC包装品。

只有几千个精子进入了排卵的那侧输卵管，开始它们的受精历程，但是只有大约200个（占最初精子数的1/1000000）能与卵子相遇并将其环绕，最终其中一个成功突破卵子的外层然后使之受精。在受精之后，卵子的外层立刻发生化学变化，设置障碍阻挡其他精子，从而保护未来宝宝的基因信息。上述的整个过程通常历时 1 个小时,但是也有例外的可能。

如果设法怀孕 3 个多月仍未成功,要反思一下自己的生活方式与饮食习惯,想想你是否抽烟喝酒,你工作中面临多大压力或者你的经济状况给你带来的压力,你应该考虑是否因为上述的一些原因造成你怀孕失败。

你应该去看医生,谈谈可能影响你怀孕的一些因素。他会告诉你没有立刻受孕是很正常的,健康的夫妇可能需要 1 年的时间才能怀孕,从而让你打消疑虑。

如果你准备怀孕至少 1 年以上,却一直都没有成功,医生才可能会怀疑你是否患有不孕症。这是因为除了纯粹的自然的原因,还有很多其他因素可能会影响你怀孕的可能性。

第二篇

怀胎透视，全方位

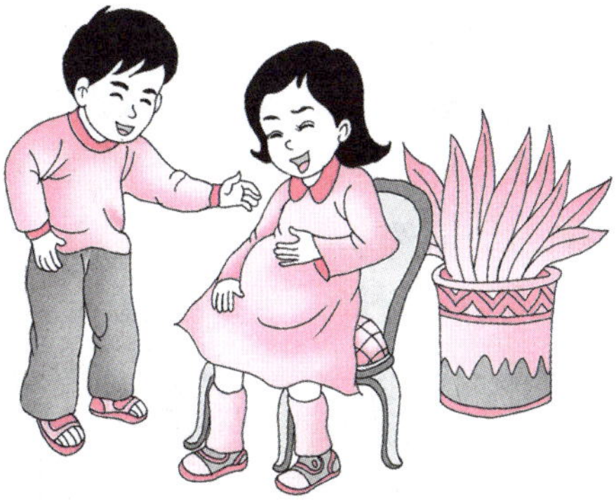

第一章

怀孕前期

孕前期，惊喜从天而降，那么长时间的准备，终于“修得正果”。孩子是夫妻爱情的结晶，是夫妇共同生命的延续。准妈妈身上肩负的责任感能够帮她克服一切困难，对肚子里的孩子满怀期待。

怀孕1个月

第1~2周

如果你已经计划怀孕，尤其是你已经记下月经周期并且已经在每个月最可能受孕的时期性交，你要在下次经期到来前捕捉一些细微的变化以确定你是否怀孕。

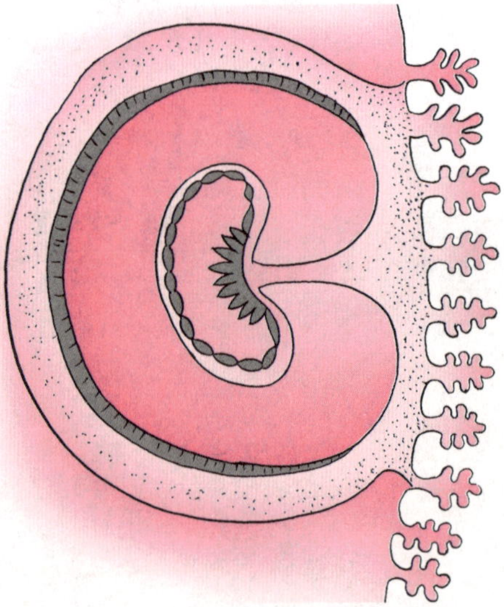

在妇女的生殖周期中，子宫每个月都有月经周期为受孕做准备，月经来潮的第一天是月经周期的第一天。由于排卵通常发生在月经周期的第14天，两周后月经若没有按时来，可能你已经怀孕了。

在怀孕后的最初几天里，女性可能会注意到有很多种征兆预示自己已经怀孕。一小部分人说她们感觉到子宫附近一阵阵痛或者有莫名的异样感，其他人注意到嗅觉和味觉的变化，或者由于卵子受精释放激素而觉得疲倦、呕吐或者想要呕吐。许多女性说怀孕的最初征兆是觉得乳房有刺痛感或者觉得乳房坠胀。

大部分女性直到下一次月经没有如期而至才开始意识到自己怀孕了，但是那并不能作为怀孕的确凿证据：在某些情况下，月经可能会延期，例如承受着很大压力或者运动量突然比平常加大许多。另外一方面，怀孕后的第一次月经未必不来，在经期里，女性仍可能会有类似月经的轻微出血。

在下一次月经周期本该来临的第一天，你就可以通过家庭型早孕测试纸来尽快确定你是否已经怀孕（有的早孕测试纸甚至可以在月经周期开始之前就能检测出阳性）。

家庭型早孕测试纸

大部分药店里都可以买到家庭型早孕测试纸，试纸的操作方法简单。试纸主要测试女性尿液中是否有一种叫做绒毛膜促性腺激素。受孕后的女性体内会分泌绒毛膜促性腺激素，并通过尿液排出体外。

不同的测试纸显示测试结果的方式会有所不同，因此不同的测试纸的准确率也有所差异，此外，在什么时候应该使用哪种测试纸也不尽相同。你必须仔细阅读产品须知并且严格遵守操作程序。大部分早孕测试纸在原先月经周期的第一天或者之后几天的早晨（此时尿液经过一夜的聚集，浓度更高），准确率在90%以上。如果测试的结果显示为阳性，说明你怀孕了。如果第一次测试结果显示为阴性，过一个星期后月经仍然没有来临，你必须再测一次。

第3周

在这第三周里你可能会发现月经迟迟未来，或下体有少量的血水流出，这时候你可以到医院自行做怀孕尿检，如果结果是阳性，那么恭喜你怀孕了。

虽然孕期是从最后一次月经的第一天算起，可事实上，受精卵到达子宫并在子宫内膜着床是在月经周期的第3周开始，因此，真正的怀孕是从第3周后开始的。

当精子穿过卵子的外壳，卵子就受精了。精子和卵子都携带一半的基因信息，结合在一起则形成胎儿的基因信息。一旦卵子受精，就会开始细胞分裂：一个细胞分裂成2个，然后变成4个，再变成8个，以此类推。同时，受精卵在纤毛的推动作用下，经过输卵管并最终到达子宫。

医学上将怀孕9周之前的胎儿称为胚胎或胚芽，9周开始称为胎儿。在最初的几周内，胚胎细胞的发育特别快。这时，它们有三层，称三胚层。三胚层是胎体发育的始基。胚胎期是人器官分化发育的时期，许多导致胎儿畸形的因素都非常的活跃，科学证明大多数人的先天畸形都开始于胚胎期。因此良好持续的孕期保健是必不可少和至关重要的。为了你和胎儿的健康，请坚持孕期检查！

>> 新妈咪小贴士

由于孕妇在妊娠早期和晚期的性欲都有明显的降低，再加上担心受压影响胎儿的成长，故一般夫妻性生活皆有明显减少；有些娇弱的孕妇，还怕性生活有损身体健康，在整个孕期都拒绝与丈夫同房。上述的做法会大大影响丈夫的性兴趣，尤其是青壮年丈夫可产生不同程度的性心理障碍，出现头痛、易怒、血压升高等，势必影响夫妻之间的感情。对于丈夫的上述妊娠心理反应，做妻子的一定不要掉以轻心，在你们要求自己的丈夫照顾好怀孕的妻子时，孕妇们也不要忘记辛勤为你们服务的丈夫们，夫妻之间一定要比平时多作沟通、相互体贴，这比任何时候都显得重要。

此时的胎儿

在第3周末期(受精后大约7天)，受精卵分裂成一个称为“胚泡”的球体，大约由100个细胞组成。胚泡长约0.15毫米，肉眼可见。

胎儿发生的变化

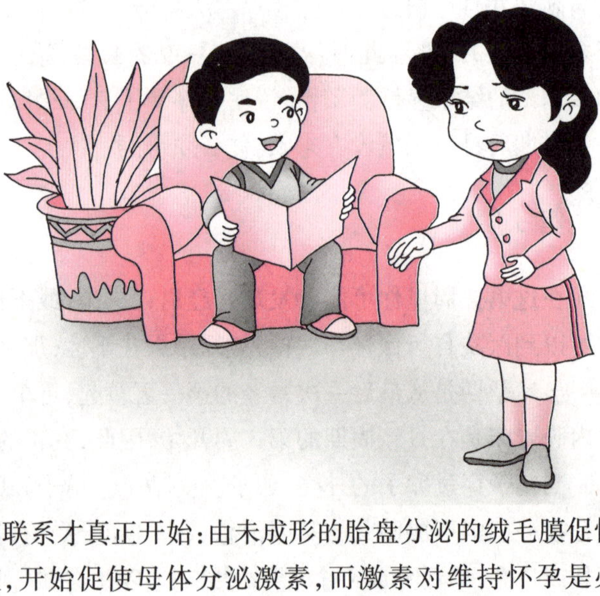

受精1个星期后，受精卵到达子宫，不断分裂并形成一个大约由100个细胞构成的胚泡，在子宫内膜着床。胎盘的雏形最终在此处形成，它从母体的血液中吸收氧气和养分，并排出胎儿血液中的废物。当胚泡在子宫内膜成功着床时，母体和胎儿的密切联系才真正开始：由未成形的胎盘分泌的绒毛膜促性腺激素直接进入母体的血液，开始促使母体分泌激素，而激素对维持怀孕是必需的。

孕妇的感受

头几周里，你可能对子宫中正在发生的重大变化浑然不觉，也可能出现一些怀孕的早期征兆，例如乳房疼痛与胀痛、慵懒困倦和恶心呕吐。如果你知道自己怀孕了，你对妊娠反应的情绪反应可能会让你吃惊。即使在出现妊娠反应的时候，你也可能会因为完成一项重要任务而产生一种成就感，从而出现过度兴奋的感觉。

第4周

在第4周的时候，外胚层出现神经管道，胎儿的脊髓、大脑、神经、骨干会由此而来。在中层，心脏和循环系统已经出现。内层中，泌尿系统、肠肺等器官脏腑开始形成。同时早期供给胎儿营养的胎盘、绒毛和脐带也在这时候开始工作了。如果你还没有做怀孕检测，这时候做一定会是阳性。一旦证实自己怀孕了，要立即联系保健医生或到医院建立怀孕健康档案，并且定期到医院进行孕期检查。

这是至关重要的一个阶段。此时，胚泡已经在子宫内膜着床，并且通过胎盘分泌的绒毛膜促性腺激素显示它的存在。母体的腺体，包括产生卵子的卵巢，开始制造和分泌激素，从而为怀孕创造良好的环境。这些激素的作用之一就是抑制月经的来临。

如果激素分泌没有达到一定程度，正常的月经周期还会来临，脆弱的胎儿将可能流出子宫。即使胎儿没有流掉，在怀孕2个星期后，即在下一次月经周期预期来临的时间，也可能出现少许月经或者有少量出血。

胚胎情况

卵子在输卵管壶腹部受精，由于输卵管中纤毛及肌肉的运动，使受精卵渐渐向子宫方向移动，在受精后4～5天到达子宫腔，然后在子宫腔内停留3～4天，这时受精卵分泌的分解蛋白质的酶，破坏子宫内膜，在内膜表面造成一个缺口，并逐渐向里层侵蚀。虽然胎儿的长度还只有0.5毫米左右，但是在1个星期之内，它已经长大了2倍。它已经不是一个细胞球，已经稍微变长，有些细胞将分裂形成羊膜囊（在子宫内包着胎儿和保护胎儿的膜）和胎盘。

胎儿发生的变化

胎儿的部分细胞接受“使命”将逐渐形成羊膜囊和胎盘。人们曾经认为胎儿是在母体子宫的作用下形成羊膜囊和胎盘，但是最新的研究显示是正在成长的胎儿自身形成了羊膜囊和胎盘。

胎儿的内部构成也在发生变化，细胞开始分化成三个不同的细胞群，我们把它称作胚层。这三个胚层将构成未来胎儿身体各部分的器官。2 周大的胚泡附着在子宫内膜上，细胞逐渐分化为胚胎本身、胎盘和羊膜囊，包括骨骼、神经系统和重要器官。

孕妇的外形变化

你可能看上去会有些面色苍白，并可能出现晨吐，除此之外，从外表上看你没有什么变化。虽然在你体内正进行着重大变化，但是体外没有任何征兆。你的子宫仍然在盆腔中，几个星期之内，你的腹部还不会因为怀孕而隆起。

孕妇的感受

这只是怀孕最初的阶段，你可能不会有任何的感觉，或者你可能会感受到怀孕的一些早期征兆，例如：乳房不适，味觉和嗅觉改变，慵懒困倦，尿频。

>> 新妈咪早知道

在这一周你还注意不到其他的变化，如乳房不会增大，体形也没有变化，更不会有晨起不适的恶心现象，然而这一切将会陆续出现。受精卵着床后，准妈妈的子宫内膜会因为人体绒毛膜激素（HCG）的作用而迅速增厚，并且有大量的血管增生。此时的子宫内膜称为蜕膜，它像一张宽厚而柔软的床，为胚胎的生长发育提供营养做好充分的准备。子宫蜕膜直到分娩后脱落。因为宝宝还太小，准妈妈在这一周里还不会有特别的感觉。体形和体重都没有变化，从外表上看不出妊娠的迹象。由于体内激素的升高，有些敏感的准妈妈，可能会感到比平时疲倦些，或者下腹部有些胀闷的感觉。此时子宫底高度和孕前还没什么差别，羊水量约 10 毫升。

怀孕 2 个月

第 5 周

月经周期延期 1 周没有来临，此时很多女性会进行早孕测试，因此在第 5 周的时候，很多女性已经确定自己怀孕了。到了第 5 周也意味着你腹中的宝宝经历了 3 个危险：它通过母体的输卵管进入子宫；成功在子宫内膜着床；刺激母体充分分泌激素从而阻止下一次月经周期的来临。

此时的胎儿

在1周内,胎儿又长大了2倍。胎儿此时长约1.5毫米,大约有半个米粒那么长。它正以一种令人惊讶的速度在成长:胎儿的头部已经可以与身体区分,在“背部”已经长出脊状的突起,为宝宝脊柱的形成提供基础,将长成椎骨。头部和另一端的“尾巴”同向卷曲。此时,从外形上看,你的宝宝像一只小海马。本周细胞迅速分裂,主要的器官如肾脏和肝脏开始生长,连接脑和脊髓的神经管也开始工作,原肠开始发育。胚胎的上面和下面开始形成肢体的幼芽,将来形成宝宝的手和腿。将来形成嘴巴的地方的下方有些小的褶皱,它将来会发育成宝宝的脖子和下巴。本周面部器官开始形成,鼻孔可清楚地看到,眼睛的视网膜也开始形成了。

孕妇的感受

这可能是你确定自己怀孕后的第1周。一切都不再是一种预感或者猜疑,一切都早已通过测试获得证实。你也许会情绪激动、兴高采烈,同时又感到不知所措。有些女性声称当她们知道自己怀孕的消息时,她们觉得没有什么事情比她们腹中正在孕育的宝宝更重要,因此有一种巨大的成就感。

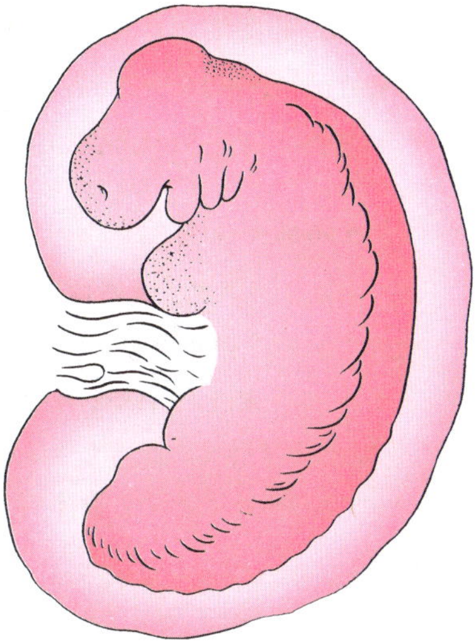

第6周

在孕期的第6周,胎儿的重要器官组织已经成形,这不仅包括身体的结构,而且包括重要的组织和腺体,接下来的几周将会是胚胎成长至关重要的时期。在下面的几周里,胎儿的正常生长可能会受到外来化学物质的威胁和破坏,例如药物中的化学物质可能会通过母体的血液进入胎盘。

此时的胎儿

胎儿第6周时长约4毫米,外形已经从第5周时的“小海马”变成一个形状奇怪的生物,仍然有一个卷曲的尾巴,但是有一个球根状的头和另一个凸出部分,日后将形成胸腔。胚胎的面部有小的黑色的小点,那将来是宝宝的眼睛;小的空洞是鼻孔;深凹下去的地方,将来会发育成宝宝的耳朵;形成宝宝手和腿的地方的变化也越来越明显。胚胎的手和脚这时候看上去像划船的桨。此外这时候脑下垂体腺和肌肉纤维也开始发育。最重要的是胚胎的心脏在这时候已经可以跳到150次/分钟，相当于大人心跳的两倍，可惜的是在这时候还不能听到宝宝的心跳。在怀孕6周的时候胚胎会发生轻微的转动，但是你无法感受到这一奇妙微小的变化，直到怀孕3个月后你才能够感受到胎儿在腹中的运动。

胎儿发生的变化

怀孕第5周中开始分化的外胚层和中胚层继续生长和分化。神经系统的雏形开始形成，在刚成形的头部内大脑分化成各个脑室，心血管系统也开始发育。突起的部分以后将形成宝宝的胸腔，但此时还只有一根“管子”，正有规律地通过胎儿最早形成的血管输送最早形成的血细胞。

这个“管子”日后将发育成宝宝的心脏，在胎儿的椎骨边缘和四肢处已经长出软骨。内胚层开始分化成胎儿的内部器官：肺、胃、肠、肝、膀胱和一些腺体。

>> 准妈妈大课堂

什么是流产呢？流产俗称“小产”，是指妊娠不满28周而产生的中断现象，中医称之为“胎漏”。孕妇中有10%～18%的人要发生流产，半数以上的流产发生于妊娠第2～3个月，称早期流产；妊娠第4个月以后出现的流产称为晚期流产；连续流产3次或3次以上，称为习惯性流产。流产是妊娠早期出血的常见原因之一，不但影响妇女的健康，而且，当急性出血或严重感染时，常可危及生命。

孕妇的感受

在怀孕的第6周，胎盘开始发挥其某些功能，分泌维持怀孕的激素，为分娩胎儿和哺乳做准备。由于母体血液中的激素增多，孕妇开始体会到怀孕带来的某些或者全部不适反应。

在这个阶段，许多女性感觉到慵懒困倦，这可能是具有镇静作用的孕激素直接作用的结果，或者是当孕妇身体内部正在发生巨大变化时，身体缺乏睡眠的体现。你也可能在早晨起床的时候想要呕吐（这也可能发生在一天中的任何时间），你也可能注意到自己小便更加频繁，你的味觉和嗅觉可能都会发生变化，胃口也可能变小或者变化不定。

第7周

腹中的宝宝现在已经有一个月大了，也经历了一段至关重要的生长时期，许多内部器官已经长成。

此时的胎儿

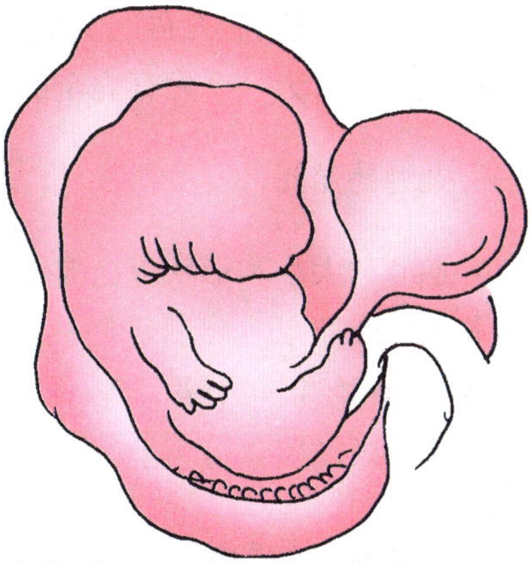

胎儿现在长约1.5厘米，它的身体仍然是不成比例的，头部几乎占据身长的一半。胎儿的头不仅分化迅速而且其生长速度快得令人难以置信：体表下眼睛的形状清晰可辨，日后鼻孔所在的位置已经长出小洞，下颌也变得更明显。

现在胎儿的胸腔和腹部开始分化成两个独立的突起，日后一个容纳心脏与肺，一个容纳消化道。四肢尤其是胳膊已经变长。胳膊的末端已经出现手的雏形，日后手指的生长处也呈锯齿状。尾巴开始缩小和退化。

胎儿发生的变化

你腹中宝宝身体的每一部分都在经历着快速的生长变化。在它的头部，大脑已经分化成两个脑半球并且生长迅速；虽然胎儿耳朵的外部结构还未成形，但是眼睛和内耳已经长成。

在胸腔，心脏已经分化成两个室，肺已经完全长成，有两个主要导气管和支气管。在这个时候，肺部器官已经发育得紧密、结实，但是直到怀孕的后期，才会充分发育。胎儿的腹腔现在已长出完整的消化道。

沿着胎儿的椎骨和四肢，在软骨结构处首次长出骨细胞，预示着宝宝骨骼开始生长。

孕妇的感受

在怀孕的第7周，你一定已经知道自己怀孕了，因为你可能会出现一些怀孕早期的反应。你可能会因为怀孕而觉得很开心，但是一旦你出现孕期晨吐反应，你的喜悦之情将会因为对难受的孕期反应没有足够的心理准备而被冲淡。如果你觉得身体疲倦和不舒服，应尽量多休息。

第8周

第8周孕妇体内正在生长发育的宝宝现在初具人形，可以正式被称为"胎儿"了。在这个星期，胎儿再次发生巨大变化，开始长得像哺乳动物了。他日渐长大，很快就将成形为一个发育完全的宝宝。

此时的胎儿

胎儿的大小和形状现在像一粒腰果。从胎儿的头的顶部到身体末端的弯曲部分长约2.2厘米。胚胎已与胚外组织分开，胚胎已初具人形，先出现两条腿。头大，脸出现轮廓，可分辨出眼、耳、口、鼻，骨组织开始骨化。在受孕后30天左右，胚胎对各种致畸因素最为敏感。

>> 准妈妈大课堂

怎样听胎心呢？听胎心这件事最好由准爸爸承担。胎心音系双音，犹如钟表的"滴答"声，声音清脆，节律整齐，速率较快，每分钟120~160次。胎心位置因胎位而异，如是头位，胎儿头朝下，在孕妇脐孔的右下方或左下方听；若为臀位，胎儿臀在下，那就在孕妇脐孔的右上方或左上方听；要是横位，在孕妇的脐部听。家属当然不会摸胎位，不过，只要孕妇记得医生检查时所说的胎位，是在哪个部位听取胎心的，依照做即可。如果胎心率每分钟超过160次或少于120次，或节律不规则，很可能是胎儿宫内窘迫的信号，必须速去医院就诊。

胎儿发生的变化

在胎儿小小的身体内部，所有内部器官的主要构造已经形成。心脏现在长出瓣膜，以防止血液倒流。椎骨和四肢的骨骼中此时长出更多的骨细胞，并且开始与肌肉组织连接在一起。虽然胎儿已经能做些微小的运动，但是还要过几个星期你才能感觉到胎动。现在，胎儿带蹼的手指和脚趾已经清晰可辨，胳膊也长出肘关节。

孕妇的感受

到妊娠2个月末时，已停经2个月，此时除妊娠反应明显外，应确诊妊娠。进行妇科检查时，可发现子宫颈着色发蓝、变软，子宫体增大、柔软。做妊娠试验，尿妊娠试验呈阳性，或血绒毛膜促性腺激素（HCG）升高。做超声波扫描，可显示胎囊影像，怀孕8周时子宫如拳头大小、柔软。

乳房的变化

在怀孕初期，大多数女性会感到自己的胸部在发生变化，胸部出现增大、麻刺、悸动或刺痛。乳房会变得比以前更为坚实和沉重一些。乳晕会变黑并向周边扩展，乳头周围深黄色的乳晕上的小颗粒显得特别突出。这是因为女性的胸部正在发育奶腺，同时更多的血液被输送到胸部以供发育所需要的营养，因此静脉等血管变得更加显眼和明晰。

怀孕3个月

第9周

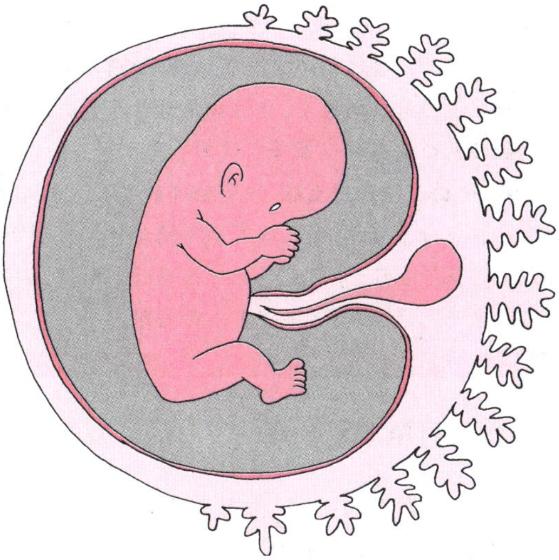

至关重要的怀孕早期历时12周，而现在你已经度过了其中的3/4。

此时的胎儿

在怀孕的第9周，胎儿的头臀径长约3厘米。在怀孕第9周，胎儿四肢发育迅速，踝关节和腕关节开始出现，手和脚更清晰，头部长出明显的颈，耳朵、鼻子和嘴也逐渐发育，睫毛几乎盖住眼睛，尾巴快要退化消失。

胎儿发生的变化

在胎儿刚开始发育的外耳里面，听觉器官几乎完全成形。胎儿的组织器官继续发育和生长，许多骨头和肌肉组织已经成形。胎儿手指和脚趾的蹼开始退化，胳膊和腿开始变长。

孕妇的感受

怀孕第9周可能是孕期晨吐反应最严重的时候。许多女性从第6周开始就出现呕吐的症状，并且在第9周的时候这种反应最严重，之后开始逐渐好转，并在第12周消失殆尽。

如果觉得很疲倦和恶心，你必须保证充足睡眠和定时吃饭。记住这样的状况不会持续很久，但是如果你感觉很难受，必须向医生和助产护士咨询。

第10周

此时，你腹中的胎儿看上去更像发育健全的人，虽然胎儿的身体比例可能还不太协调，但是不会再和其他动物的胚胎混淆了。

>> 准妈妈大课堂

在这周要谨慎不自然的振动，所谓不自然的振动，如撞车或搭火车时所受到的振动。胎儿最感舒服的振动，当然就是母亲子宫收缩的节奏，若脱离了子宫这种规律性的振动，胎儿就会觉得相当痛苦。这时，振动为一种压迫感，会刺激胎儿皮肤，且这种不良的刺激，会由皮肤传达至脑，阻碍脑部的发育。胎儿对外来的振动，会有不愉快的感觉，这点从轻压母亲腹部，胎儿就有踢脚的动作即可明白。因为胎儿由于外来不愉快的感觉，而为了保护自己，才有这种反射性动作。所以，妊娠中的母亲，应尽量避免长时间乘坐振动激烈的交通工具，最多以1小时为限。

此时的胎儿

在怀孕的第10周，也就是胎儿接近2个月大的时候，它的头臀径长约4厘米，大约是你小手指上部两个指节的长度。虽然胎儿的头部仍然很大，但是已经与常人的头越来越接近，此时的鲜明特征使其外表看起来越来越像人类。胎儿的四肢变长，手指和脚趾更加清晰。胎儿头部两侧已经可以看见外耳的形状。

胎儿发生的变化

胎儿内部器官现在越来越完整，大部分器官已经初步形成，在接下来的孕期里还将继续发育完善。

孕妇的感受

此时你已经安全度过40周孕期的1/4，这将让你有一种成就感，随时可能流产和容易造成畸形儿的危险阶段也将结束，与此同时，那些让你不舒服的孕期反应也开始减少。

第11周

至此为止，你已经度过了孕期中胎儿发育最关键的时期。以后，不良药物和传染病对胎儿造成的危害将大大减少。现在胎儿进入快速生长的时期。

此时的胎儿

在怀孕第11周，胎儿头臀径平均长约5厘米，这样的长度恰好可以放在你的手掌中，胎儿大脑迅速发育。虽然胎儿的头与身体仍然不成比例，头比较大，但是脸和身体轮廓已经完全具备人的特点。胎儿身体长了，也更有力了，事实上，胎儿可以转动头了。虽然还无法区分胎儿的性别，但是胎儿的内外生殖器都在迅速发育。

胎儿发生的变化

胎儿所有的器官都已形成，内部性器官也在发育：男孩长出睾丸，女孩长出卵巢。心脏分成左右两个室，长出心脏瓣膜；心脏脉动有力，保证着胎儿体内血液的循环，此时通过超声波听诊器可以测出胎儿的心音。胎儿的骨骼也在发育，不仅包括脊椎和四肢，还包括头骨。此时胎儿皮肤下的小肋骨也清晰可辨。

孕妇的感受

你可能预约好在接下来的几周里去看医生了，对此你可能感觉到既兴奋又担心。有些女性直到度过孕期前3个月的关键时期，在经过第一次产前检查之后，才相信自己怀孕了。

第12周

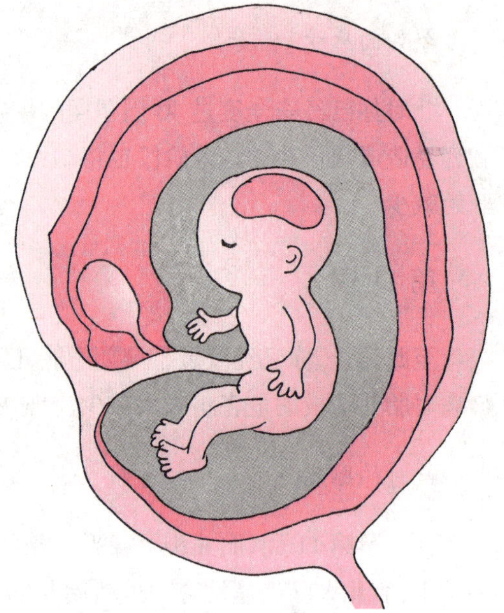

怀孕的第12周是一个重要的分水岭。

现在宝宝不太容易受到感染和药物的危害，而你在怀孕早期出现的一系列不舒适的症状也应该会减少。孕期的前3个月已经快要结束，你最好在本周预约好看医生的时间。

此时的胎儿

现在距卵子受精已经10周，胎儿头臀径长约6.5厘米，重约14克，外生殖器已长出，四肢已能活动，但动作很弱。头很大，躯干和腿部增长，手指甲与脚趾甲已长出，眼睑、声带、鼻子已明显，胎儿脸更像人脸，双眼逐渐靠拢，不再在头的两侧，两条胳膊长得较快，已能分辨出前臂、肘与手指。

>> 新妈咪早知道

怀孕妇女有时会出现下肢麻木、发沉、发紧等感觉，站立疲劳加重，小腿处产生许多“紫色蚯蚓”，这是静脉曲张造成的。孕期由于增大的子宫压迫下腔静脉，导致下肢及盆腔静脉血回流受阻，压力升高而使静脉外露、曲张，这与痔疮的形成机理是一样的。有下肢静脉曲张的孕妇需要充分休息，避免长时间站立、走路，卧床或坐立时应抬高下肢，不要穿高跟鞋，内衣、鞋子、袜子不要太紧，可不穿袜子，穿拖鞋，不要用力按摩腿部，下肢可以绑弹性绷带或穿医用静脉曲张袜。

胎儿发生的变化

胎儿身体的大部分骨骼的软骨结构已经长出骨细胞，并且长出肌肉和骨骼相连。神经系统开始发育，到第12周的时候，胎儿的肌肉已经可以接受大脑发出的指令，胎儿能做小运动了，包括卷曲脚趾和吞咽羊水。在怀孕第12周之前，男女胎儿看上去很相似。自12周之后，胎儿就很容易辨别男女——女胎长出细长的、起保护作用的阴唇和小阴蒂，男婴长出圆圆的阴囊和阴茎。

胎儿的消化道像成人的消化道的微型复制品，已经能吸收一些营养物质，比如葡萄糖。宝宝的腺体开始发育，脑下垂体已经开始分泌激素。

子宫底已在耻骨联合上二三横指，通过妇科检查才能查出增大，腹部外形无明显变化。在妊娠1~12周，孕妇体重增加2~3千克。

孕妇的感受

这周，随着子宫的逐渐增大，你的腹部开始凸出，有些女性会注意到她们的乳房稍微变大和变柔软了。激素的变化会让你的皮肤发生一些细微的改变；而身体负担的增加及妊娠反应的双重影响，会让你经常感到异常疲惫，需要更多的睡眠。放轻松，妊娠反应的不适一般会在本月底自行消失。

注意保护好胎儿

孕12周内是胚胎发育面貌特征和重要器官的时期。这个时期孕妈妈所处的外界环境，对胎儿的健康发育有很大影响。

孕妈妈要注意避开外界不良环境，如病毒、细菌、X射线、噪声、强光、高温、烟、酒等。孕早期胎儿受到大量X射线辐射时，可引起小儿畸形、智能低下、骨骼畸形。因此，在孕早期孕妈妈不宜进行X射线检查。在以后的孕期中若需X射线检查，则要在医生的指导下，用不超过诊断剂量的X射线来进行腹部防护检查。

孕期最好不要染发，慎用化妆品。最好选择以前自己常用的普通化妆品，美白类化妆品最好不要用，以免造成对胎儿的不良影响。

有些药物可通过胎盘进入胎儿体内，有些药物还会影响胎儿的正常发育，所以孕妈妈不要乱用药。一旦有害物质侵害到了腹中的胎儿，胎儿的组织和器官细胞就会停止发育甚至发生畸形。

病毒对胎儿的危害性最大，最易造成胎儿畸形。孕妈妈应注意营养和锻炼，提高自身的免疫力，少到人多嘈杂的地方，不去医院及接触病人，减少感染机会。

心情对胎儿的影响

胎儿是有感知力的，这是一种很微妙的能力，它能清楚地辨别出母亲的态度、感情等一系列心理活动意图。母亲情绪良好，宝宝也会处于比较良好的状态，这些宝宝出生后大多聪明伶俐，性格外向；而心情不好、生活不幸福的母亲，将会把自己的情绪传递给宝宝，使宝宝时常躁动不安。特别是怀孕前 3 个月，正是胎儿各器官形成的重要时期，如孕妇长期心情波动，就可能造成胎儿畸形。据调查，在孕7～10 周内，孕妇精神极度不安，胎儿唇腭裂的发生率较高。同时，孕妇烦躁不安时，胎动次数要比平时增加数倍，胎儿长期的不安静，也使体力消耗过多，出生后体重比一般婴儿轻，容易发生神经功能紊乱，反应迟钝，往往存在自卑、怯懦等生理缺陷，会造成吐奶、哺乳困难、躁动不安、易哭闹等。

所以已经怀孕的准妈妈们，为了心爱的宝宝，在整个孕期应尽量保持一个愉快的心态。

第二章

怀孕中期

进入怀孕中期，胎儿和孕妇都会处在稳定阶段，孕妈妈的胎教内容和平时的自我养护将会为胎儿创造一个美好安全的生长环境，帮助胎儿快速健康成长。此时的孕妈妈将会更加富有魅力，让人更加钦佩和尊敬。

怀孕 4 个月

第 13 周

在孕期的前 12 周中，胎儿的骨骼、器官和神经系统都已经初步发育。现在胎儿开始快速长大，器官继续发育并日渐完善。

此时的胎儿

当你进入怀孕第 13 周，即怀孕中期的时候，胎儿头臀径约为 7 厘米，体重仍然只有约 17 克。四肢、手指和脚趾继续生长，身体也继续变长。此时，因为胎儿的体内没有储存脂肪，所以胎儿的身体看上去仍然很瘦弱。

胎儿发生的变化

此时，胎儿大部分内部器官早已发育完全，但是体内仍然在发生一些重要的变化。肠已经很发达，开始和成人的肠一样发挥作用。

孕妇的感受

此时，怀孕早期常见的一些不适反应应该已经消失。你的腹部可能刚开始有一点儿隆起。因为你体内正在发育的子宫还在腰以下，所以你还不需要穿孕妇装，但是你应该避免穿束腰的紧身衣服。胎儿的肠最早是在脐带中开始发育的，并会形成一个突起。到了第13周左右，随着胎儿的肠收回到腹腔内，早期在脐带中的突起部分开始退化。

>> 新妈咪小贴士

怀孕后，多数孕妇可能感到下腹部即子宫位置一阵阵发紧，认为会发生流产，心情很紧张，其实这是一种宫缩。怀孕12～14周以后，子宫可出现不规则的无痛性收缩，可由腹部摸到，孕妇自己也能感觉到，虽然这种宫缩其强度及频率随妊娠进展而逐渐增加，但宫腔内压力不超过1.33～2千帕(10～15毫米汞柱)，因此无疼痛感觉。子宫犹如弹簧一样，当它被拉长时，能发生回缩，孕妇感觉子宫一阵阵发紧就是子宫肌肉的回缩力。如果不出现加重、无明显腹痛、无阴道流血，可不做处理；如疼痛加重并出现阴道流血、流水，则有可能发生流产，需要及时找医生处理。

第14周

你现在已经度过孕期的1/3，这个事实可以给你一种成就感。你已经进入孕期的第2个阶段，许多孕妇在这个阶段会感觉到自己处于“黄金时期”，并且精力充沛。

此时的胎儿

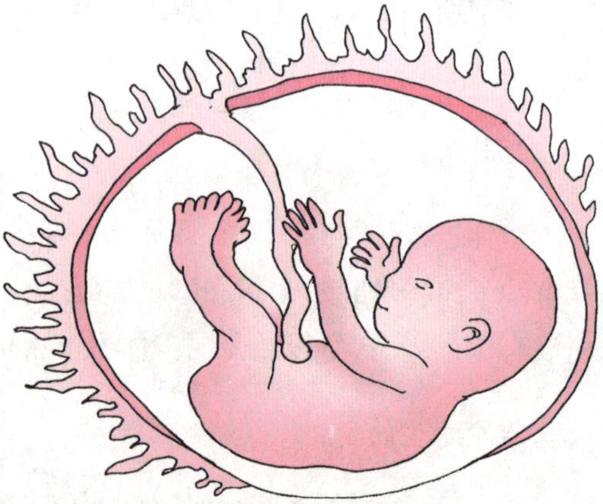

在孕期的第14周末，胎儿头臀径长约8.5厘米，重约30克，胎儿的脸看上去更像成人了。这个时候的胎儿生长速度很快。现在宝宝的皮肤上覆盖了一层细细的绒毛，这层绒毛在宝宝出生后会消失。此时宝宝的头发也开始迅速生长，头发的密度和颜色在宝宝出生后也会发生改变。胎儿此时在妈妈的肚子里已经可以做很多事情了，如皱眉，做鬼脸，斜眼睛，可能他也在吸吮自己的手指等，科学证明这些动作可以促进大脑的发育。

胎儿发生的变化

现在宝宝的发育速度更快了，体重迅速增加，骨骼和肌肉也进一步发育。此时，胎儿的四肢可以做一些较大幅度的动作（虽然你还感觉不到）。胎儿的内外生殖器继续发育，男胎成年后产精子的器官也发育完全，女胎不仅长出卵巢，而且到出生时，她的卵巢里的卵子也已全部形成。

孕妇的感受

现在，你可能比其他任何时期都更感到心情愉悦，也轻松了许多。在第14周的时候，你可能感觉身体状况好多了，你应该已经完成了第1次产前检查，而且已经把你怀孕的消息告知你所熟悉的人。

这个时期，你应该试着去享受怀孕给你带来的乐趣，并且确保饮食得当，多喝水，定期运动和保证充足的睡眠。在怀孕中期，你的身体状况越健康，将越能适应怀孕后期、分娩和喂养孩子的要求。

第15周

现在距卵子受精已经3个月了，在过去的那十几周中，你腹中的胎儿看上去越来越像成人了。

此时的胎儿

胎儿现在处于生长期，头臀径长约10厘米。在过去的一周中，胎儿的体重又增加了一半：现在重约50克。

在接下来的几周中，胎儿的身长和体重可能会发生很大的变化，体重和身高会增长一倍甚至更多。宝宝在本周发生的最大的事情就是他（她）开始在你的子宫中打嗝了，这是胎儿开始呼吸的前兆，遗憾的是你无法听到这个声音，主要的原因是胎儿在这时候气管中充斥的不是空气而是流动的液体。这时候宝宝的腿长超过了胳膊，手的指甲完全形成，指部的关节也开始运动了。

更令人惊喜的是，在宝宝15周的时候你可以通过B超分辨孩子的性别了。我国规定，除确诊某些性别遗传疾病的原因以外，医生不可以将胎儿的性别告诉他人。暂时保留不要看这张底牌也好，等待时间长些，将来惊喜才会更大。

15周的时候，作为孕妇的你现在可以明显地感到胎动，好好享受这一刻吧！

有时间的话将宝宝第一次胎动的时间记录下来作为将来回忆的见证。对于有怀孕史的孕妇来讲，你可能会发现胎动的时间比过去提前了，这都是正常的，不必担心。

胎儿发生的变化

胎儿的脸每一天都有新的变化，眼睑、鼻子、嘴唇和外耳都更加清晰。胎儿的毛发也开始生长，不仅是头部的头发、睫毛和眉毛，还包括胎儿身体的毛发即胎毛。胎儿在怀孕中期和后期会全身长出胎毛的原因还不为人们所知。有些胎儿在出生的时候，浑身长着胎毛，看上去更像毛茸茸的桃子。

孕妇的感受

在怀孕的中期，你可能就不会有那么多烦人的孕期反应了。如果你担心自己身上出现的任何一种疼痛或者持续性的孕期晨吐反应，你可以和医生或者助产护士交流，他们可以帮助你解决上述问题，或者至少可以判断你是否有异常症状，从而让你消除疑虑。

第16周

怀孕第16周很重要，因为在本周你需要接受很多项检查。

此时的胎儿

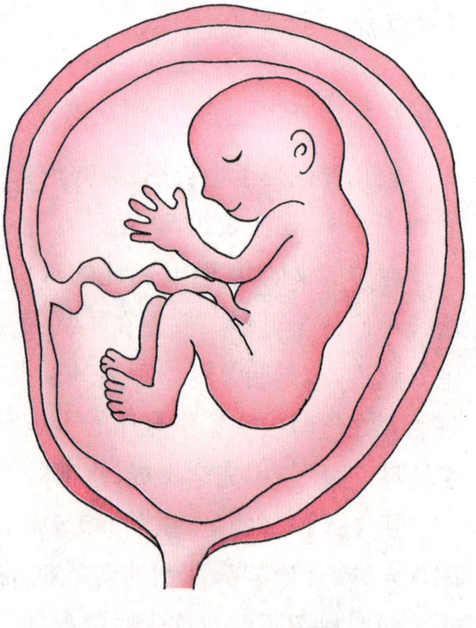

16周的胎儿头臀径长约11.5厘米，重约80克，子宫此时看上去像一个梨子。宝宝在本周发生的最大的事情就是他（她）自己会在你的子宫中玩耍了，宝宝在子宫中最好的玩具就是脐带，他（她）有时会拉它，用手抓它，将脐带拉紧到只能有少量空气进入。但是不必太担心，16周的宝宝自己已有分寸，他（她）不会让自己一点空气和养分都没有的。另外循环系统和尿道在这时也完全进入了正常的工作状态。胎儿在第6周时可以不断地吸入和呼出羊水了。

更令人惊喜的是，宝宝在16周的时候你对胎动的感觉更加明显，有时还会有些触痛感，这些都是正常的反应，不必担心。怀孕期最有意思的时候就要开始了，一定要抓住这段时间多和宝宝进行交流，良好的母子关系从现在开始就要建立了。

胎儿发生的变化

胎儿的肌肉每天都在生长，现在已经可以做一些幅度较大的动作——脚趾与脚底可以弯曲，手指开始能与手掌握紧；此时的胎儿甚至会吮吸自己的大拇指了。

孕妇的感受

子宫的增大会让你的小腹微微凸起，孕妇体征开始明显，食欲大增。

怀孕4个月，由于孕吐等情况的减缓，孕期女性的痛苦有所缓解，精神也比孕早期好了许多。在胎儿和孕妇自己身体需要的共同作用下，孕妇变得食欲大增，更加喜欢美食了。因此，给孕妇适当的科学饮食安排，保证孕妇每天都能摄取到充足、合理的蛋白质、钙、铁、维生素等营养元素。当然，在日常饮食和加餐的时候，家人就要注意孕妇不能偏食，以避免妊娠贫血症。这个月是胎儿长牙根的时期，需要孕妇多吃含钙的食物，保证胎儿在母体里就能长出坚固的牙根。

>> 准妈妈大课堂

孕妇为什么总是口渴呢？其实孕期喝水太多，会增加肾脏的负担，是不好的，至于口渴，一定有其原因，看看吃的东西是否太咸了。同时有一点不能忽略，就是妊娠中毒症的征兆必有口渴的现象，或是在平日潜伏着的糖尿病症状，应立即请医生做认真检查才好。

保护牙齿

这个月里，医生一般都会要求孕妇注意钙质的补充。这除了要满足胎儿长牙根、骨骼生长需要，还要及时保护孕妇自己的牙齿的缘故。很多孕妇从孕4月开始，大都会感到自己的牙齿有些松动，有时还会有牙龈肿痛的感觉。

怀孕5个月

第17周

你现在已经快度过孕期的一半了，可能已经看出腹部明显隆起。

此时的胎儿

17周的胎儿头臀径长约12.5厘米，重约100克。宝宝此时的骨骼都还是软骨，可以保护骨骼的“卵磷脂”开始慢慢地覆盖在骨髓上。

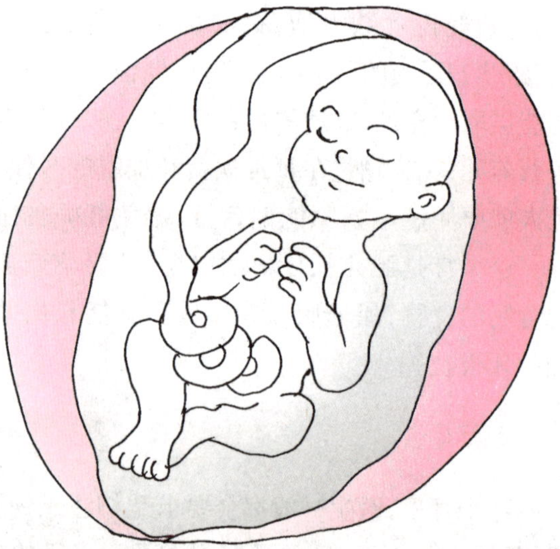

胎儿17周的时候你可以借助听诊器听到宝宝强有力的心跳，宝宝有力的心跳可以减少你对分娩的恐惧，使你信心倍增。同时你那颗因怕宝宝在怀孕时受到伤害的心可以暂时地放下了，宝宝强有力的心跳说明了一切，你从此可以通过听胎心音来确定宝宝的健康状况，如发现任何异常，请立即到医院寻求医生的帮助。

胎儿17周的时候，孕妇的身体重心随着子宫的不断增大而发生着变化，这时候你可能会感到行动有些不方便，所以要注意衣服的舒适和随意，尤其是鞋要尽量选择软底小坡跟的。

胎儿发生的变化

在第17周的时候，虽然宝宝还很瘦弱，但是他的皮下脂肪已经开始出现，肌肉也继续生长。

孕妇的感受

如果你正在等待着检查报告，可能会觉得有些担心。如果你对检查报告的结果有任何疑问，可以与你的丈夫、医生或者助产护士商讨。

第 18 周

在本周你可能要做超声波扫描，做扫描的时候，可以看见胎儿在腹中的活动。胎儿的眼睛已经成形，他的脸现在接近成人的脸了。

此时的胎儿

18 周的胎儿在孕期第 18 周末的时候，胎儿的第一个重要生长期已经快要结束。在本周，胎儿头臀径长约 13.5 厘米，体重约 150 克。此时胎儿小胸脯一鼓一鼓的，这是他（她）在呼吸，但这时的胎儿吸入呼出的不是空气而是羊水。

胎儿发生的变化

可能的话，向医生索要 B 超图，这可是宝宝的第一张照片呀！这时候也是你和宝宝交流的大好机会，宝宝在你的肚子里面可什么都知道，你只要和他（她）说话，他就会做出相应的反应。

宝宝 18 周的时候，如果是女孩，她的阴道、子宫、输卵管都已经发育完善；如果是男孩，宝宝的生殖器已经清晰可见，当然有时因宝宝的位置的不同，小小的生殖器可能会被遮住。

孕妇的感受

由于很快就可以做超声波扫描，当你想到在扫描呈现的画面上可以看到宝宝的活动，你可能会很兴奋。

第 19 周

到怀孕第 19 周的时候，你的子宫底应该正好位于你的肚脐处，用你的指尖轻轻按压你的肚脐附近，能感觉到圆形的子宫底。

此时的胎儿

19周的胎儿现在头臀径长约14.5厘米，体重约200克。胎儿此时开始能够吞咽羊水，肾脏已经能够制造尿液，头发也在迅速地生长。19周的时候，宝宝最大的变化就是感觉器官开始按照区域迅速地发展。味觉、嗅觉、触觉、视觉、听觉从这时开始在大脑中专门的区域里发育，此时神经元的数量减少，神经元之间的连通开始增加。

宝宝19周的时候，孕妇的子宫底每周会升高1厘米。每天你都清楚地感到胎儿在不停地运动，甚至晚上因为他(她)的折腾而使你无法入睡。

胎儿发生的变化

胎儿的牙齿在这时也开始发育了。大部分宝宝直到出生4～6月的时候才长出牙齿，但是胎儿在没有出生之前，牙齿就已经形成，主要是恒牙的牙胚在上下颌发育。

孕妇的感受

现在你的肚子越来越大，你在做超声波扫描的时候已经看到宝宝，你会感觉到已经进入孕期的一个新阶段。现在宝宝已经真实地呈现在你面前，如果你还没有考虑过给宝宝起什么名字，你现在可以开始想了，还可以购置一些育婴用品。因为到了怀孕后期的时候，你可能会感觉太累而不想去买东西，所以现在开始计划买些什么东西或者买些需要的东西，以及留意店里有哪些东西出售，这是很明智的。

>> 准妈妈大课堂

妇女怀孕后，体内大量的雌激素使鼻黏膜肿胀，局部毛细血管扩张充血，易于破损出血。再加上鼻中膈的前下方本来就血管丰富，并且位置表浅易受损伤，因此，有些孕妇经常发生鼻出血。由于鼻出血的部位多在鼻中膈的前下方，因此，可把出血侧的鼻翼向鼻中膈压紧或塞入一小团干棉花压迫止血。如果双侧鼻出血，可用拇指和食指捏紧两侧鼻翼以压迫出血区，再于额部敷上冷毛巾，促使局部血管收缩止血。此时千万不要紧张、惊慌以防血压增高而加剧出血。如果血液流到口咽部，一定要吐出来，不可咽下去，也不能仅用棉花堵住鼻孔；如通过上述方法仍出血不止，应立即找医生处理。

现在胎儿的肌肉已经足够结实，可以做一些幅度较大的动作。胎儿体形仍然很小，而且在子宫中被羊水所包围(羊水能起到保护胎儿、减震的作用)，但是大多数孕妇在这个时候都可以感觉到第一次胎动。

第20周

你现在已经度过长达40周的孕期的一半。在过去的20周里，你的体重可能已经增加了4.5千克，你应该可以明显地看出“大肚子”了。你可能已经能感觉到胎动，现在你不仅仅只是知道自己怀孕了，而是切实地体会到自己孕育着一个小生命。

此时的胎儿

胎儿头臀径长约16厘米，体重约250克，胎头约占身长的1/3。皮肤呈暗红色，皮脂腺已发育，并且开始分泌。脱落的上皮细胞与皮脂黏合而成为胎脂，覆盖在胎儿皮肤表面。胎儿开始有吞咽动作，羊水达400毫升，有明显胎动。胎儿心脏功能增强，用听诊器可以听到胎儿的心跳。

随着妊娠月份的增加，子宫逐月增大，胎儿不断发育。根据子宫大小可以为判断妊娠月份或估计胎儿大小提供参考。

胎儿发生的变化

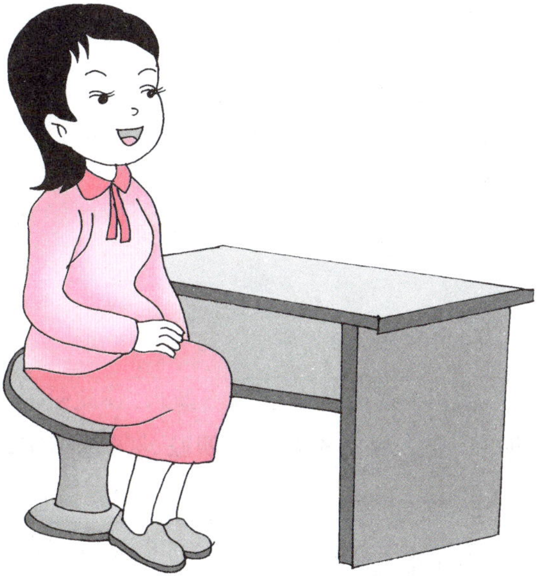

胎儿的消化道正在发育和变化。早在孕期第12周时，胎儿就可以吞咽羊水了，但是直到孕期第20周，胎儿的消化道才不仅可以吸收水分，而且可以从羊水中吸收一些营养成分和酶。反复的吞咽动作刺激胎儿消化道肌肉发育，因此肌肉可以定期扩张和收缩。有时候胎儿在吞咽羊水的时候可能会打嗝，但是你可能还感觉不到。打嗝对宝宝不会构成伤害，倘若当时你或者其他人碰巧贴近你的肚子听到了，这会给你们带来乐趣呢！

孕妇的感受

你的体重开始迅速增加，凸出的腹部也越发明显，以前合身的衣裤可能已经穿不上了。膨大的腹部会让你觉得腰酸背痛，而子宫的增大也会逐渐压迫到膀胱、血管等，造成尿频、便秘、浮肿等孕期反应，孕期的不适又重新开始。

>> 专家温馨提示

孕妇的新陈代谢十分旺盛，皮肤散发的热量也增加，在炎热的夏季出汗很多，因此常常借助电风扇纳凉。如果孕妇用电风扇久吹直吹，就会有头晕头痛、疲乏无力、饮食下降等不适反应出现。因为电扇的风吹到皮肤上时，汗液蒸发作用会使皮肤温度骤然下降，导致表皮毛细血管收缩，血管的外周阻力增加，而使血压升高，表皮血管呈舒张状态，血流量增多，尤其是头部因皮肤血管丰富，充血明显，对冷的刺激敏感，所以易引起头晕、头痛症状。为了调节全身体温，达到均衡状态，全身的神经系统和各器官组织必须加紧工作，因此，吹风时间过长，人并不感到轻松，反而容易疲劳。

怀孕6个月

第21周

虽然孕期已经过去一半，但是你可能感觉好像离分娩的日子还有很长一段时间。

此时的胎儿

胎儿头臀径大约为17.5厘米，在此阶段，胎儿每星期大约增长50克，现在重约300克。胎儿的肌肉和四肢越来越结实，脂肪也开始积累，所以皮肤不那么皱了。

胎儿发生的变化

胎儿的内部器官继续发育。骨骼也在发育，长出了越来越多的骨细胞（很小但很硬）。胎儿已经有发育完全的血管，通过血管可以从母体血液里获取养分，并且将自己血液中的废物通过母体排出体外。此时，连接子宫与胎儿，并且使胎儿在子宫内自由活动的脐带直径约为1厘米。

孕妇的感受

在怀孕中期，你通常会感觉身体很健康，很轻松。你也许需要为分娩做一些准备以及买一些育婴用品。此时子宫是个大而复杂的器官，为胎儿迅速发育提供养料。

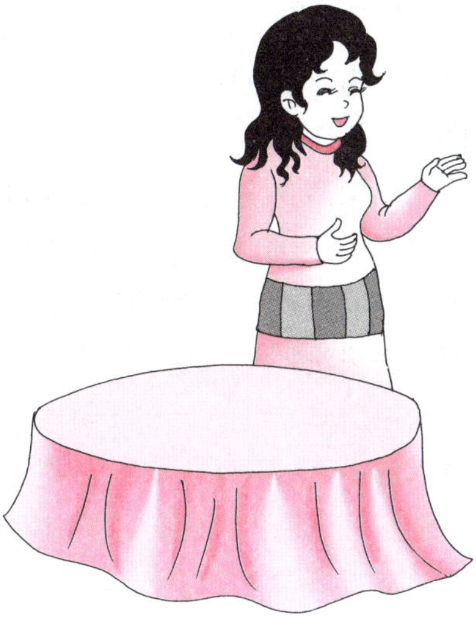

第22周

到怀孕第22周结束的时候，你已经整整怀孕5个月了。再过5个月，你的孩子就已经出生2周了。

此时的胎儿

胎儿头臀径大约为18.5厘米，大概是足月儿头臀径的一半。胎儿的体重又增重了50克，此时约重350克。胎儿继续长出手指甲和脚趾甲，并且几乎发育完全，他的手指和脚趾上的肌肉更加结实。此时，胎儿的脚趾可以扭动，手可以握起来了。

胎儿发生的变化

胎儿的皮肤，刚开始只是薄如纸、极易受损的一层，而在目前这个阶段，皮肤发育十分迅速。胎儿的皮肤分为两层，外面是外皮层，里面是真皮层，现在，两层逐渐分工发挥各自的作用。外皮层作为皮肤的表层主要起保护作用；真皮层中，血管和神经末梢连接并形成一个细小的网络，使皮肤对触摸敏感。在这个阶段，胎儿皮肤表面还有一层白色的油脂物，称为“胎脂”，可以保护皮肤不受羊水的影响。

孕妇的感受

大多数孕妇会发现怀孕中期是相对愉快和轻松的，既没有怀孕早期中出现的精神不振的症状和妊娠反应，也不会出现怀孕后期的疲劳与行动不便。如果你感觉不开心或者不舒服，尽量把你的感受告诉自己的丈夫或亲密的朋友。此时，如果你对自己的健康有任何怀疑，要联系医生进行咨询。

阴道分泌物

一些孕妇发现在此时阴道分泌物增多，这是正常现象。只要分泌物是透明或白色的并且阴道没有痛感、瘙痒或者异味，你就无需担心。

如果阴道分泌物太多，你可以使用护垫，但是最好不要用内置式卫生棉条。不要用肥皂及阴道洗剂去洗阴道，因为这些物品里的化学成分可能会破坏阴道黏稠物的平衡，从而导致阴道疼痛不舒服。如果你阴道分泌物的颜色异常或者含有血迹，你应该立即告诉医生并寻求帮助。这可能意味着你的子宫颈糜烂，或你的子宫颈可能出现了轻微的炎症。

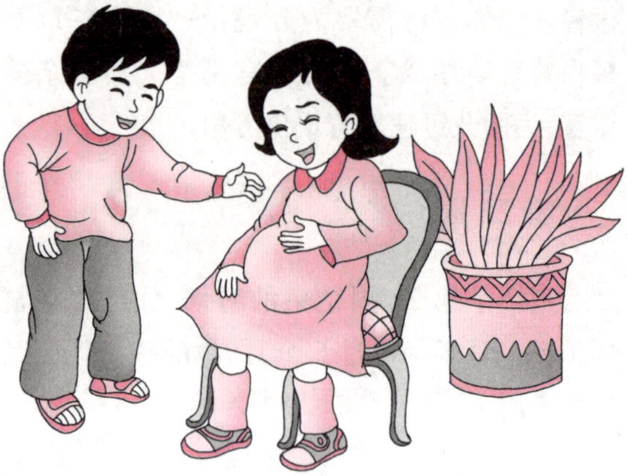

第 23 周

现在，你怀孕的体态特征已经显而易见，即使不认识你的人，也会知道你怀孕了。

此时的胎儿

胎儿此时体重增长的速度加快，比上星期增重大约 100 克，现在胎儿重 450 克。胎儿出生时的平均体重差不多是现在体重的 8 倍，所以他还有很大的发育余地。胎儿头臀径长约 19.5 厘米。

胎儿发生的变化

胎儿的脸部轮廓更清晰，长出了眉毛，其他面部特征也更完善。虽然眼睑紧闭着并且贴在眼睛上，但是已经发育完全，睫毛也更长了。

孕妇的感受

此时你应该会感觉到定期胎动，开始注意到胎儿有自己的作息规律。随着胎儿活动增加，作息时间也更有规律，他可能不再遵从于你的习惯，此时，你应该把他看成是一个人,而不是你身体的某一部位。有些孕妇对此感到害怕,好像她们不能控制自己的身体一样。其实有这种感觉也很平常,没什么不对。大多数孕妇则因胎儿显现个性特点而更急切地期盼着胎儿的出生。胎儿具备了听力,也可能有了味觉;尽管他的眼睛还是闭着,但是也可以分辨出光线的明暗。

>> 专家温馨提示

妇产科专家建议,孕妈妈喝茶要根据自己的体质情况来进行选择,否则会对母体和胎儿都造成不利的影响。中医认为,人的体质有燥热、虚寒之分,而茶叶因为制作工艺不同也有凉性和温性之分。燥热体质的人,多表现为体形较胖、心烦急躁、口苦、大便干燥、小便发黄等,宜喝凉性茶(绿茶、铁观音);虚寒体质的人,多表现疲乏无力、怕冷怕热、大便稀等,宜喝温性茶(红茶、普洱茶)。

孕妈妈的体质可形容为"产前一盆火,产后一盆冰"。由此看来,孕妈妈产前需要补充凉性的食物,产后则要补充温性的食物。所以孕妈妈通常宜喝凉性的茶,如绿茶和青茶(铁观音)。但是,有的孕妈妈体质虚弱,这时应适当喝点温性茶,如红茶和普洱茶。但是,人的体质在四季也并不是一成不变的,俗话说"春饮花茶,夏饮绿茶,秋饮青茶,冬饮红茶"。可见,孕妈妈要根据当时自己的体质、环境等因素来考虑,必要的时候可以咨询一下保健医生。

不热也爱出汗

有的孕妇在孕6月时,即使天气不热,也常常感到腋下、手心、脚部经常出汗,黏黏得很不舒服。这种现象正常吗?其实,这是正常的现象。这是由于孕妇的基础代谢增高,植物神经系统不稳定等因素造成的,出汗有利于体内废物的代谢。但是,需要注意的是,不能因为怕出汗就长时间地待在有空调的房间里,还要及时补充水分,多吃水果和蔬菜,要记着勤换内衣、勤洗澡。当出现汗疹时,就要去看医生,以防止出现更严重的皮肤问题。

兴奋与担忧

在怀孕期间,你的情绪复杂多变是很正常的:一方面,因为自己当了妈妈感到非常兴奋,对孩子即将给未来生活带来的乐趣心驰神往;另一方面,你可能又担忧这一切会造成什么变化,也担心临产与分娩的难关,还害怕孩子有什么异常。

你所有的这些担忧都是人之常情。你会发现随着怀孕的进展,自己的情绪总是在兴奋与担忧之间摇摆不定。

你可以把自己的兴奋感与周围的人分享，谈谈宝宝及将来的计划。同样你也可以把自己的担忧告诉他们，倾诉烦恼可以帮助你消除这种心理勇敢面对。

第24周

此时的胎儿

第24周时胎儿重约550克，头臀径约为20.5厘米，皮下脂肪开始发育，但皮肤有皱纹。此时胎儿面目清楚，骨骼健全，经常改变位置。

胎儿发生的变化

6个月的胎儿肌肉发育较快，体力增强，越来越频繁的胎动表现了他的活动能力。大脑继续复杂化，眉毛已长出，鼻子更挺起，脖子更长了。当胎儿睡觉时，两条胳膊弯曲抱在胸前，膝前提到腹部。

孕妇的感受

胎动的感觉变得比较强烈。子宫继续增大，腹部继续膨隆，而你不适的妊娠反应仍在继续。建议在日常生活中注意及时作适当的调整，尽量减少或避免这些不适影响到你和胎儿的健康，反应严重时，应该求助于医生。你此时体重增加，乳腺可分泌少量乳汁，子宫底在脐上一二横指处。子宫底的高度上升到肚脐之上约4厘米，腹部明显隆起。孕妇的胎位各不相同，在孕期的第6个月初，当腹部明显隆起时，胎位的不同就开始显现。

>> 新妈咪早知道

大约有70%的准妈妈在六七个孕月时，随着肚子一天天增大，腹壁上出现一条条“花纹”。这些“花纹”弯弯曲曲，两端细，中间宽，一条条平行或相互融合，在妊娠期是粉红色或淡紫色，产后变成灰白色、有光泽的瘢痕样花纹。这些花纹是妊娠纹，是皮下弹性纤维支撑日渐增大的子宫发生断裂所致，不仅影响美观，也使准妈妈腹部弹性变差，对子宫复位不利，还易引起腰痛、尿失禁，给准妈妈增添很多烦恼。妊娠纹一经形成，一生都不会消失，给爱美的妈妈带来了极大的烦恼。因此，必须在充分了解妊娠纹的基础上采取强有力的措施，尽量避免和减轻妊娠纹。

怀孕7个月

第25周

现在随着胎儿再一次的迅速发育,你会发现自己的体重增长更快了。

此时的胎儿

在孕期的第25周,胎儿头臀径约为21.5厘米,此时重约680克,比上个星期约重了130克。宝宝这时候在妈妈的子宫中占据了相当大的空间,开始充满了整个空间。宝宝在此时身体的比例开始变匀称。这时候的宝宝皮肤薄而且有很多的小皱纹,几乎没有皮下脂肪,全身覆盖着一层细细的绒毛。25周的胎儿舌头上的味蕾正在形成,所以胎儿在这时候已经可以品尝到食品的味道了。

胎儿的变化

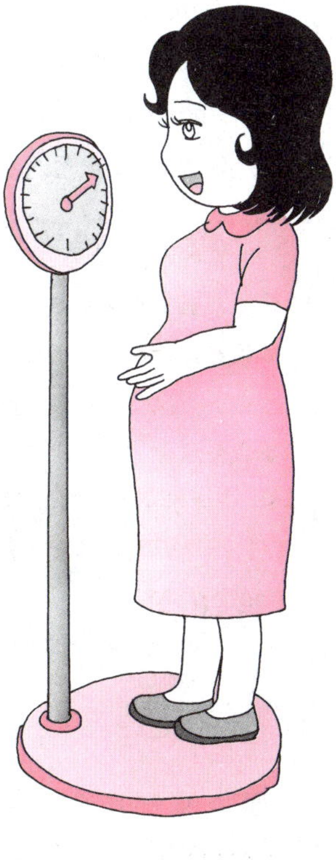

在这个阶段,随着胎儿的不断增大,孕妇的身体越来越沉重,手脚也会出现酸痛的状况。

孕妇的感受

你开始觉得离孕期结束好像遥遥无期:你怀孕已经进入第25周,但仍然还有15周,还要等待3个多月。你也可能会惊讶于时间之快,你已经快要度过怀孕中期,需要照顾好自己,合理饮食,适量运动,充分休息。

随着胎儿继续发育,他在子宫里的活动空间减小了,因此他的身体现在保持一种蜷曲的姿势。

25周的时候,孕妇应当考虑进行尿糖测试,以预防糖尿病。怀孕期间孕妇患糖尿病的很多,但是不必太惊慌,只要你在医生的指导下能适当地用饮食或药物来控制病情的话,也可以生一个健康的小宝宝。

特殊的睡觉姿势

到了孕7月，孕妇的子宫已经很大了，挺着大大的肚子不仅生活不便，就连休息也不舒适了。

在睡觉时，为了缓解身体的疲劳，不能左侧位或右侧位一个姿势睡一夜，而要时不时地翻翻身，平躺会儿或者换个方向侧卧。孕妇在身体翻身不方便时，就需要丈夫的细心帮助。

妊娠纹

当体重增加的时候，你的肌肉因为过度伸展而超越了它的弹性限度，所以在皮肤上会出现瘢痕般的纹路，这就是妊娠纹。妊娠纹通常出现在肚子、大腿、臀部及胸部，这种纹路一般由许多白色的平行的纹路或凸起组成，情况糟糕的话，可能是暗红色或紫色。然而，不管你的体重有多重，纹路有多深多明显，一旦你的妊娠纹形成，一生都不会消失。

妊娠纹一般特指怀孕期间出现的纹路，虽然其他原因造成体重骤增时也会导致这种纹路的出现，但并非所有的孕妇都会有妊娠纹，不过那些体重增加了很多的或皮肤弹性差的孕妇有妊娠纹的概率更大。

>> 专家温馨提示

孕妇忌用电吹风。电吹风的某些部件是由石棉做的，使用时吹出的热风中含有许多石棉纤维微粒。这种石棉纤维微粒可通过呼吸道和皮肤进入血液，经胎盘循环进入胎儿体内，诱发胎儿畸形。据统计，经常使用电吹风的孕妇，胎儿畸形的发生率要比正常孕妇高两倍以上，此外，电吹风工作时会形成电磁场。电磁场的微波辐射会使人出现头痛、头晕、精神不振等症状，对孕妇及胎儿的健康都不利，因此，孕妇最好勿用电吹风。

第26周

此时的胎儿

胎儿发育得很快，头臀径每星期大约长1厘米，这时胎儿头臀径约为22.5厘米。胎儿的皮下脂肪已经开始出现，但这时候的胎儿依然很瘦，全身覆盖细细的绒毛。26周的胎儿开始有了呼吸，宝宝依然不是呼出吸入真正的空气，原因主要是胎儿的肺部还没有发育完全。此外，宝宝在这时候已经可以睁开眼睛了，如果这时

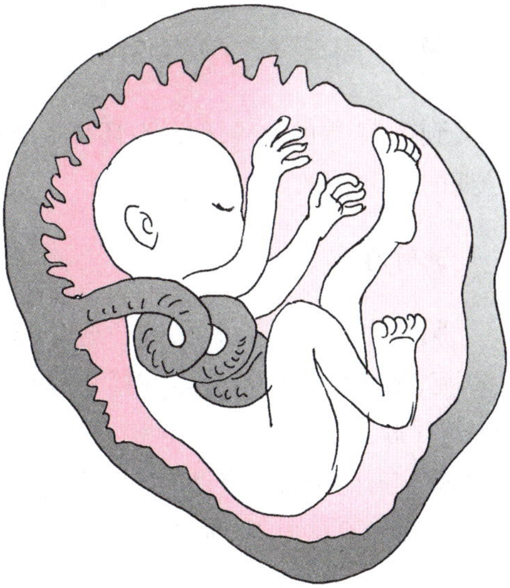

候你用手电筒照你的腹部，胎儿会自动把头转向光亮的地方，这说明胎儿视觉神经的功能已经开始在发挥作用了。

胎儿的变化

26 周的时候，胎儿大脑的发育已经进入了一个高峰期，宝宝的大脑在这时候迅速增殖分化，体积增大，孕妇在此时可以多吃些健脑的食品如核桃、芝麻、花生等。

孕妇的感受

还有 14 周你就要分娩了。随着胎儿脂肪一点点沉积，胎儿逐渐变得结实起来。如果你还没有做些准备工作，那么你就会觉得自己应该开始购置育婴用品了。

孕妇的眼睛还会出现发干，遇光流泪的情况，这些都是怀孕中身体正常的反应，不必过于担心。除此之外，孕妇还会在这个阶段感觉睡眠不好，心神不宁，这主要是你潜意识中对临近的生产的畏惧心理而造成的。适当地参加些关于为准妈妈生产而设计的课程，希望你能从课程中得到些好的建议和保持良好心态的方法。

适应隆起的腹部

逐渐隆起的腹部，不仅会影响到你的穿衣打扮，还将影响到你生活的其他方面。你会发现自己“重心前移”，很容易绊倒或向前摔倒，比如在上楼梯的时候。当穿高跟鞋时这种感觉尤为明显，因为它使你重心前移。怀孕后要避免穿高跟鞋，因为这会给你的背部增加额外的压力。通过采用正确的姿势就可以保持身体平衡及避免脊柱过度弯曲。

一些女性发现怀孕后期驾车变得困难或不舒服。如果发现自己无法驾车时，你应该尽量少驾车或慢速驾车，因为当你驾车时，你的反应能力和活动能力都会受到限制，这是很危险的。

怀孕后期，你会发现穿袜子、穿鞋子都变得很困难！你甚至还会发现自己无法够到超市手推车车筐的底部，不过大多数超市都会提供一些便于孕妇使用的浅口手推车。

第27周

到第27周的时候，你已经怀孕6个月了，孕期的2/3过去了，此时你已经进入孕期的第3个阶段。

此时的胎儿

胎儿发育得非常快，头臀径约为23.5厘米。比上星期胎儿的体重又增长了100克，现在约为1000克。在第27周，胎儿发生了让人兴奋的变化：眼睛不再闭着，终于睁开了。

宝宝有时也会将自己的大拇指放到嘴里吸吮。

很多专家认为27周的胎儿开始会做梦了，但是还没有人能够说出宝宝到底做的是什么梦，但是有一点是肯定的，那就是胎儿大脑活动在27周时非常活跃。大脑皮层表面开始出现特有的沟回，脑组织快速地增长。

>> 专家温馨提示

孕妇不要过多进行日光浴。日光中的紫外线是一种具有较高能量的电磁辐射，有显著的生物学作用。多晒太阳，能促使皮肤在日光紫外线的照射下制造维生素D，进而促进钙质吸收和骨骼生长。但是，一定强度的日光也可使皮肤受到紫外线的伤害，故孕妇晒太阳必须适当，不要过多进行日光浴。日光浴可使孕妇妊娠斑加深或增多。日光对孕妇皮肤的损害，还可能发生日光性皮炎（又称日晒伤或晒斑），尤其是初夏季节，人们的皮肤尚无足量黑色素起保护作用时更易发生。此外，由于日光对血管的作用，还会加重孕妇的静脉曲张。

胎儿发生的变化

此时胎儿不仅能睁开眼睛，而且视网膜位于眼睛后面能接收图像，并且向大脑发送信息的一层“屏幕”已经充分发育，可以接收光线明亮与暗淡的信息，这意味着他已经可以分辨光的明暗了。第一次睁开眼睛之后，胎儿的眼部肌肉发育加快，他甚至可以睁眼闭眼了。

孕妇的感受

如果在这之前，漫长的孕期让你感到不耐烦，现在你可能会想一旦过完第7个月，孕期很快就要结束了。也许很快你就要参加产前培训班了，在那里你会遇到一些与你处于怀孕同一阶段的孕妇。

在这个阶段，孕妇的子宫接近了肋缘，因此你有时候会感觉气短，这是正常的现象，不必担心。距离孕晚期越来越近了，适当地看些关于分娩的录像和参加些分娩课程可以帮助你减轻生产前的精神负担。

第28周

到孕期的第28周，你又进入了一个新阶段：从现在开始，你产前检查的次数更加频繁。也许在第36周前要两星期去医院检查一次，之后到孩子出生之前，要每星期都去医院检查1次（每个医院产前检查的内容都不同，如果你在孕期有任何并发症，需要检查的次数会更多些）。

此时的胎儿

从28周开始，你就进入了孕晚期。

胎儿此时头臀径约为24.5厘米。一星期内，胎儿又长了100克，此时重约1100克，这时的宝宝几乎占满了整个子宫，随着空间越来越小，胎动也在减弱。尽管胎儿现在肺叶还没有发育完成，可如果万一发生早产，胎儿在器械帮助下也可以进行呼吸。

28周的时候，孕妇会偶尔觉得肚子一阵阵发硬发紧，这是假宫缩，不必紧张。

你的肚子看上去凹凸不平，很有意思，是吗？好好享受吧！越是临近分娩，你就会越来越感到活动不便，身体不适。适当的参加些分娩课程，多了解些相关的内容，你会踏实些，心情会舒展些。此外，从现在到你分娩，最好多吃些豆类和谷类的食品，这不仅能满足孕妇身体的需要，同时还可以满足胎儿在这阶段对营养的需要。

胎儿发生的变化

由于子宫的空间变得狭窄，胎儿不得不蜷曲身体。胎儿的肺发育要比其他器官晚些，因为在宝宝出生之前，都不需要发挥肺从空气中吸气的作用。有一些早产的宝宝肺发育不完全，所以需要精心护理才能呼吸。不过到孕期第28周的时候，肺已经几乎发育完整，如果此时生下宝宝，它已具备呼吸的能力。

你需要注意的是避免走太远的路，不要站立时间过长。有时间的话，认真地记录下每一次有规律的胎动。每次胎动，胎儿都会在妈妈的肚子中闹得翻天覆地，有时候胎儿还会在妈妈肚子里翻身。

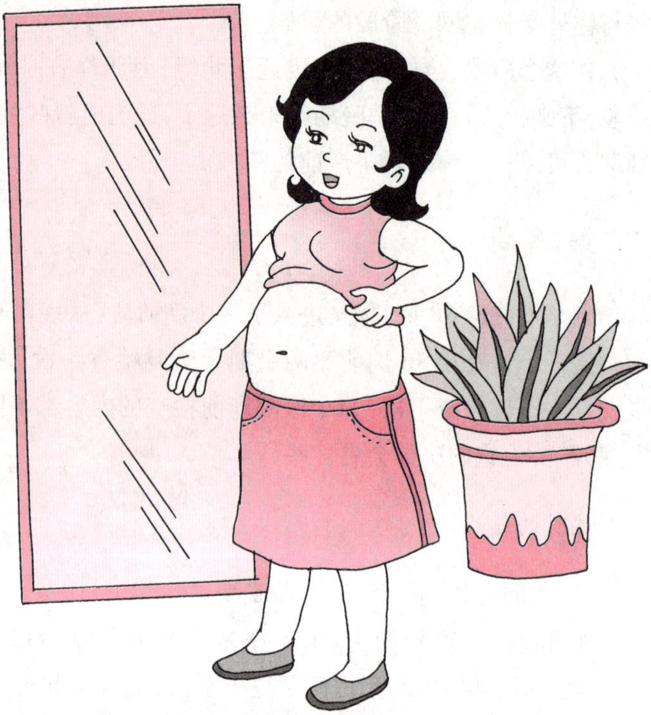

孕妇的感受

由于子宫增大，你的下肢静脉被压迫，下肢、外阴部静脉曲张会更明显。平时要注意适当活动下肢，或者穿着医用防静脉曲张的特制丝袜。乳房和腹部的增大，可能会让这些部位开始长妊娠纹。

子宫现在不仅包含一个从头到脚长约39厘米的胎儿，还有一个发育完全的胎盘及750毫升的羊水。孕妇从阴毛到肚脐处的妊娠纹相当明显，除非你的皮肤很白或弹性很好才不会太明显。肚脐会变成暗色，因为子宫增大使皮肤紧绷，肚脐的形状可能会变。

此时你的胸部至少应该增大了一个罩杯，并可以清晰地看到皮肤下面的毛细血管。乳头的颜色比以前要暗，还会继续变暗，因为这样在宝宝吃奶的时候可以很容易看见乳头。在孕期的末期，流出少许的初乳是很正常的。到这个时候为止，孕妇的腹部隆起已经很明显，子宫继续向上升，并且向外凸出。

孕妇不要盲目保胎

有很多孕妇怕流产或稍有流产征兆，就采取保胎措施，此举并非都是好事。

造成流产的原因错综复杂，其中孕卵异常是早期流产的主要原因之一。也就是说，夫妻某一方的精子或卵子有缺陷，与对方的生殖细胞结合后形成异常孕卵，这种异常孕卵在子宫内不能发育成熟，绝大多数在早期死亡而流产。此种流产无法保胎，而且也没有必要保胎。近年来，随着优生学和遗传研究的发展，学者们通

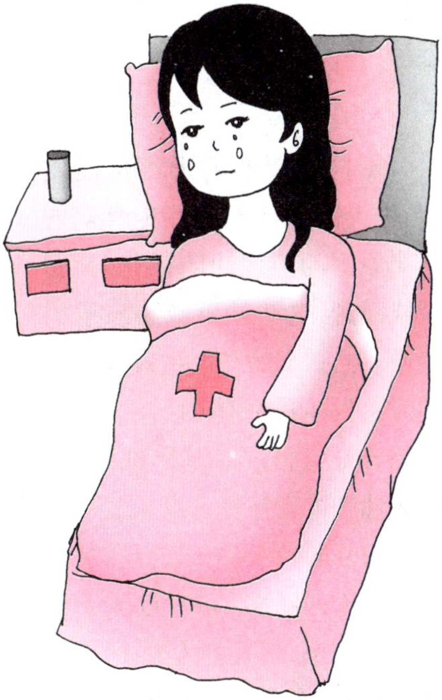

过大量的实验研究后提出，流产是一种非常重要的、自然的生殖选择机能。经过这种自然选择，使95%的染色体异常胎儿在怀孕28周以前流产而自然淘汰，避免了异常胎儿的出生，保证了胎儿的优生。这样说，流产并非是坏事，而是好事。

因此，对妊娠早期发生流产的孕妇不要急于保胎，如果保胎，应先请医生做有关检查后再决定是否应该保胎。

如果流产不是孕卵异常造成的，而是由于孕妇存在着影响胎儿生长发育的不良因素，如生殖器官的疾病（子宫黏膜下肌瘤）和子宫严重畸形等，流产常常也是不可避免的，即使保胎也保不住。所以，对此类流产进行保胎也是没有意义的。

此外，还有一部分人的流产是由于妊娠期患了急性、慢性疾病所造成的，如流感、肝炎、肺炎、心脏病、严重贫血等，此种情况能否保胎也应根据孕妇病情的恢复情况而定。若孕妇病情较重，且在治疗过程中使用了大量对胎儿有影响的药物，也不应盲目保胎，以免顾此失彼，影响母子健康。

怀孕后如果有多次阴道流血，在排除其他原因后，要考虑可能是流产。因为怀孕后阴道流血意味着怀孕子宫内的绒毛蜕膜分离，血窦（血管）开放而有出血或是胚胎死亡，底蜕膜的海绵层出血。这种情况下是不应再保胎的。

流产是一种自然淘汰，不必惋惜，关键是要注意准备再怀孕或怀孕后应及早就医，以尽量避免不良因素的影响而发生的流产。

小心胎儿畸形

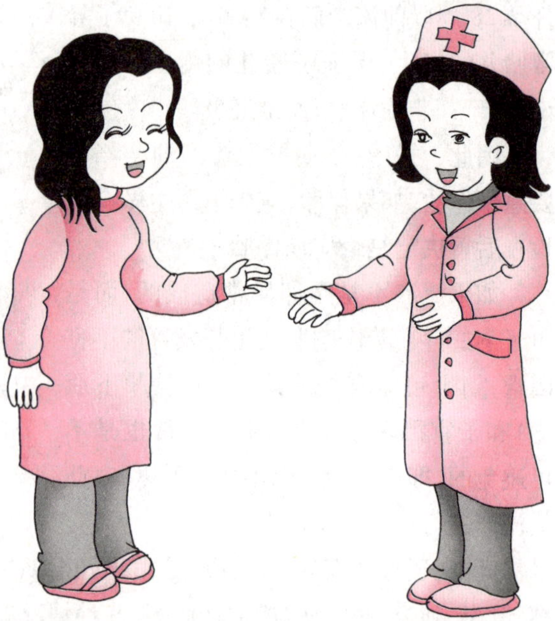

不同类型的畸形都可能发生,先天性畸形,即出生时伴随的不明原因的生理缺陷,例如唇腭裂或蹼趾,这些并不威胁孩子的生命。当孩子的基因组成存在问题时会发生染色体的异常,如唐氏综合征等情况。基因缺陷:例如囊性纤维病等是可以从父母处遗传而来的。

不论问题多小,一旦孩子被诊断有缺陷,父母总是感到震惊和难过,但医师会将畸形分为大小两类。轻度畸形,例如唇腭、胎记等不会危及孩子的生命,不需要治疗或仅需要小的手术或理疗来矫正;大的畸形例如严重的心脏疾病会危及生命,需要大手术,而且孩子可能会留下永久性的残疾。

胎儿畸形常见吗

近2%的孩子出生时伴有先天性畸形,通常都是一些相对小的问题,例如多出一个指(趾)头,或心脏杂音。更少的时候,孩子出生时伴有严重畸形,例如心脏畸形或脊柱裂,而染色体的异常则唐氏综合征相对罕见。

胎儿畸形经常会在什么时候被发现?自从超声扫描广泛应用以来,许多主要的畸形在怀孕早期(18~22周)可以被筛查出来。但某些较不明显的畸形,即使是富有经验的人员检查有时也会发生漏诊。这种情况下,可能要等到孩子出生后查体才会发现。

>> 新妈咪小贴士

发怒对于妊娠期妇女影响极大。不仅有害于自身的健康，而且还会殃及胎儿的正常发育。据最新研究，当孕妇发怒时血液中的激素和有害化学物质浓度剧增，并通过胎盘屏障进入羊膜，胎儿身上便会“复制”出母亲的心理状态，并承袭下来。发怒，还能使孕妇体内血液中的白细胞减少，从而降低机体的免疫功能，使后代的抗病能力减弱；也有可能使胎儿形成腭裂和兔唇，因为此时正是胎儿口腔顶和上颌骨的形成阶段。临床上还发现，性情暴躁易怒、愤世嫉俗、处处敏感多疑、心胸狭窄的孕妇，流产率要高于正常孕妇的3～5倍。总之，孕妇易发怒，有百害而无一利。

一旦发现畸形，应该做什么

在产前检查中发现异常或可疑异常时，你通常会被介绍到擅长胚胎医学的产科医师处，请医师及超声专业人员（或两者）为你解释扫描征象的意义，了解该异常的结局以及你是否需要进一步扫描或侵入性的检查。你将会被给予时间对情况进行考虑，获取更多信息，与你的家人及你的医生展开讨论。

当有严重的需要手术的畸形，如心脏的缺陷，可能危及孩子的生命或留下永久性的残疾，这时应该与小儿外科医生及产科医生讨论，只有这样才能明智地选择是否继续妊娠。如果是轻度的畸形，不危及孩子的生命或仅需要小手术，这时情况就不那么严重，但仍有必要与小儿外科的医生进行讨论。

预防胎儿畸形的方法

对于大多数的畸形都没有找到原因，只有极少数由糖尿病、感染、抗癫痫药物或酒精、叶酸缺乏等因素引起。虽然很困难，但很重要的一点是，不应为已发生的情况而自责。

为预防胎儿畸形，需要采取的措施有：

重视婚前医学检查，通过婚前检查，能及时发现如乙肝、性病等影响下一代健康和会引发胎儿畸形的疾病。患上此类疾病者只有治愈后才能结婚生育下一代，而生殖道感染性疾病是导致胎儿畸形、早产等发生的重要原因。

另外，妇女怀孕后应立即建立围产保健卡，定期检查，这样能早期发现畸形胎儿，可随时终止妊娠。此外，如果想要孩子，要提前做好充分准备，应在男女双方身体处于最佳状态时怀孕，不要盲目怀孕。

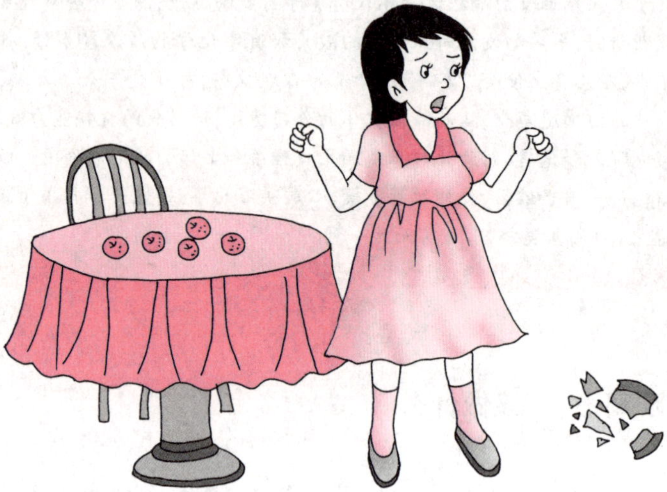

第三章

怀孕后期

怀孕后期，所有的努力都将得到回报，所有的幸福和甜蜜都将来临。在这个关键后期阶段，孕妈妈要努力平衡心态，保养自己，补充营养，进行一些简单的练习，丈夫也要为妻子做好一切准备工作，为即将而来的考验做准备。

怀孕 8 个月

第 29 周

此时的胎儿

到孕期第 29 周时，胎儿头臀径为 25.5 厘米，体重约 1250 克。这时的宝宝，如果是男孩，他的睾丸已经从腹中降下来；如果是女孩，你可以看到宝宝突起的小阴唇。宝宝这时大脑发育迅速，头也在增大，听觉系统也发育完成。宝宝此时对外界刺激反应也更为明显，如果你在这时候给宝宝放些音乐，宝宝会对不同的音乐作出不同的反应。

胎儿发生的变化

到孕期这个阶段，胎儿各部分的器官几乎都已发育完全。在接下来的 10 周内，胎儿所有的器官，特别是肺将更加成熟，为胎儿即将离开子宫来到外面的世界做准备。

孕妇的感受

现在你已经到孕期的第 3 阶段了，你可能开始感觉到一些不适，这些不适可能将一直持续到怀孕的最后几周。你更容易感觉到累，出现背痛以及其他疼痛，如双脚感到沉重，呼吸急促，尿频，失眠。你不要过于担心，但一定要保证充足的休息时间。

第30周

现在你已经度过40周孕期的3/4了。你可能仍然觉得还有很长的路要走，或者你感觉很快就要生了。

此时的胎儿

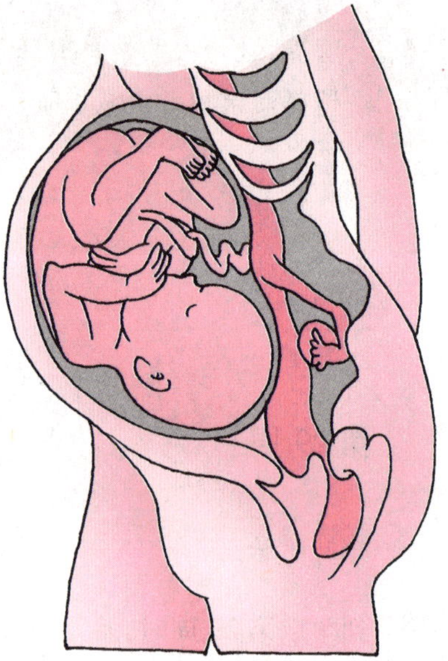

你腹中的胎儿每周仍以让人难以置信的速度生长着，每周头臀径都会增加1厘米，现在长度大概是26.5厘米。胎儿的头部继续增大，大脑发育也非常迅速。大脑和神经系统已经发育到一定的程度，皮下脂肪继续增长。这周胎儿的眼睛可以开闭自由，大概能够看到子宫中的景象，孩子还能辨认和跟踪光源。但是你可不能期待出生后的宝宝一开始就是个火眼金睛。通常孩子在刚出生的时候只能看到很近距离的东西，以后逐渐才能看到远处的物体和人。胎儿在子宫中被羊水所包围，随着胎儿的增长，胎动逐渐地减少。

孕妇的感受

随着你的腹部日渐隆起，你会发现素不相识的人对你的反应与以往截然不同：他们会主动和你说话，问孩子的预产期。在公交车上他们会帮助你，给你让座位。有些孕妇很喜欢这种有人帮助的感觉，有些孕妇却认为别人的帮助侵犯了自己的隐私，就好像因为怀孕她们变成了一种公共财产。需要记住的是：为了促进人类繁衍，保护孕妇及尚未出生的胎儿成为人类原始的本能，人们对你怀孕的好奇和关心只是他们这种保护本能的一种表现。

第31周

此时的胎儿

现在胎儿仍然以每周增长200克的速度生长着，这周有1600克重了。胎儿身长接近新生儿身长的4/5了，但体重却还不到新生儿体重的一半。从这一点你就可以知道，在最后两个月的孕期内，胎儿还会长多少。现在胎儿经常有规律地在你的肚子里踢你了。胎儿的皮下脂肪更加丰富了，皱纹减少，看起来更像一个婴儿了。胎儿这时候各个器官继续发育完善，肺和胃肠接近成熟，可以有呼吸能力和分泌消化液。胎儿喝进去的羊水，经过膀胱排泄在羊水中，这是在为出生后的小便功能进行锻炼。

31周的时候，孕妇会发现胎儿大胎动越来越少了，但是你不用担心，你只要感到胎儿在你腹中偶尔活动，就说明他很好。原因很简单，胎儿越来越大了，他活动的空间在减少，他的手脚不能自由地伸展了。

在最后的几周中孕妇的体重可能会增加很多，这是因为胎儿这时候生长的速度很快。

>> 专家温馨提示

为了孕育一个聪明、健康活泼的孩子，务必对腹内胎儿以博大爱心，加强自身修养，学会自我心理调节，善于控制和缓解不健康情绪，不要去回忆那些不愉快的往事和想那些办不到的事，而要多去想想好事、开心事，面对逆境和困难要处之泰然，处变不惊。丈夫要多给妻子美的熏陶，为妻子创造一个安静、舒适、清洁的生活环境，听听轻快、柔和、平缓的音乐，到郊外或公园去欣赏大自然的美景，呼吸新鲜空气，多看一些优美、素雅的图画和活泼、烂漫、欢乐的影视，多给孕妇一些良性的心理刺激，这样对孕妇及胎儿有利。

孕妇的感受

当你刚开始参加产前培训班时，你可能会担心从课程中到底能不能学到一些有用的内容。大多数孕妇，特别是生头胎的孕妇都会参加这种培训班，而且她们觉得这样的保健班是实用且令人愉快的。你也会喜欢与其他孕妇一起讨论孕期中出现的共同关心的问题、担心以及不适。你可能会暗自思量："原来不只是我这样，大家都一样。"

第32周

现在离分娩只有8周了，而且到孕期第36周时，大多数的医院会要求孕妇开始做好住院准备，以防她们出现早产。

此时的胎儿

孕期第32周的胎儿头臀径约为28.5厘米，身长大约是42厘米。比上一周，胎儿体重又增加了200克，现在有1800克。现在胎儿已经快撑满整个子宫了，胎盘也很大了，子宫几乎占据了腹部所有可占据的空间，胎儿活动的空间很有限。此时的胎儿应该是采取双腿交叉、头朝下的姿势。此时，你会发现肚里的宝宝活动越来越少了，但仍然会踢踢小腿。

胎儿的变化

覆盖在胎儿皮肤上的细绒毛消失，被胎脂取代。眼球表面的薄膜被眼睛吸收。皮肤深红，脂肪开始稳定。生活能力比7个月的胎儿强，如果出生，在适当的护理下可以存活。如果宝宝是男孩，他的睾丸可能已经从腹腔进入阴囊，但是有的宝宝可能会在出生后当天才进入阴囊；如果是女孩，她的大阴唇明显隆起，左右紧贴，这说明胎儿的生殖器发育接近成熟。除此之外，胎儿已经长出一头的胎发，但头发稀少，不过宝宝出生后头发的浓密稀疏并不取决于这时候胎儿头发的密疏。另外胎儿的指甲已经长到了指尖。

孕妇的感受

由于子宫的进一步增大带来的压迫，你会出现心悸、恶心、腹胀等现象。早晨起床可能会感觉手指发麻，傍晚则易有下肢水肿现象。大腹便便带来的重量会让你腰酸背痛，连躺着都不太舒适，侧卧感觉舒适些。

孕妇的外形变化

在怀孕第32周，子宫底已经超过肚脐大约12厘米，你的肚子看上去就好像紧靠在胸部的下面。在接下来的几个星期里，你的肚子会保持这个高度（胎儿头朝下的姿势会逐渐固定，在胎头下降之后，你会感觉肚子下坠）。你的肚子向外向上凸出，由于皮肤被日渐长大的胎儿撑得很大，你的肚脐都变平了。胎儿现在在温暖舒适的子宫里发育良好，羊水开始减少。

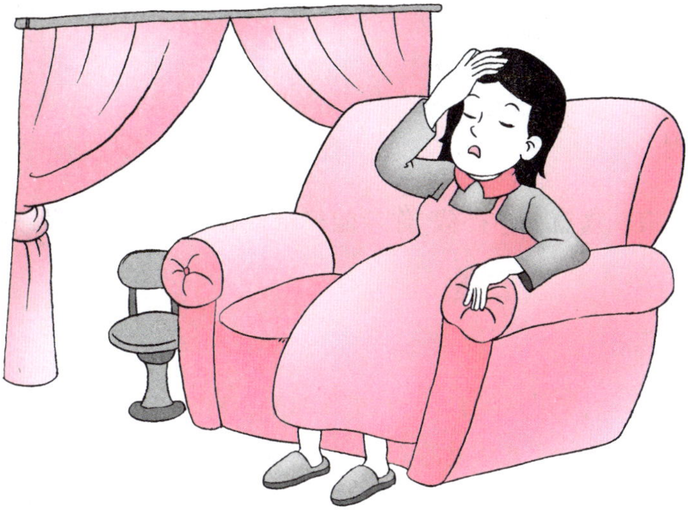

在这段时间，你的乳房更加膨胀，乳头越来越大，颜色越来越深。你可能已经注意到你的腿、臀部、手和脸都长胖了。在怀孕8个月的时候，孕妇平均体重增加量接近10千克。

感觉尿意频繁，这是由于胎儿头下降，压迫膀胱的缘故。沉重的腹部会让妈妈不愿意走动，并且感到疲惫，这些都是正常的现象，但是为了能在生产时候更加轻松些，还是要适当地活动。

>> 新妈咪早知道

眩晕与昏厥是孕期常见的症状。眩晕是一种运动性幻觉，孕妇感到自己或周围景物发生旋转。昏厥为急性发作、短暂的意识丧失，孕妇突然全身无力，不能随意活动而跌倒在地。妊娠期间，由于体内激素的变化和植物神经功能的改变，使血管神经调节功能不稳定，再加上妊娠期间孕妇多有贫血，因此在体位改变或长时间站立时，会发生心输出量减少，血压降低，导致脑缺血，即出现眩晕和昏厥。对此，孕妇应避免长时间站立，不要突然变换体位，需要纠正贫血引起的眩晕、昏厥的频繁出现，应及时去医院检查。

怀孕9个月

第33周

你可能还有几周就要休产假，你可能很希望有一些时间来做一些产前准备工作。

此时的胎儿

在孕期第33周，胎儿头臀径约为29.5厘米，身长大约是43厘米。他的体重已经有2000克了，是新生儿体重的2/3。这时候，胎儿的肺还没有发育完全，他也没有足够的脂肪来保持体温，但即使早产，只要实施特殊护理，存活的概率还是很大的。

胎儿的变化

孕期第33周时，胎儿的脸看上去比新生儿的脸要瘦，眼睑看上去有些肿肿的，而且上唇有些向外凸出。

孕妇的感受

你的宝宝就要出生了，这时候的你应该感到很激动。现在距分娩不到2个月了，你觉得一切都更真实，但是同时你也会害怕分娩时的阵痛。在你参加产前培训班时，你应该把你的感受告诉老师，她会告诉你应对的策略，介绍减轻分娩疼痛的各种方法以及它们的利弊；而且你很有必要和其他产妇或已经做妈妈的人交流经验来树立自己的信心。

记住：没有任何怀孕是相同的，也没有任何分娩是相同的。所以你不要被别人的恐怖经历所吓倒，也不要认为生小孩就像剥豆角那么简单。

胸部的变化

你的胸部会增大许多，虽然有少数孕妇直到分娩后给宝宝喂奶时也没感觉胸部有所增大。胸部大小与你的哺乳能力毫无关系，胸部大小受乳房里储存的脂肪决定，而与分泌乳汁量的多少没有关系。

你的乳头会比以前大，颜色也会越来越深，这是为了让胎儿在吃奶的时候更容易找到乳头。你的乳头还会稍微地变软，在乳腺里藏着少量的油脂来保护你，因为当你的宝宝在吮吸乳汁时可能会给你的乳头带来损伤。

为了日后哺乳顺利，最重要的是不要让乳头变得坚硬，虽然很多书上都是这样建议的（甚至推荐用牙刷来刷）。应该顺其自然，不要用香皂来清洗你的乳房，因为它会洗掉所有的油脂。在洗澡之后，要擦干乳房上的水，并涂抹上润肤乳或润肤油。

第 34 周

到现在你已经上了 2 ~ 3 次产前培训课了，你可能已经了解了临产和分娩时期你身体发生的变化，应该已经考虑好采用什么方式分娩了。

此时的胎儿

在孕期第 34 周，胎儿头臀径约为 31 厘米，身长约为 44 厘米。比上一周，胎儿体重增加了 250 克，重约 2250 克。

>> 新妈咪早知道

孕妇三维 B 超的检查项目：

(1)测定胎儿月龄；

(2)分析胎儿的发育情况；

(3)评价多胞胎、单胎妊娠、高危妊娠等；

(4)检测胎儿异常；

(5)检测子宫的结构异常；

(6)检测胎盘异常、胎盘定位；

(7)检测子宫异常的出血；

(8)检测异位妊娠和其他异常的妊娠情况；

(9)检测卵巢的肿瘤和纤维瘤；

(10)检测子宫肌瘤。

胎儿的变化

虽然有许多宝宝在出生时，皮肤表面仍然有一层胎脂，有些胎儿皮肤表面仍然还有一层软软的胎毛，但是此时在一些胎儿身上胎毛和胎脂开始消失。

孕妇的感受

这时候你可能因为怀孕而开始感到厌烦，但是你不必因此而感到内疚。大多数孕妇都会感觉到，在孕期的不同阶段，她们都会有厌烦情绪或是无聊感。因为孕期9个月是个漫长的等待，特别是当你有些不适的感觉，以及因为一些病症而限制了你的生活方式的时候。你必须在孕期的最后几周，为临产、分娩和初为人母开始做好生理和心理上的准备工作，更重要的是，要处理好运动、休息和娱乐之间的关系。

在产前检查中，用三维B超可以明确诊断出胎儿是否畸形，如是否有唇腭裂、颅骨发育不全、颈部发育异常、内脏外翻、脑积水、神经管畸形中的脑脊膜膨出、脐带异常、消化道异常、多指或关节畸形等。除此之外，医生还可以通过三维B超了解到胎儿的营养和发育状况，以便顺利分娩。

第35周

你已经怀孕9个月，很快就要迎来宝宝的降生了。

此时的胎儿

在孕期第35周，胎儿头臀径约为32.5厘米，身长约是45厘米。胎儿比上一周体重增加了250克，现在重约2500克。

胎儿的变化

现在他的身长已经很接近他出生时的长度，但是宝宝仍然需要储存一些皮下脂肪。现在离分娩只剩下5周了，宝宝基本发育完全，在出生之前，只有肺还需要发育。如果胎儿在孕期第35周就出生，他的存活率是很高的，也不再需要特别的护理。

孕妇的感受

到这个阶段，你可能已经认为胎儿是个独立的个体，而不仅仅是你身体内的一部分。随着预产期的临近，你对自己和宝宝的看法还在逐步地发生着变化，现在你们是两个个体，而不再是一体。当宝宝出生后，他就有自己的生命，当然，宝宝还将完全依赖你。有些孕妇到了怀孕后期会有些急不可耐，她们不是因为希望孕期赶快结束，而是很想尽快地生下宝宝，看看这个小家伙到底长什么模样，还有一些孕妇则很理智，不仅考虑如何分娩，而且思考她们对宝宝的感觉和想法。最好多和其他孕妇以及那些生过孩子的女性交流经验，这将帮助你认识到：不管你的感觉和想法是什么，将有许多女性可以和你分享。

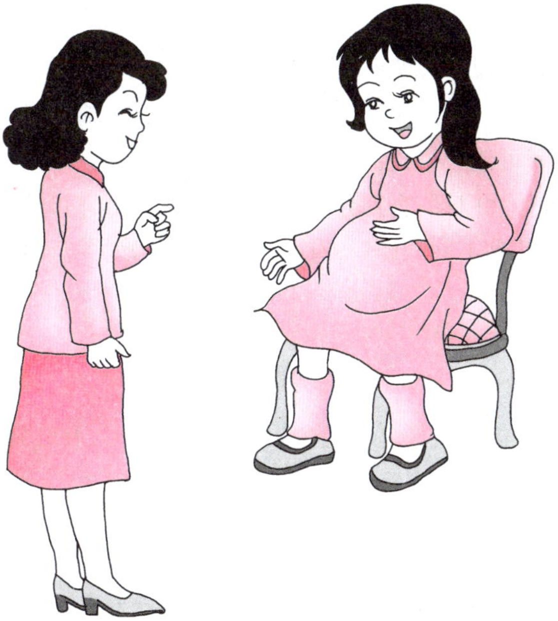

第36周

大多数医院都会要求怀孕36周的孕妇提前准备好到医院待产的行李，以防出现早产。从现在开始，你需要每周检查一次，直到分娩。

此时的胎儿

在怀孕36周的时候，胎儿还有4周的生长期，胎儿的身长现在已经很接近新生儿的长度。胎儿头臀径约为33.5厘米，身长约是46厘米。胎儿比上一周体重增加了250克，重约2750克。此时胎儿皮肤为玫瑰色，指（趾）甲已达指（趾）尖，能啼哭，也能吮吸，全身浑圆，脂肪增多，此时出生，存活率较高。大多数的胎儿此时都是头朝下的姿势，如果这是你的头胎，在孕期第36周的时候，胎儿的头可能已经降到（并固定在）骨盆边缘。

胎儿的变化

现在,你应该很清楚胎儿在你肚子里面的位置,在任何时候,你都可以判断出胎儿的头在哪,臀在哪。医生和助产护士会格外重视胎位,因为这将关系到你分娩是否顺利。

胎儿最常见的姿势是:头朝下,胳膊蜷曲,双腿交叉,面对着你的背部。这也是适合胎儿出生的最好的姿势,胎儿的头部此时压迫子宫颈。如果胎儿面对着你的前面,你的分娩时间可能会很长,同时也会遭受背痛。

如果胎儿是臀位,并且一直到分娩都是这样的话,那你可能需要剖宫产。但胎儿臀部向下时还有几种不同的姿势,有些可以正常分娩,并且对母体和胎儿都没有伤害。

孕妇的感受

孕妇感觉身体逐渐沉重,小便频繁,阴道分泌物增多,有轻微的子宫收缩,宫底高度在剑突下二横指。

>> 新妈咪早知道

孕妈咪应该帮助胎儿运动。孕妈妈可以仰卧在床上,平静均匀地呼吸,眼睛凝视着上前方,全身肌肉彻底放松,用双手从不同方向抚摸胎儿,左右手轻轻交替、轻轻放压,用双手手心紧贴在腹壁上,轻轻地旋转,可以向左,也可以向右,这时胎儿会做出相应的反应,如伸胳膊、蹬腿。这种胎儿运动做上一段时间,胎儿便会习惯了,形成条件反射,只要妈妈把手放在腹壁上,胎儿就会进行胎内运动,如果再伴随轻柔的音乐,效果就更理想了。帮助胎儿运动的时间应该固定,一般选在晚上 8 点左右为宜,每次运动 5 ~8 分钟即可。

如果你的宝宝下沉,特别是头部已经到位的话,你现在可能和上几个星期时的状态完全不同。尽管在孕期结束前,子宫的高度每周还将继续增加 1 厘米,但你的肚子明显下坠,现在你的胸部和肚子之间可能有一段距离了。

你现在很可能肚子已经很大了,但如果这是你的头胎的话,你可能看上去还没有那么臃肿。在怀孕期间,孕妇都希望肚子不要太大,但是又希望生出的孩子又大又胖,然而鱼和熊掌不可兼得,这对任何人来说都是不切实际的想法。怀孕不是竞争,如果你觉得身体笨重的话,想想 4 周之后你就有个宝宝了,心情会缓解许多。

因为体内液体存留,你可能会有点水肿。由于体内血液循环加快,新陈代谢旺盛，你很可能面色红润，身体燥热。此时你的子宫底已经隆起很高，但是当胎儿的头下沉到子宫颈的时候，母体的肚子看起来明显向下坠。

怀孕10个月

第37周

随着临产日子的接近，你要确定：你是否做好了一切准备工作来迎接小宝宝的到来，是否已经妥善安顿好你身边其他需要照顾的人。如果你有其他的孩子或年长的亲人，你要安排好，保证在你住院期间要有人照看他们。

此时的胎儿

还有3个星期就要分娩了，此时胎儿头臀径约为34.5厘米，身长约是47厘米。胎儿的身体已经储存了足够多的脂肪了，体重达到了3000克。宝宝需要脂肪来与外界隔绝，另外脂肪还可以给刚出生的宝宝提供营养，因为在出生后的几天里宝宝再也不能直接从胎盘获得营养了，而且他需要时间来适应母乳喂养（大多数胎儿在出生后的3天内会因为脱水变轻，等到吃奶时就又开始生长了）。

胎儿的变化

胎儿的脸几乎发育完全，鼻子变得更圆更光滑，脸颊更丰满，脖子更粗了。眼睑看上去仍然很肿，但眼睛可以自然睁闭，睫毛也长好了。

孕妇的感受

对你而言，时间一晃而过。在你成为一位妈妈之前，你需要赶紧安排妥当一些事情。

你可能还在工作，感觉很疲倦，并且因为漫长的孕期而感到不耐烦。不要放过任何可以休息的机会，即使你在干家务的同时也可以让双腿得到放松，比如坐下来熨衣服；如果条件许可，坐着准备一顿饭。

在你分娩前不要耗光所有的精力，在这个阶段，虽然胎儿的身体仍然需要继续储存脂肪，但是在孕期第37周就产出的胎儿已经几乎不需要特别护理了。充足的休息是很重要的一点：不仅仅要保存体力进行分娩，而且还要照顾小宝宝，要知道，以后会有几个月的夜晚无法安静地睡觉。

第38周

许多孕妇到怀孕第38周的时候都不工作了，留2周的时间给宝宝的出生做一些准备工作。如果你也是这种情况，那对你而言，准备工作的一部分就是要多休息和照顾好你自己。

>> 新妈咪小贴士

妊娠期应该具有正常的活动量。正常的工作，如做家务、散步等能保证你充满活力，而在怀孕期间进行规律的锻炼会感觉更好。适量的日常活动，如散步、游泳等锻炼会增强你的体质，帮助你更好地度过妊娠期和适应分娩的需要。根据身体状况调整锻炼，若没有感觉到锻炼后有任何不适，则可持续到妊娠末期。要避免在颠簸的道路上骑自行车，以防早产。

此时的胎儿

在孕期第38周，胎儿仍然在慢慢地成长着。胎儿头臀径约为35.5厘米，身长约是48厘米。胎儿体重增长有所放慢，比上一周体重增加了150克，重约3150克。

胎儿的变化

胎儿的手指甲和脚趾甲长硬了，指(趾)甲已经长长了，到了指(趾)尖的位置。孕妇在分娩中很有可能被胎儿的指(趾)甲刮到阴道和大腿。

孕妇的感受

你的宝宝就要出生了，事实上，胎儿在足月前3个星期就出生也是很正常的情况。如果你的宝宝这时候就出生了，也没关系，因为不需要对宝宝进行特别的护理，就当足月儿一样对待就行了。你可能感觉现在应该是宝宝出生的时候了：你已经怀孕近10个月了，在这个阶段你已经有所厌倦，感到不适了。在孕期最后的几周里，孕妇感到不安、厌倦是很正常的。因为你的生命似乎不属于你自己了，你可能会因此而怨恨你的丈夫或宝宝。有这种想法也没错，这并不意味着你不是一个好妈妈。一方面，想到宝宝即将要出生，你可能会感到很激动；另一方面，你可能对临产和分娩感到担心。如果你对临产有任何担心，要与你的丈夫、医生或者助产护士交流。

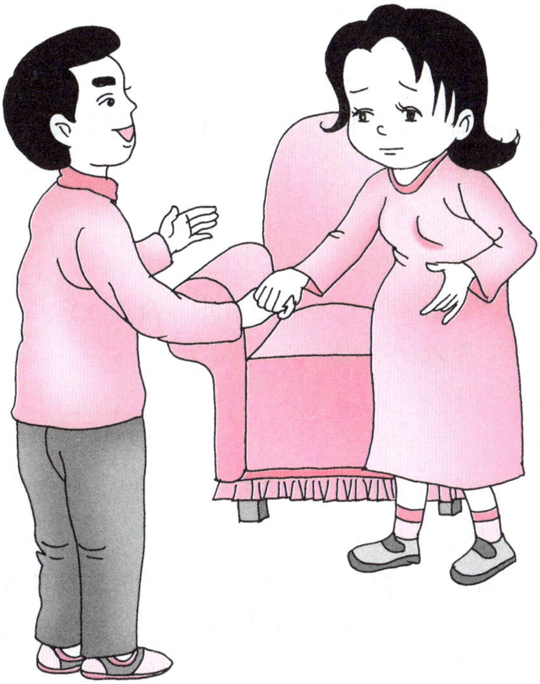

第 39 周

到现在为止，你应该做好有关住院的所有的准备工作，因为很少有宝宝会像预产期估计的那样按时出生，我们没办法知道孩子会在预产期之前、之后还是恰好在预产期出生。

此时的胎儿

胎儿头臀径约为 36.5 厘米，身长约是 49 厘米，体重达到了约 3300 克。

胎儿的变化

胎儿在子宫里蜷曲着身体，而且与前几周相比，羊水少了很多。

孕妇的感受

你应该停止工作了，而且到这周为止你应该已经上完产前培训课程，参观过你即将分娩的产房了。你可能会对孩子的到来感到忐忑不安，或是害怕即将到来的分娩。

第40周

这可能是孕期的最后一个星期了，但是也有一部分胎儿，尤其是头胎，会在40周之后才出生。

此时的胎儿

在腹中已经生长发育了39个星期的胎儿即将出生。足月胎儿头臀径约为37.5厘米，身长约为50厘米，平均体重为3400克。

胎儿的变化

胎儿这时已经长好头发。此时的胎儿称为足月胎儿或成熟儿，胎儿已发育成熟，能够很好地脱离母体独立生活。

为了有足够的空间让宝宝降生，孕妇的子宫颈此时开始伸展、扩大、膨胀。

在孕期第40周时，胎儿的头部（或其他某部位）一般已进入到妈妈的骨盆中，但是对于那些并非初产的孕妇，胎儿的头部（或其他某部位）要到临产的时候才进入骨盆。

>> 准妈妈大课堂

胎位，就是胎儿在子宫内的位置和姿势。它直接关系到孕妈妈是顺产还是难产，处理不好就会影响胎儿的健康，甚至可能造成母亲和胎儿的死亡。由于胎头比胎体重，胎儿绝大多数都是头下臀上的姿势，而且胎头俯屈，枕骨在前。分娩时枕部最先伸入骨盆，医学上称之为“枕前位”，也就是“趴着生”，这种胎位是正常胎位。胎位不正有臀位、横位、枕后位等。这些不正常的胎位，给孕妈妈的分娩设置了障碍，容易导致难产。

孕妇的外形变化

从第36周开始，胎儿身长又增加了数厘米，几乎占满整个子宫，因此，孕妇的腹部更加凸出。许多女性发现在预产期临近的几个星期里，体重增加速度放慢，但是你的体内已经为哺乳期储备了一些脂肪，因此，孕妇的外形轮廓会比4个星期前更加丰满。到40周时，大部分孕妇肚子前挺，胸部增大，脸部、胳膊、臀部和大腿也都增大不少。

即将分娩的时刻

孕10月对于孕妇来说,既是孕育怀胎阶段的即将结束,也是迎接宝宝来到这个世界上的前一刻,心中大多充满了幸福满足的感觉。在这些幸福中也有伴随着一些身体的不适,尤其是在即将分娩的月份,孕妇的吃喝拉撒等日常生活都会处在家人的亲密关怀之下。

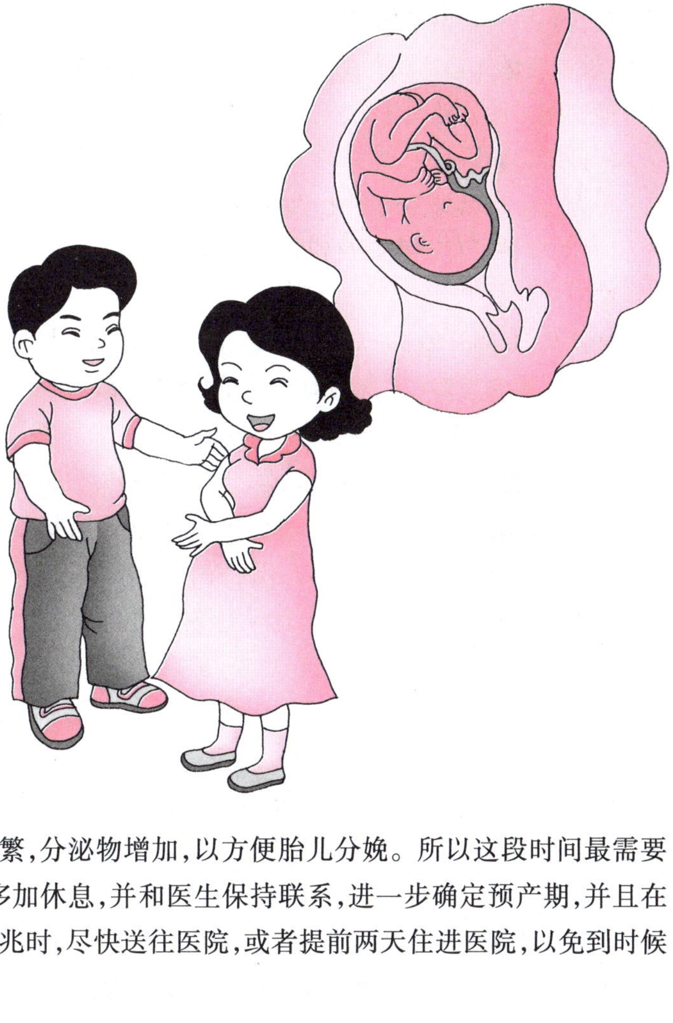

这个时候的孕妇已经达到了有生以来最胖、最重的时候了,她的子宫底部到顶部有33~35厘米高。胎儿向下降到了骨盆的位置,大多数胎儿的头部都会自动转到了向下,正对着子宫颈口,以便于分娩时的生产,这也是人类繁衍的自然生产的规律,只有一小部分的胎儿在生产时由于头部没有向下而出现难产需要助产或者剖宫产等。

这个时候孕妇身上感觉最明显的就是子宫变得柔软,且收缩频繁,分泌物增加,以方便胎儿分娩。所以这段时间最需要注意的就是孕妇在家要多加休息,并和医生保持联系,进一步确定预产期,并且在发生破水、出血等分娩前兆时,尽快送往医院,或者提前两天住进医院,以免到时候紧张慌乱。

对胎儿进行监护

妊娠期的胎儿监护方法归纳起来有两种,即产前检查和孕妇自我监护。前者需要在医院由医生进行,但需要孕妇配合。一旦确定怀孕后,医生会嘱咐孕妇按时做定期的产前检查,千万不可认为怀孕是自然现象,到时候会“瓜熟蒂落”而忽视产前检查。后者是由孕妇本人或家人完成。胎儿生长在母亲子宫内,与母亲血肉相连,母亲能最先感知胎儿的变化。所以,只要您掌握了自我监护胎儿的方法,就有可能做到对胎儿随时进行监护。常用的自我监护方法有:

1. 详细记妊娠日记

每天记录自己身体的变化、生活情况,如有服药应清楚记录药名、剂量、服药天数等,是否接触了有害物质及到医院检查情况等。

2. 胎动计数

从怀孕30周开始,每天早、中、晚在相对固定的时间里数胎动,每次1小时,注意胎动的次数和强弱。3次胎动数之和乘4即为12小时的胎动计数。当胎动计数每12小时大于等于30次时为正常;小于20次为异常;小于10次则提示明显缺氧。若胎动突然减少或突然频繁、强烈,特别是随之出现的胎动停止是胎儿急性窘迫的表现,提示胎儿在宫内缺氧,应到医院检查。胎儿在宫内缺氧时,往往首先表现在胎动异常上,胎儿缺氧到胎儿死亡中间要经历一段时间,如能及时发现胎动异常就有可能挽救胎儿生命。目前胎动计数是监测胎儿安危的一种最简便且有效的方法。胎儿活动也有“生物钟”表现:一般在上午8~12时胎动均匀,此后胎动减少,下午2~3时减至最少,到晚上8~10时胎动最活跃,母亲睡眠后胎动又减少。

3. 胎心率记数

由丈夫或其他人帮助听胎心率也是自我监护的方法之一,正常胎心率为每分钟120~160次。

4. 称体重

孕妇体重变化可间接反映胎儿生长情况。孕28周后每周体重平均增加300~500克,若连续几周体重不增或增加过快,都应请医生帮助查原因。医学监护和自我监护方法结合应用,便能使胎儿在整个宫内生长期内获得良好的监护。

>> 新妈咪小贴士

妊娠后期应注意休息。准妈妈应以自我感觉为准,想休息就休息,想睡就睡会儿,过度疲劳会引起多种疾病。有流产和先兆流产史者,特别需要休息,应抓紧点滴时间休息,家务劳动或工作不要持续太长时间。在正常工作中,即使不感疲劳,也要定时休息数分钟,最好能到室外或阳台上呼吸一下新鲜空气,活动活动身体;话务员、打字员、计算机操作员,不要长时间保持同一姿势,应经常改变体位,活动腰和四肢,擦擦脸和搓搓手都可解除疲劳;不要憋尿。冬季如室内暖气过热,空气不新鲜,要常开窗户,到窗前或户外呼吸新鲜空气,也是很好的休息方式。孕妇既要注意休息,也要适量活动,但生活一定要有规律,才有益于健康。

科学预防娩出巨大胎儿

胎儿出生时体重达到或超过4000克时,称为巨大胎儿。在母体骨盆正常、胎儿位置正常、产力强而有规律时,超过4000克的胎儿也可安全娩出。但对于一般产妇来说,巨大胎儿则给分娩带来困难,使分娩带有一定的危险性。

形成巨大胎儿常见的原因有:

①父母体格高大,特别是父体高大。

②孕期营养过剩,特别是糖类及脂肪类食物摄入过多。

③糖尿病患者因新陈代谢异常,常娩出巨大儿。

④过期妊娠常使胎儿体重增加较多。

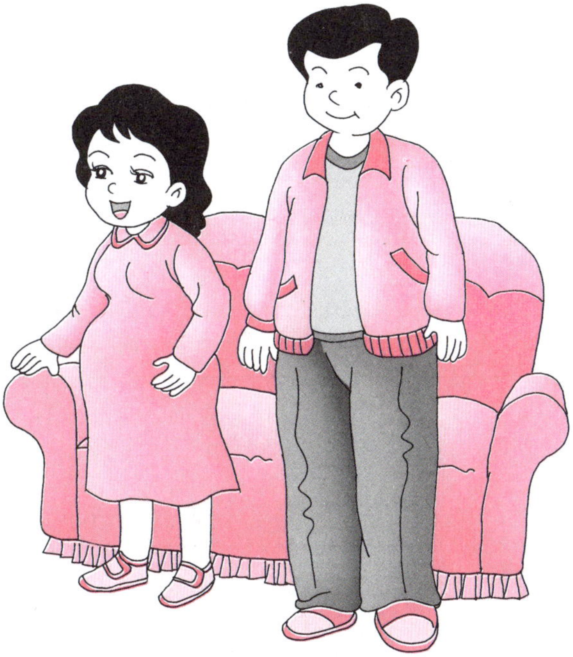

巨大胎儿在产前检查时可发现,因其较一般孕妇腹部明显膨大,子宫底较高,可摸到特别宽阔的胎头。医生通过B超检查等可较准确地估计胎儿大小。

在分娩时，由于胎儿过大，常引起胎儿肩部娩出困难，时间过久就可出现胎儿因缺氧而窒息甚至死亡的现象。在牵拉过程中用力过猛可引起胎儿上肢神经损伤、颅内出血或母体骨盆底部肌肉撕裂等。产后由于孕期子宫过度膨胀，子宫肌肉收缩力差，可引起产后大出血。

如在妊娠中后期发现胎儿较大，孕妇应适当限制饮食。在产前确诊为巨大儿时，医生会根据孕妇骨盆大小、初产还是经产、羊水多少等情况，综合考虑后确定分娩方式。

第三篇

妊娠生活，有规律

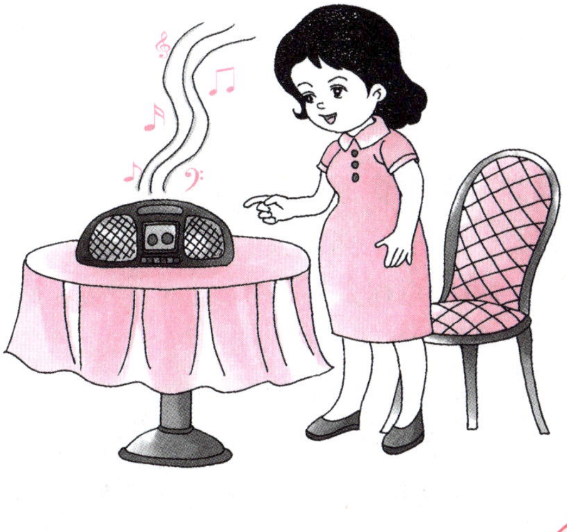

第一章

孕期营养

怀上宝宝后，相信每一位准妈妈和准爸爸都是充满欣喜之情的。然而，孕育宝宝是很重要的一个时期，因为宝宝大脑等方面发育的营养供给，都需要妈妈的精心调理。因此，孕妈妈应该注意饮食，加强营养。

孕期饮食要点

孕初期

一般说来，只要孕妇不偏食，食物选配得当，再适当增加一些副食的种类和数量，基本上就可以满足整个孕期的营养需要。

怀孕12周前的这一阶段，通称为孕早期。这时，宝宝在妈妈腹内不会长得太大，怀孕满3个月时胎儿的体重也不会超过20克。然而，这段时期却是胎儿主要器官发育形成的时期，特别是胎儿的神经管及主要内脏器官。所以，准妈妈要特别注意膳食中的营养均衡，保证各种维生素、微量元素和其他无机盐的供给。

这一时期，大多数孕妇会遇到早孕反应，表现出程度不同的恶心、呕吐、厌食、偏食等，影响食欲，有些孕妇甚至一闻到菜味就会恶心、呕吐。所以，孕妇应当尽可能选择自己喜欢的食物，以刺激、增进食欲。

对于油腻、抑制食欲的食物，大可不必勉强吃下去。

根据自己的胃口进食，不必刻意多吃或少吃什么。能吃就吃，是这段时期孕妇饮食的主要方针。此期的食物应清淡些，宜少食多餐，争取不要减少总量。当然，呕吐十分剧烈，且饮食治疗效果不好，可去医院在医生的指导下适当补液。

在孕早期，医生通常会建议孕妇多摄入叶酸，因为叶酸关系到胎儿的神经系统发育。胎儿神经管发育的关键时期在怀孕初期第17～30天，此时如果叶酸摄入不足，可能引起胎儿神经系统发育异常。如果你从计划怀孕时开始补充叶酸，就可以有效地预防胎儿神经管畸形。

许多天然食物中含有丰富的叶酸，各种绿色蔬菜（如菠菜、生菜、芦笋、龙须菜、油菜、小白菜、花椰菜等）及动物肝肾，豆类，水果（香蕉、草莓、橙子等），奶制品等都富含叶酸。必要时每天服用400微克叶酸，一直到妊娠3个月。

孕中期

孕中期（怀孕4～6个月）是胎儿迅速发育的时期。胎儿除了体重迅速增长外，组织器官也在不断地分化、完善；另一方面，孕妇的体重此时也迅速增加——孕妇在怀孕期间体重将增加12～14千克，其中60%甚至更多都是在孕中期增加的。因此，这个时期的营养饮食很重要。

在此阶段，孕妇的早孕反应已经减缓或完全消失，多数孕妇胃口大开，这时就应不失时机地调整饮食，补充营养。在保证饮食质量的同时，还要适当提高各种营养素的摄入量。当然，孕妇也不能不加限制地过多进食，从而造成巨大儿（胎儿的体重超过4千克），影响生产。

>> 新妈咪早知道

孕中期，孕妇的膳食应做到以下几点：

(1)避免挑食、偏食，防止矿物质及微量元素缺乏。

(2)做到荤素搭配、合理营养。

(3)把好食物质量及烹调关，切忌食用未煮熟的鱼、肉。

(4)孕妇对热量的需要比孕早期明显增加，适当增加米饭、馒头等主食及鱼、肉、蛋、奶、豆制品、花生、核桃等副食。

(5)食用一定数量粗粮，如小米、玉米、红薯等。

(6)孕中期是胎儿骨骼发育的关键时期，孕妇对钙的需求量增加了40%。奶制品、豆制品、海产品、多叶的绿色蔬菜等都是较好的钙源，孕妇可多选择此类食物。

孕晚期

到了怀孕晚期（怀孕7个月到生产阶段），胎儿生长得更快，胎儿体内需要储存的营养素增多，孕妇需要的营养也达到最高峰，再加上孕妇需要为分娩储备能源，所以孕妇在膳食方面要做相应调整。孕妇应根据本身的情况调配饮食,尽量做到让膳食多样化,尽力扩大营养素的来源,保证营养和热量的供给;在产前检查时,孕妇可以请教医生,了解胎儿发育是否良好,偏大或偏小,同时结合自己身体的胖瘦,是否有妊娠糖尿病,工作量大小,以及家庭经济状况等,综合考虑,制订出一个适当的食谱。

因为长链的不饱和脂肪酸可以在鱼类找到,尤其是DHA对胎儿的脑部发育是必需的。这些长链不饱和脂肪酸是人体自身不能足量合成来满足身体需求,而要靠从日常饮食中摄取。怀孕期间,胎儿只能从母体中摄取。吃鱼还有其他另外的益处:一些资料显示,在怀孕期间摄入足够的海产品能帮助预防早产、促进发育和提高智商。在孕晚期,孕妇的食欲继续增强。在饮食中,可注意以下几点:

①适当增加豆类蛋白质,如豆腐和豆浆等。

②多食用海产品,如海带、紫菜。动物内脏和坚果类也是不错的食品。

③注意控制盐分和水分的摄入量,以免发生浮肿,从而引起妊娠中毒症。

④建议孕妇选择体积小、营养价值高的食物,如动物性食品;减少营养价值低而体积大的食物,如土豆、红薯等。

⑤对于一些含能量高的食物,如白糖、蜂蜜等甜食宜少吃,以防止食欲降低,影响其他营养素的摄入量。

⑥有水肿的孕妇,食盐量每日应限制在每日5克以下。根据自身体重的增加来调整食谱,为分娩储存必要的能量。

孕期营养与饮食

一旦准备孕育一个机灵活泼、健康的宝宝,作为母亲的你担负着何其重大的责任。这个时候要开始严格要求自己,尤其要在饮食营养习惯和饮食结构上严格要求自己。

丢掉红灯饮食习惯

平时我们可能有很多嗜好,比如有的人喜欢吸烟、饮酒,食用辛辣或高糖食物等。这些嗜好在平时似乎不是什么问题,而对于计划怀孕的夫妻,尤其对已经怀孕的妇女,却会成为健康怀孕的严重阻碍。

>> 准妈妈大课堂

营养是生命的物质基础，大脑是人体神经系统的重要器官，而脑营养的供给是否充足，与人体智力的健康发展有着至关重要的作用，宝宝的智力水平在胎儿期就已开始。而宝宝脑细胞的数量刚出生时已接近140亿，与成人基本相同，只是大脑皮层较成人薄，细胞分化还不是很完善。由此可见，胎儿期的大脑发育对人的一生都有很重要的影响。如果胎儿期营养缺乏，脑细胞的数量就会少于正常水平，出生后都很难再补上。营养不良的胎儿大脑细胞数量比正常胎儿少20%之多。

怀孕前应终止一些不良嗜好。

过量食用辛辣食物：辛辣食物，可以引起正常人的消化功能紊乱，如胃部不适、消化不良、便秘，甚至发生痔疮。由于怀孕后胎儿的长大，本身就可以影响孕妇的消化功能和排便，如果孕妇始终保持着进食辛辣食物的习惯，一方面会加重孕妇的消化不良和便秘或痔疮的症状，另一方面也会影响孕妇对胎儿营养的供给，甚至增加分娩的困难。因此在计划怀孕前3～6个月应停止吃辛辣食物。

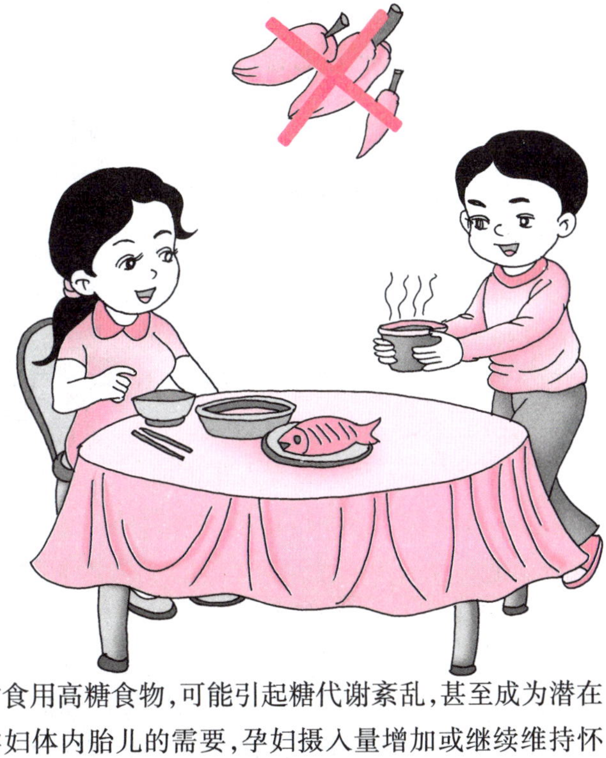

过量食用高糖食物：怀孕前，夫妻双方尤其女方，若经常食用高糖食物，可能引起糖代谢紊乱，甚至成为潜在的糖尿病患者；怀孕后，由于孕妇体内胎儿的需要，孕妇摄入量增加或继续维持怀孕前的饮食结构，则极易出现妊娠糖尿病。妊娠糖尿病不仅危害孕妇本人的健康，更重要的是危及孕妇体内胎儿的健康发育和成长，并极易出现早产、流产或死胎。宝宝出生后，孕妇成为典型的糖尿病患者，而胎儿可能是巨大儿或大脑发育障碍患者，影响宝宝的健康成长。

孕期营养食谱

砂仁蒸鲫鱼

新鲜鲫鱼一条，砂仁（中药）、味精各 3 克，生姜一块，葱一根，花生油 20 克，料酒适量，淀粉少许。

（1）将鲫鱼收拾干净，用清水洗净，控干水，待用。

（2）将葱去皮，洗净切成段，生姜去皮，洗净，切成丝，砂仁洗净，沥干，研成末。

（3）把花生油、盐与砂仁拌匀纳入鱼腹，用淀粉封刀口，把葱段和姜丝铺在鱼身上，放入料酒、味精，用碗盖严，隔水蒸熟即可。

砂仁化湿醒脾、行气和胃、安胎，比较适合妊娠期的食欲不振、呕吐等现象。鲫鱼可补脾胃虚弱，是低脂肪、高蛋白的食品。

糖醋排骨

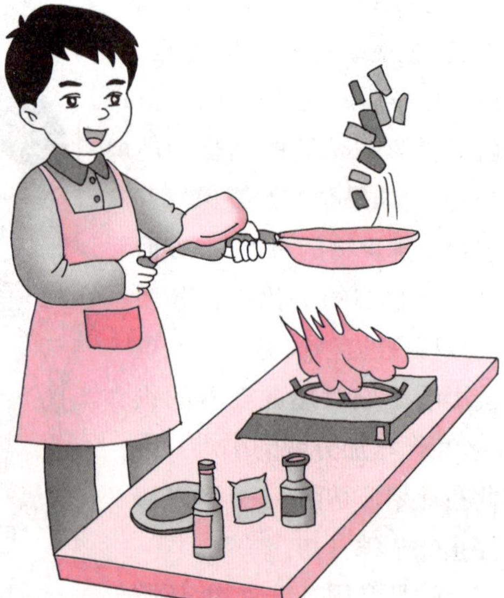

猪排骨 500 克，香油 10 克，白糖 50 克，醋 25 克，料酒 20 克，红糟 2 克，精盐 5 克，花生油 500 克，葱末、姜末各适量。

（1）将排骨洗净，剁成 8 厘米长的块，放入盆内，加入适量的盐水腌渍 4 小时左右，捞出，沥干水分。

（2）将炒锅置于火上，放入花生油，烧至六成热时，放入排骨，浸炸片刻捞出，控干油。

（3）炒锅置于火上，倒入花生油，下葱姜末炝锅，速下排骨、开水、白糖、醋、料酒，用文火煨 20 分钟左右，待肉骨能分离时，加入红糟，收汁，淋入香油即成。

排骨含钙、磷较为丰富，加醋烹调，使钙容易溶解吸收，钙和磷是胎儿发育的必要元素，所以糖醋排骨是孕早期理想的食谱。

绿灯饮食指示

首先，要养成良好的饮食习惯。不同食物中所含的营养成分不同，含量也不同。因此，应该尽量吃得杂一些，不偏食、不忌嘴，保证营养均衡全面。

其次，在饮食中加强营养，特别是蛋白质、矿物质和维生素的摄入。正餐之外，还要适当吃水果。

最后，要避免各种食物污染，注重饮食卫生。尽量选用新鲜天然的食品，避免服用含添加剂、色素、防腐剂等的食品，如罐装食品、饮料及方便食品等。蔬菜应充分清洗，水果应去皮，以避免农药污染。多饮用白开水，不喝咖啡、茶等刺激性饮品。炊具用铁制或不锈钢制品，不用铝制品和彩色搪瓷用品，以免铝元素、铅元素对人体造成伤害。

孕期反应饮食对策

孕吐时的饮食对策

一般来说，并不是所有的孕妇都会严重孕吐，而根据孕妇体质、精神状况的不同，孕吐程度也会有很大差距，通常体质较差、较容易紧张的孕妇，其孕吐症状会比较严重。孕吐可以通过饮食来进行调理，大多不需要用药物治疗。

以“少食多餐”为原则，每 2 ~ 3 个小时就进食一次，每次不要吃太多，选择富含碳水化合物（例如苏打饼干）、蛋白质的食物为佳，且汤汤水水的东西尽量少吃。避免吃油炸、油腻、辛辣、具刺激性或是不好消化的食物。

有些孕妇对于带有特殊或强烈味道的食物较为敏感，容易引发恶心、呕吐的感觉，因此最好也能避免这类的食物。

若孕妇对姜的味道不排斥，则可食用姜汤，以改善恶心、呕吐的情形。

不要一次喝太多水，可改为多次饮用，基本不会出现想要呕吐的状况。

尽量挑选自己喜欢的食物吃，不要勉强吃不想吃的食物。

增加单糖的摄取，例如柳橙汁及葡萄汁就是不错的选择。

服用维生素 B_6，可减轻恶心的感觉。

在睡前可以吃一些食物（例如苏打饼干、吐司），或喝一杯温牛奶，这样隔天起床才不会因为空腹感而产生恶心的情况。

由于早晨体内的血糖较低，容易产生恶心、呕吐的感觉，因此起床后可以先在床上吃点东西（例如苏打饼干），然后再下床。

由于铁剂容易导致恶心、呕吐的情况，若孕妇因为贫血而服用铁剂，在此阶段应该先停止服用。

>> 新妈咪小贴士

有两个常用来减轻孕吐的饮食疗方：

(1)生姜乌梅饮。乌梅肉、生姜各10克，红糖适量，将乌梅肉、生姜、红糖加水200克煎汤，每次服100克，每日2次。

(2)姜汁牛奶。牛奶200克，姜汁10克，白砂糖20克，将鲜牛奶、生姜汁、白糖混匀，煮沸后即可，温热服，每日2次。

贫血时的饮食对策

孕妇在怀孕期间，多数会出现不同程度的贫血，其发生原因与营养不良有密切关系，其中绝大多数孕妇属于缺铁性贫血。而饮食治疗是治疗贫血的有效手段之一，以下食物有利于改善贫血症状和补充造血功能的营养成分，可适当选用。

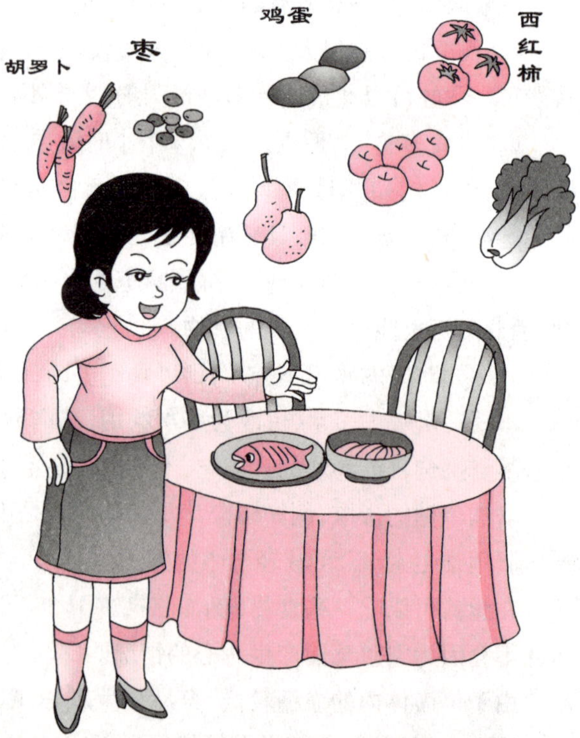

富含优质蛋白质的食物：如蛋类、乳类、鱼类、瘦肉类、虾及豆类等。

富含维生素C的食物：新鲜的水果和绿色蔬菜，如酸枣、杏、橘子、山楂、西红柿、苦瓜、青柿椒、生菜、青笋等。维生素C有参与造血、促进铁吸收利用的功能。

富含铁的食物：鸡肝、猪肝、牛羊肾脏、瘦肉、蛋黄、海带、黑芝麻、芝麻酱、黑木耳、黄豆、蘑菇、红糖、油菜、芹菜等。铁是构成血液的主要成分，缺铁性贫血者较为常见。

富含铜的食物：铜的生理功能是参与造血，铜缺乏也能引起铁的吸收障碍和血红蛋白合成减少。上述食物日常饮食中应注意调配，尽量做到食物的多样化。

>> 新妈咪小贴士

下面是孕妇补血的两个食疗方。

花生枸杞蛋。取花生仁100克，鸡蛋2个，枸杞子10克，红糖50克，大枣10枚。先将花生仁、枸杞子煮熟，然后放入红糖、大枣和鸡蛋，再煮片刻服食，每天1次，连服10～15天。

当归生姜羊肉汤。取当归、生姜各15克，羊肉250克，山药30克。先将羊肉洗净切块，当归用纱布包好，再将山药、姜片放砂锅内，加水适量，共炖汤，烂熟后放调味品，饮汤食肉，每周3～4次，连用20天。

孕期准妈妈要“因时择食”

“因时择食”是指妇女怀孕后，一要注意根据妊娠的月份不同，随时更换食谱；二要随着季节的变化，在饮食上有所差异。

中医学认为，“人与天地相应，与日月相参”，自然界气候的变化，时时影响着人体的生理、病理情况，孕妇更容易受影响。因此，随着胎儿在孕妇体内的生长发育，其营养需求不同，故孕妇的饮食不应千篇一律，应根据胎儿的成长，适应其生理性、代谢性需要，采取适宜的饮食。

>> 专家温馨提示

妊娠中应控制怀孕中的体重，避免过度肥胖，已经引起所有孕妈妈的关心及成为妇产医学研究的重要课题。孕妈妈孕期体重增加量，正常的标准是8～12千克。超过上述范围，就应设法控制，因为怀孕期肥胖可引起妊娠期高血压疾病、糖尿病及难产，也可能引起巨大儿或胎儿宫内发育迟缓。在孕期储存的大量脂肪，在分娩以后也很难快速恢复到正常范围。因此，要重视怀孕中的体重控制，选择合适的饮食，并加强运动，以防止肥胖发生。

根据季节选择饮食：

春天，万物复苏，人体之阳气亦随之升发，此时应养阳，在饮食上要选择一些能助阳的食物，如葱、荽、豉等。在饮食品种上，也应由冬季的膏粱厚味转变为清温平淡。孕妇一定要多吃些蔬菜。中医还主张：当春之时，食味宜减酸益甘，以养脾气，饮酒不可过多，米面团饼不可多食，致伤脾胃，难以消化。

夏季，酷热多雨，暑湿之气易乘虚而入，人们的食欲降低，消化力也减弱，因此，在膳食调配上，宜少食辛甘燥烈食品，以免过分伤阴，多食甘酸清润之品，如绿豆、西瓜、乌梅等，但不宜饮冷无度，这对孕妇尤为重要。

秋天，气温凉爽、干燥，人们的食欲逐渐提高，再加上各种瓜果大量上市，应特别注意“秋瓜坏肚”，立秋之后不论是西瓜还是香瓜、菜瓜，都不能任意多吃了，否则会损伤脾胃的阳气。因气候干燥，在饮食的调理上，要注意少用辛辣的食品，如辣椒、生葱等。宜食用芝麻、糯米、粳米、蜂蜜、枇杷、甘蔗、菠萝、乳品等柔润食物。

冬天，气候寒冷，虽宜热食，但燥热之物不可过食，以免使内伏的阳气郁而化热。饭菜口味可适当浓重一些，有一定的脂类。因绿叶蔬菜较少，故应注意摄取一定量的黄绿色蔬菜，如胡萝卜、油菜、菠菜、绿豆芽等，避免发生维生素 A、维生素 B_2、维生素 C 的缺乏症。为了防御风寒，在调味品上可以多用些辛辣食品，如辣椒、胡椒、葱、姜、蒜等。此外，炖肉、熬鱼、火锅亦可多食一点。冬季切忌黏硬、生冷食物，此类属阴，易伤脾胃之阳。对于孕妇来说，冬季是进补的最好时机。

孕期也要关注营养过剩

目前，我国的孕妇普遍体重偏高、胎儿偏大，这也是妊娠综合征、剖宫产率、巨大高危儿逐年增多的主要原因。

许多孕妇一旦发现自己怀孕后，就开始担心自己是否缺这缺那，担心宝宝的营养不够齐全。在她们看来，只要是对胎儿有帮助的东西，都应该尽量地吃。因此孕妇在孕期大吃大喝，特别是碳水化合物摄入过多，可能引起饮食性糖尿病，这种情形以怀孕中期和孕晚期较多见。原因是随着胎儿的成熟，胎盘会分泌一些抗胰岛素物质，若孕妇吃得过多，营养过剩，会使胰岛素细胞分泌的胰岛素不能将血液中的糖转化成糖原储存起来，于是过高的血糖导致肾脏对糖的吸收负担加重，肾小管对糖的重吸收不完全，尿中糖含量就会上升。

孕妇的膳食要多样化，尽可能食用天然食品，少食高盐、高糖及刺激性食物，最好不要增加饭量，可以多吃些辅食。在合理膳食的基础上，孕妇要适当参加运动，也可以做一些强度不大的家务活，以促进体内新陈代谢，消耗多余的脂肪，维持营养平衡，这样才有益于孕妇和胎儿的健康。

孕妇变着花样进补，除了造成自身肥胖以外，也容易产下巨大儿。新生儿的理想体重为 3000～3500 克，超过 4000 克即为巨大儿。胎儿过大对孕妇是个负担，它会导致剖宫产率升高，还可能引发产后大出血。更重要的是，巨大儿长大后出现肥胖、高血脂、心脏病、糖尿病的几率比一般人要高。目前已经出现的糖尿病低龄化倾向，与孩子在母体时“底子”打得过足关系密切。

有些孕妇在怀孕期间猛吃水果，以为可以补充各种维生素，还能让孩子皮肤变白,实际上这会使孕妇过胖,而且影响其他食物的吸收,反而造成营养不良。有些孕妇认为蛋白质的摄取十分重要,于是在均衡膳食的基础上盲目补充蛋白质粉。结果,过多的蛋白质摄入后容易转换成脂肪,造成孕妇肥胖,而且蛋白质的过度分解和排出也加重了肾脏的负担。

孕期中的女性可以“少食多餐”取代“一日三餐”,定好食物摄入量,每天分几次摄入,每次吃得少一点,这是由孕妇的生理特点决定的。孕妇可以在早餐、中餐之后的两个小时分别加早点、午点。不过应尽量保证早、中、晚餐的摄入比例保持在30%、40%、30%,每天的摄入热量控制在2300千卡左右。在三种能量的摄入比例中,建议蛋白质10%~15%,脂肪20%~30%,碳水化合物60%~70%,而在能量内部,也要注意来源的构成,比如说蛋白质来源构成比例最好保持动物性44%,豆类23%,植物性33%。

>> 专家温馨提示

怀孕期间,孕妇的体重增加最好不能超过13.5千克。此外,增加的重量与速度一样重要。在怀孕的头3个月,体重增加1~2千克比较适宜,怀孕中期及孕晚期,每星期体重增加0.5千克最为理想。

准妈妈工作餐

职业女性在紧张繁忙的工作中,吃着每日千篇一律的工作餐,职场准妈妈如何才能保证自己和胎儿的营养呢?

吃工作餐的原则:挑三拣四+降低口味要求

准妈妈应该讲究五谷杂粮、平衡膳食,但是,对待工作餐却要“挑三拣四”,避免吃到那些对孕期不利的食物。另外,准妈妈此时不能再由着性子爱吃什么就吃什么,而应该从营养的角度出发来选择食物,降低对口味的要求。

1. 慎吃油炸食物

工作餐中的油炸类食物,在制作过程中使用的食用油难免是已经用过若干次的回锅油。这种反复沸腾过的油中有很多有害物质,准妈妈最好不要食用工作餐里的油炸食物。

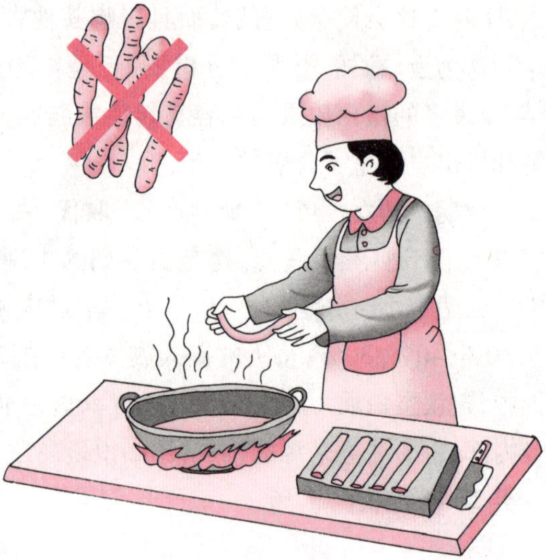

2. 拒绝味重食物

工作餐里的菜往往不是咸了就是淡了。准妈妈应少吃太咸的食物，其他辛辣、调味重的食物也应该明智地拒绝。

3. 饭前吃个水果

为了弥补吃新鲜蔬菜不足，准妈妈可以在午饭前30分钟吃个水果，以补充维生素缺乏。

4. 挑选饮料

准妈妈别忘了慎重选择饮料。健康饮料包括矿泉水和纯果汁，而含咖啡因或酒精的饮料则对孕期不利。

食物挑选原则：携带食用方便+含孕期所需营养

自己带食品，不仅可以为经常发生的饥饿做好准备，避免出现尴尬，还能适当补充工作餐中缺乏的营养。

1. 袋装牛奶

吃工作餐的职场准妈妈需要额外补充一些含钙食物，把牛奶带到办公室饮用是个不错的选择。如果办公室没有微波炉加热，别忘了挑选的牛奶应该是经过巴氏杀菌消毒的。

2. 水果

新鲜水果对准妈妈好处多多。如果办公室清洗不方便，早上出门前清洗后，用保鲜膜包裹。

3. 饱腹食物

可选择全麦面包、消化饼等粗纤维的面食。核桃仁、杏仁等坚果也不错，不仅体积小、好携带，而且含有孕妈咪需要的多种营养元素。

>> 准妈妈大课堂

发生早孕反应了，准妈妈往往容易出现食欲不振。工作午餐不如在家吃饭选择多，怎么办呢？

①重质不重量。发生早孕反应的一段时期中，挑最有营养的食物吃，将营养缺乏的可能降到最低。

②换个吃饭地点。如果公司的餐厅又吵又乱，影响了你的食欲，不妨将午餐带到办公室，吃的过程中放点轻松的音乐，尽可能创造一个舒适的进餐环境。

③吃什么更有效。对不同的人，能够减轻妊娠反应的食物是不同的，各位准妈妈要善于在工作餐中发现这样的食物。

4. 自制食品

自己动手，做出满足自我口味，并且携带、食用均方便的营养食品。

有益孕妇的水果零食

红枣

红枣富含使人延年益寿的维生素 P，位居百果之冠，维生素 C 的含量比梨高出数十倍，富含蛋白质、脂肪、有机酸、钙、磷、铁、胡萝卜素及 B 族维生素等多种营养成分，是孕产妇滋补的佳果。红枣性平味甘，具有补血安神、补中益气、养胃健脾等功效。

枣中还含有一种治疗高血压的药物成分芦丁，孕妇常吃红枣可防治妊娠高血压。

板栗

与红枣、柿子一起被称为“三大木本粮食”。板栗富含蛋白质、脂肪、碳水化合物、钙、磷、铁、锌、多种维生素等营养成分，有健脾养胃、补肾强筋、活血止血之功效。

孕妇常吃板栗不仅可以健身壮骨，而且有利于骨盆的发育成熟，还有消除疲劳的作用。

花生

味甘气香，脆润可口，有和胃、健脾、滑肠、润肺、化痰、养气之效。500 克干花生米含蛋白质 130 克，相当于 1250 克瘦猪肉蛋白质的含量。花生含人体必需的不饱和脂肪酸远比猪油等动物油多。此外，糖、钙、磷、卵磷脂、胆碱以及维生素 A、维生素 B、维生素 E、维生素 K 等的含量也较丰富，孕妇常吃可以预防产后缺乳。生花生衣（即红薄皮）中含有止血成分，能够对抗纤维蛋白溶解，增强骨髓制造血小板的功能，缩短出血时间，提高血小板量，改善血小板质，加强毛细血管的收缩功能，是孕妇防治再生障碍性贫血的药膳。

用新鲜花生衣煎水代茶饮，还可以防治妊娠高血压综合征。

瓜子

葵花子与西瓜子富含脂肪、蛋白质、锌等微量元素及多种维生素，可增强消化功能。孕妇在饭前或饭后嗑瓜子，消化液就随之不断地分泌，对于消化与吸收十分有利。

饭前嗑瓜子能够促进食欲，饭后嗑瓜子能够帮助消化，如能数种瓜子混合嗑效果更佳。

秋梨

秋梨被誉为“百果之宗”，是我国最古老的果木之一。它质脆多汁，清甜爽口，醇香宜人。其性甘寒微酸，有清热利尿、润喉降压、清心润肺、镇咳祛痰、止渴生津的作用，可治疗妊娠水肿及妊娠高血压。它还具有镇静安神、养心保肝、消炎镇痛等功效。

将生梨去核后塞入冰糖 10 克，贝母 5 克，水适量，文火炖熟，服汤吃梨，可防治外感风寒、咳嗽多痰等疾患。

柿子

每 100 克柿子含糖 20 克，蛋白质 0.7 克，脂肪 0.1 克，碘 49.7 毫克，还富含多种维生素及钾、铁、钙、镁、磷等，其矿物质的含量超过苹果、梨、桃等水果，其营养及药用价值均适宜孕妇适量食用，尤其适合妊娠高血压综合征的孕妇食用。柿子的蒂和叶都是中药。柿蒂可以降逆气、止恶心，治疗呃逆、嗳气等。柿叶有抗菌消炎、止血降压等作用，是民间常用的草药。柿子虽然有很好的营养及医疗作用，它也有不足之处。柿子有涩味，吃多了会感到口涩舌麻，收敛作用很强，引起大便干燥，遇酸可以凝集成块，与蛋白质结合后产生沉淀。

柑橘

柑橘富含柠檬酸、氨基酸、碳水化合物、脂肪、多种维生素、钙、磷、铁等营养成分，是孕妇喜欢吃的食品。500 克橘子中含有维生素 C 250 毫克，维生素 A 2.7 毫克，维生素 B_1 的含量居水果之冠。柑橘中所含的矿物质以钙为最高，磷的含量也超过大米。柑橘的皮、核、络都是有名的中药。孕妇每天吃柑橘不应该超过 3 只，总重量在 250 克以内。

>> 准妈妈大课堂

孕妈咪吃口香糖好吗？在漫长的“十月怀胎”中，孕妈妈很容易发生龋齿。全国牙防组和木糖醇专家经过实验，验证木糖醇可以有效防止蛀牙发生。孕妈妈怀孕6个月后开始咀嚼木糖醇口香糖，每天咀嚼3粒就会使口腔中导致龋齿的变形链球菌减少，使生下的宝宝日后患龋齿的风险降低一半。另外，咀嚼木糖醇口香糖则可以增加唾液分泌，减少唾液酸度，在一定程度上预防龋齿，简单且方便。但是，还有大部分口香糖是以蔗糖为甜味剂的，咀嚼这些口香糖时，会使糖分长时间在口腔内停留，口腔中的致龋菌会利用蔗糖产生酸性物质，腐蚀牙齿，致使牙齿脱钙，从而诱发龋齿。

无花果

无花果的果实无论鲜品还是干品均味美可口。它富含多种氨基酸、有机酸、镁、锰、铜、锌、硼及维生素等营养成分。它不仅是营养价值高的水果，而且是一味良药。它性甘味酸平，有清热解毒、止泻通乳之功效，尤其对于痔疮便血、脾虚腹泻、咽喉疼痛、乳汁干枯等疗效显著。

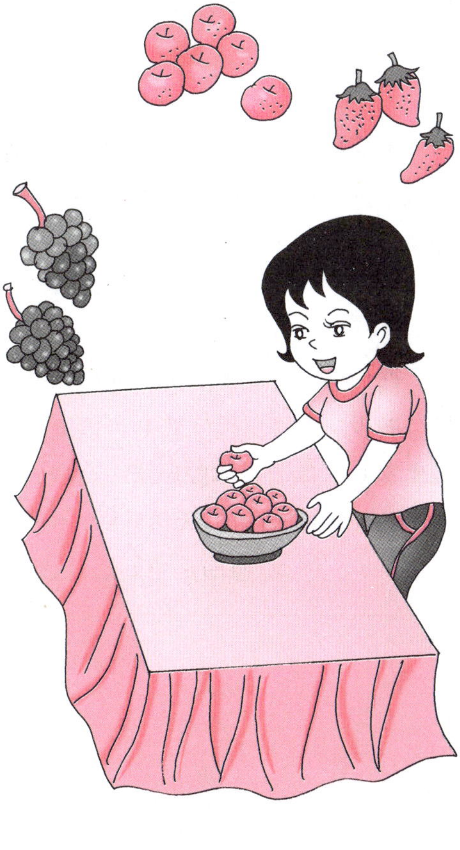

苹果

含有多种维生素和矿物质、苹果酸鞣酸和细纤维等，许多孕妇怕胖，多吃苹果则可防止过度肥胖，同时对胎儿发育很有帮助。苹果对肠胃功能也具调节作用，若能连皮一起吃，无论便秘还是拉肚子都能改善。

苹果还能缓解孕吐，对食欲差、恶心都有不错的疗效。

樱桃

所有水果中，樱桃所含的铁质特别丰富，大约是苹果、橘子、梨的20倍，而且它还含有胡萝卜素，比葡萄、苹果、橘子多4～5倍，另外含有维生素B_1、维生素B_2、维生素C以及柠檬酸、钙、磷等营养成分，多食用可补血及帮助肠胃功能。若孕妇食欲不佳，更应积极吃樱桃，对胎儿很有帮助。

草莓

草莓含丰富的维生素C，可预防感冒，其中所含果胶和有机酸可分解食物中的脂肪，促进食欲及加强肠胃蠕动，而且草莓可去除体内的重金属。但比较麻烦的是草莓的清洗问题，应格外仔细，以消除农药残留。

葡萄

葡萄富含铁、磷、钙、有机酸、卵磷脂、胡萝卜素及维生素B_1、维生素C等，孕妇血色不足、血压偏低、循环不好、冬天手脚冰冷，多吃葡萄可帮助改善，更重要的是，如果孕妇有出血现象，葡萄还有安胎作用，而且能帮助胎儿发育。

西柚

西柚中含有宝贵的天然维生素P和丰富的维生素C以及可溶性纤维素，是含糖分较少的水果。维生素P可以增强皮肤及毛孔的功能，有利于皮肤保健和美容。维生素C可参与人体胶原蛋白合成，促进抗体的生成，以增强肌体的解毒功能。

此外，西柚含有的天然叶酸，不但对早期妊娠非常重要，而且在整个怀孕期也必不可少。因此，西柚是孕妇的首选水果。

孕妇宜吃的蔬菜

萝卜

萝卜的营养成分很丰富，据分析，萝卜含有丰富的蛋白质、脂肪、糖类、有机盐、钙、磷、铁和维生素C、维生素 B_1、维生素 B_2，以及淀粉酶、苷酶、氧化酶、触酶等多种酶类，特别是维生素C的含量，比梨和苹果高8～10倍，故萝卜素有“地下梨”之美称。此外，萝卜还含有芥子油，萝卜的辛辣味就是芥子油的缘故。它和萝卜中的酶类相互作用，有促进胃肠蠕动、增进食欲、帮助消化的功效，并且萝卜还能促进胆汁分泌，有利脂肪的消化，起到减肥的作用。

《四声本草》中说：“凡人饮食过度，生嚼咽之便消。”其中的“生嚼”很合乎科学，因为萝卜中的淀粉酶不耐热，在70℃便被破坏，且维生素C也不耐高温，所以最宜生吃。

萝卜在我国最早用于中药治病，它有顺气消食、止咳、化痰、除燥生津、散淤解毒、清凉止渴、利大小便等功效。民间常用萝卜治病，如用白萝卜煎汤可治伤风感冒；用萝卜、生姜、蜂蜜加水煎服，可治咳嗽、哮喘；用白萝卜汁和藕汁混合服用，可治吐血、便血；白萝卜汁加蜂蜜服用，有降压降脂作用。

近年来，医学专家发现萝卜还有抗癌功效，这是因为萝卜所含的多种酶能消除致癌物质——亚硝胺。萝卜中的木质素，能提高吞噬细胞的活力，如吞噬癌细胞，起到防癌作用，故孕妇不妨多吃点萝卜。

>> 准妈咪小贴士

为了平安度过最后一段日子，每餐不能忘记B族维生素，当感觉胃灼热和胃不舒服时，可分成多次少量食用。

黄瓜

黄瓜性味甘、凉，具有除热、利尿、解毒等功效。黄瓜，既是菜又是水果，含水分多，而且有清甜味，鲜嫩的黄瓜甘凉中略带苦涩味。黄瓜含有丰富的钾盐（每100克中含有102毫克）和糖分，以及微量的胡萝卜素、维生素C和无机盐（钙、磷、铁等），还含有纤维素，对促进腐败食物的排泄和降低胆固醇有一定作用。

中医认为，黄瓜性味甘、凉，具有除热、利尿、解毒等功效。鲜黄瓜含有丙醇二酸，可以抑制糖类物质转化为脂肪。对肥胖的患妊娠高血压综合征及高脂血症的孕妇吃煮黄瓜最合适的时间是在晚饭前，一定要注意，要在吃其他饭菜前食用。因为煮黄瓜具有很强的排毒作用，如果最先进入体内，就能把后来吸收的食物脂肪、盐分等一同排出体外。坚持这种方法，还能起到降体重的作用。此外，用黄瓜煮汤也是不错的选择。而且黄瓜的嫩子中含有维生素 E，可以抗衰老，也有利于胚胎生长。

食用黄瓜生、熟皆宜。熟吃可以切丝、片、丁、块炒菜，生吃可用冷水洗净去皮直接食用。孕妇适当吃些黄瓜是有益的。

孕妇应少吃的食物

孕妇应注意营养的摄入，但同时也该注意到有些饮食会对自己或者胎儿产生不良影响，以下食物孕妇尽量不吃或少吃。

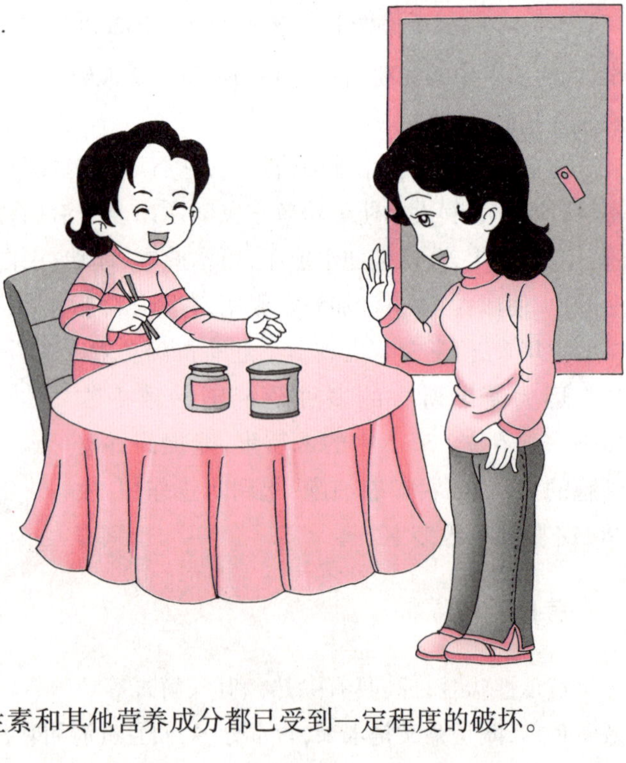

罐头食品

罐头食品在制作过程中都加入一定量的添加剂，如人工色素、香精、防腐剂等。尽管这些添加剂对健康成人影响不大，但孕妇及婴儿食入过多则对健康不利。另外，罐头食品营养价值并不高，因为经高温处理后，食品中的维生素和其他营养成分都已受到一定程度的破坏。

菠菜

人们一直认为菠菜含有丰富的铁质，具有补血功能，所以被当作孕期预防贫血的佳蔬。其实，菠菜中含铁不多，仅而含有大量草酸。草酸可影响锌、钙的吸收。

孕妇过多食用菠菜，会使体内钙，锌的含量减少，影响胎儿的生长发育。

巧克力和山楂

过多食用巧克力会使孕妇产生饱腹感，因而影响食欲，引发身体发胖，而必需的营养素缺乏，孕妇较喜欢吃酸东西，山楂便成了首选果品。山楂对子宫有兴奋作用，孕妇过食会使子宫收缩，可能引起流产，故要少吃或以其他水果代替。

第二章

孕期保健

辛苦的孕妈妈此时的早孕反应似乎更厉害了，而且随着胎儿的成长，孕妈妈的体重也开始增加。除了生理上的不适，心理上的烦躁情绪，也会给孕妈妈制造很多麻烦。此时，孕妈妈要正视这些正常反应，做好孕期保健，相信不适反应会慢慢消失。

孕期身体的保健

宜注意口腔保健

有一句古老的谚语："怀一个孩子，掉一颗牙齿。"妊娠期间，孕妇往往忽略了口腔卫生，而使牙齿被损坏了。其实，只要孕妇像平时一样注意口腔卫生，牙齿一定能保养得很好。

孕期的乳房的护理

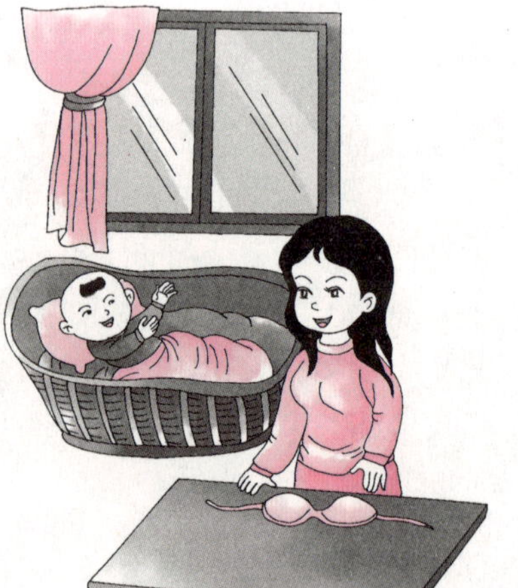

乳房是乳汁的天然加工厂，而乳汁又是宝宝的最佳食品。如果乳房不保护好的话，宝宝的食品来源就要受到限制。

为了宝宝能够健康成长，妈妈应从孕期就做好乳房及乳头的护理工作，为哺乳做好充分准备。

如果确定怀孕了，准妈妈就应该把紧身的上衣及胸罩收藏起来，以免压迫乳房影响乳腺的正常发育，从而影响哺育孩子。准妈妈应选择柔软吸汗的，最好是全棉质地的内衣。

怀孕5～6个月后，经常用肥皂和温水擦洗乳头，使乳头表皮增生变厚、富于弹性。擦洗后在乳头和乳晕上涂一层油脂，以防皲裂，否则，哺乳时易导致乳头破裂。

若乳头内陷，应试法纠正。擦洗干净后，可做乳头伸展练习。具体方法是：先将两拇指平行地放在乳头两侧，慢慢地由乳头向两侧外方拉开，牵拉乳晕皮肤及皮下组织，使乳头向外突出，重复多次；随后将两手拇指分别放在乳头上下两侧，由乳头向上纵形拉开，并重复多次。此练习每日两次，每次5分钟。

孕期私密处的保养

由于阴道分泌物增加，阴道环境变得较为潮湿，滋生病菌的机会也增大了，你要特别注意是否有感染病菌的情形。通常正常的分泌物为白色或透明色、无异味，且不会痒，如果你的阴道分泌物有异味、且呈黄色、奶酪状、有发痒状况出现，就可能感染了细菌或霉菌。一般来说，只要就医治疗，并不会对胎儿有不良影响。但万一感染的情形严重，例如产生上行性的感染，造成骨盆腔发炎、绒毛膜发炎，就可能影响到胎儿健康，所以为了你与肚里宝宝的健康，一定要保持阴道的干爽与卫生！

私密处护理方案

保持阴部的干爽，尽量穿着宽松舒适、透气吸汗的衣服，避免穿太紧的内裤及衣物。

每晚睡前用温水清洗外阴，不要冲洗阴道内部。

阴道内部是pH3.8～pH6的弱酸性环境，病菌不易在这样的环境下滋长，如果使用清水或是任何清洁剂冲洗阴道内部，就可能破坏了阴道原有的环境，使感染病菌的几率增加。

内裤应选用纯棉、透气的款式，注意每日更换，并及时清洗晾晒。

> **>> 专家温馨提示**
>
> 孕妈咪洗澡的方式最好采用淋浴。因为盆浴时孕妇的全身都浸泡在水中，水中的不清洁物或有害的细菌可能进入阴道而引起感染，甚至炎症波及子宫颈和子宫腔，同时如果不将澡盆清洗消毒很容易发生传染病，如滴虫性阴道炎、霉菌性阴道炎等。

阴部如果有发炎现象，在淋浴时，切忌使用肥皂或含有香精成分的刺激性用品，也不可使用过热的热水淋浴，避免加剧红肿或瘙痒的症状。

孕期的口腔护理

的确,怀孕期是女性一个特殊的生理时期,由于女性内分泌和饮食习惯发生变化,体耗增加等原因,往往容易引起牙龈肿胀、牙龈出血、蛀牙等口腔疾病。那么如何做好孕期的口腔保健呢?

(1)重视怀孕期口腔卫生,掌握口腔保健的方法,坚持每日两次有效刷牙。有证据表明,如果能完全保持口腔卫生,牙龈炎症将很难产生。对于容易感染蛀牙的孕妇,可以适当用一些局部使用的氟化物,如氟化物漱口液、氟化物涂膜等。

(2)做好定期口腔检查和适时的口腔治疗。孕期里口腔疾病会发展较快,定期检查能保证早发现、早治疗,使病灶限于小范围。对于较严重的口腔疾病,应选择合适的时间治疗。妊娠早期(1 ~3 月)治疗有可能引起流产。妊娠后期(7 ~9 月)胎儿发育进入关键时期,许多药物以及麻醉不能使用。所以合适的治疗时间是妊娠中期(4 ~6 月)。

(3)增加营养摄入,保持营养平衡。除了充足的蛋白质外,维生素 A、维生素 D 和一些无机物,如钙、磷摄入也十分重要。怀孕期间增加摄入营养素,不仅可以起到保护母亲的作用,使肌体组织对损伤的修复能力增强,而且对胎儿的牙齿和颌骨的发育也有帮助。

(4)适当地增加使用不含蔗糖的口香糖清洁牙齿,如木糖醇口香糖。木糖醇是一种从白桦树或橡树中提取的甜味剂,不含蔗糖,因此不会引起蛀牙。这种口香糖具有促进唾液分泌、减轻口腔酸化、抑制细菌和清洁牙齿的作用,如果怀孕期间能在餐后和睡觉前咀嚼一片,每次咀嚼至少 5 分钟,对于牙齿和牙龈健康是很有帮助的。

>> 新妈咪早知道

据芬兰科学家做的临床研究发现,坚持每天使用木糖醇含量占 50% 以上的木糖醇口香糖,可以使龋齿的发生减少 70% 左右。

因此,妊娠期只要注意保护,生孩子不仅不会丢牙齿,而且生出来的孩子,牙齿都会结实健康。

准妈妈工作中的日常保健

职场准妈妈在工作中安全保胎

在工作岗位上的准妈妈要注意许多方面的事情，因为稍不注意就会引起不安全的情况。即使是在比较紧张的工作当中，感到疲劳时也要稍事休息，哪怕5分钟或10分钟也好，条件允许的话，可到屋顶平台或阳台上呼吸一下新鲜空气。做事务性工作的人，长时间保持一种姿势，是很难受的，也很容易疲劳，要不时改变一下姿势，伸伸胳膊、腿，以解除疲劳，像商场的售货员那样长时间站着工作的人，要随时注意休息，在椅子上坐一会儿。此外，长时间在椅子上坐着工作的人，要在脚下垫一个小台子，抬高脚的位置，防止浮肿。

妊娠早期孕妇容易尿频，总想上厕所。不要因为正在工作而憋着，这对身体不好。不管别人怎么看，感到尿意就立即去厕所，这是一件大事。随着胎儿的成长，母体的血液循环负担加重，因此，突然站起，向高处伸手放东西或拿东西，会发生眼花或一时性脑缺血，容易摔倒，所以要注意：一切行动都应采取“慢动作”。

为使身体得到休息，要充分利用午休和其他休息时间。如果有休息室，就躺下休息，或坐在椅子上休息。也可在户外晒晒太阳、散散步或做点轻微运动，放松放松身体。这些都可变换心情，解除疲劳。

孕期工作中保养皮肤有妙招

妊娠期间因为激素的关系，皮肤失去光泽，或者皮肤的类型有所改变。这是由于新陈代谢旺盛，汗和皮脂都增多了的结果，而且，因为皮肤变得敏感了，稍不注意，皮肤就粗糙了。

在妊娠期，也不要懒得保养皮肤。应以一个漂亮的、有魅力的准妈妈的心态度过妊娠期，收拾得干干净净的，自己也会感到心情愉快，对产后恢复皮肤功能也有好处。

洗脸

妊娠期的美容，主要是洗脸，早晚两次。使用平时常用的香皂，擦出泡沫来，仔细地洗，洗干净以后，抹上护肤品。夏天是容易出汗的季节，需增加洗脸次数；勤洗脸,不光是为了去掉油垢,也可使心里感到爽快。由于激素的作用,准妈妈脸上容易长妊娠斑,一般在产后就会褪去,不必十分介意。受紫外线照射也容易长妊娠斑,所以不要让强烈的阳光直射在脸上。散步或外出时,要戴太阳帽,并在脸上抹些防晒霜,以保护皮肤。

孕期重点护理

随着孕期的推进,乳房会不断增大,对乳房的呵护也更为重要。同时,也要做好私密处的保养工作。这对孕妇和宝宝的健康很关键。

孕期房事注意

只要你的孕期状态一切正常,孕期性生活是完全允许的。整个怀孕期间夫妻双方应该保持亲密关系,同时,也不必刻意把性行为当作一种义务。

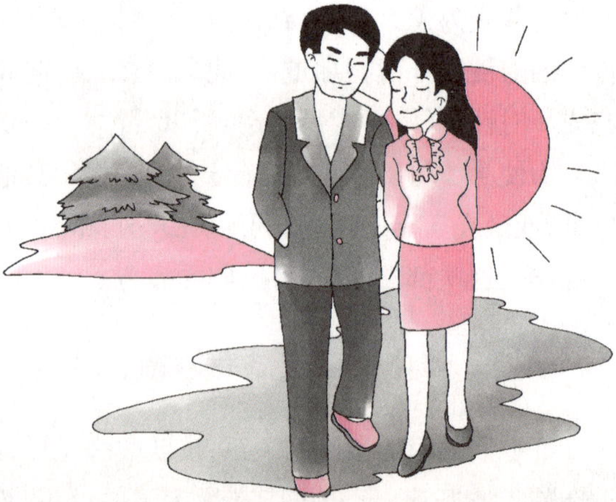

如果对孕期性生活不放心的话,只要经妇产科大夫检查,或更慎重一点,男女双方都做检查,生理上若没有需要顾虑的问题,性生活就可以和平常一样。

不过性生活在胎儿尚未稳固的孕早期,以及大腹便便的孕晚期需要慎重。怀孕前期,胚胎发育还不稳定,在性爱的激烈撞击下,有时会造成出血现象,容易造成流产;而怀孕后期进行性爱的时候,激烈撞击会导致子宫产生收缩,进而提高早产的概率。如果你此前有过剖宫产经历,孕晚期应避免激烈的性爱动作,以免造成旧伤口撕裂。

适合孕期性爱的姿势

孕期的性爱姿势以舒适和不压迫为首要原则。比较适合孕期的性爱姿势有：

(1)坐入式：女方面对面坐在男方双腿之上，适合腹部不太大的时期。当腹部变大时，女方可转过身体用坐姿后入式。

(2)男上女下式：男方在上面，但应注意双手支撑，以免对女方腹部造成压迫，这种姿势可一直运用到腹部隆起过大为止。

(3)女上男下：可方便女性控制阴茎插入阴道的方向、深度以及两阴相互运动，并可完全掌握腹部及其他部位受刺激情况，这样比较安全。

>> 新妈咪小贴士

怀孕中期是最适合性爱的时期。此期，胎盘已经发育完全，胎儿生活在一个有厚壁的子宫腔里，周围又是温暖的羊水，羊水可以减轻震荡和摇摆，很安全。

(4)侧卧式：两人可以面对面或面向同一方向，女方将上面一脚抬高，可以放在男方的肩上或枕头上，也可以由男方从背后进入，这样女方会比较舒服，而且可使腹部免受压迫。

孕期性生活的安全守则

保持良好的卫生习惯，性爱前后最好能冲洗身体，让彼此更加舒服、放松，也能避免阴部感染。

使用保险套，避免细菌感染，同时还能避免精液中的前列腺素刺激子宫收缩，引发早产。

可以适度使用情趣商品，但要注意清洁，且不宜太过深入，避免造成羊膜破裂，增加细菌感染的机会。

哪些情况需暂停性生活

有习惯性流产病史的女性。

有子宫颈闭锁不全病史的女性。

有产前出血或前置胎盘情形的女性，要禁止较深入的性交方式。

有流产病史、早产病史或早期破水的女性。

有阴道炎或严重内科疾病的女性。

性伴侣有性器官方面的疾病。

孕10月要严禁性生活，因为胎儿已经进入骨盆，子宫颈逐渐成熟或子宫颈变短，子宫已经下降，子宫口逐渐张开。如果此时过性生活，易引起早产、早期破水，也会把细菌或其他病原体带入阴道和子宫颈而引起感染。

怀孕时要避免电磁辐射

科技发达的今天，在家里、办公室和大街上，电辐射无处不在。它们是否会危害孕妇和未出生的宝宝呢？

各种家用电器的出现大大方便了我们的日常生活，如吸尘器、电磁炉、微波炉、烤箱、电脑、电视、收音机，甚至出现了电子闹钟，但同时，我们被包围在看不见但又无处不在的电磁波中！

打开床前灯的开关时，灯还没有亮，电线里的电压就会产生电场；如果我们打开了电灯，电流就会通过电子移动产生磁场。有时电场和磁场混在一起，彼此相互作用，以致我们无法区分。因此，我们就把它混称为电磁场。

我们身边围绕的就是这种电磁波，一种在空气中移动的波束所形成的波浪。当波束在空气中遇到人体时，就会不知不觉进入人体，引起细胞升温，但无论如何，在短期内它是不会影响人体健康的，因为吸进去的热量会很快自然散发出去。此外，我们的身体已经习惯“在运动中”，尤其是在阳光下被“加热”，因此，不会影响我们的身体机能。

逃离电磁辐射

对电磁辐射长期影响产生的作用，我们几乎一无所知。每天接触各种电器，对我们，尤其是对怀着孩子的孕妇有没有危险呢？20多年来，证明电波和电场有无危害的研究一直在进行之中，而且说法自相矛盾。

其实，对孕妇来说，电磁波引发胎儿畸形的担心大可不必。因为胎儿在我们厚厚的腹部皮肤和细胞组织的保护下，并且还有羊水隔绝着。对于电磁波是否会引发自然流产和早产，科学研究仍然是空白，没有任何肯定或否定的结论。面对这种缺乏确定结论的情况，专家们建议：孕妇应当谨慎地避免接触电磁波，但不必过于紧张。

1. 微波炉

微波炉，它是我们做饭速战速决的好帮手。不久以后，你或许就会用它来给孩

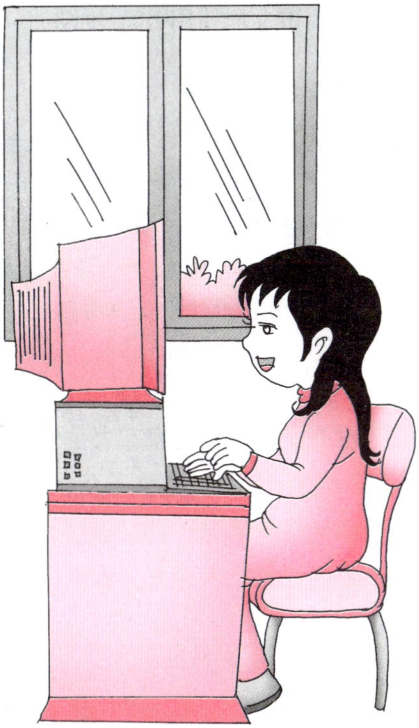

子加热牛奶、菜饭。顾名思义，微波炉会释放电磁波，这一点令人们不由地对它是否对身体有害产生怀疑。

物理学博士解释说："在微波炉中，食物的分子被高频的电磁波振动，产生热量，可以烹熟鸡或鱼。关键的问题是，如果微波炉密封不好，微波也同样振动旁边使用者身上的分子！"

但是，在设计上，微波炉是要完全密封，避免任何微波泄漏的。显然，如果我们使用的微波炉不是新买的，门的橡胶垫可能就不会密封得很好。怎么能知道是不是有微波泄漏呢？做一个简单试验：关好微波炉的门，将它开到最大限度。在门的外面放一张铝纸，纸要大于微波炉，如果你听到纸上发出"磁磁"的声音，就证明微波炉的门密封已经不好了，从里面散出的电磁波碰到了金属纸上！专家提醒：最好的办法是更换微波炉。当然，定期清理微波炉也很重要。在搬运时，注意不要磕碰微波炉。

2. 电磁炉

电磁炉容易维护，而且不易烫着孩子的小手，同时，它可以非常准确地控制温度，况且，它的玻璃陶瓷外观也非常漂亮，总之，电磁炉是一件越来越吸引人们的家用电器。

人们信任电磁炉烹制食品的质量，但是很少有人对它可能带来的影响提出质问。其实，电磁炉发射的电磁场很高，比冰箱高出上千倍，甚至上万倍。

这已经是很高的电磁场了，因为孕妇在做饭时，腹中的胎儿正好处在电磁炉放置的高度。

要十分小心和谨慎，把做饭的锅勺"转让"给未来的爸爸，你自己远离炉灶。研究证实：当远离发射源时，电磁强度减弱得非常快。所以，其副作用（如果存在的话）是同距离成反比，越远影响就越小。

也许，你的丈夫根本不会做饭，那就采取第二方案：做饭速度快一些，把菜放在火上后，不要一直站在电磁炉边，要与它保持距离，比如2米。

在家用电器使用方面，你要小心，但大可不必过分担心。

>> **新妈咪小贴士**

孕妇宜少看电视。电视具有放射线影响，看电视也应距电视屏幕2米以外，以防影响胎儿，如果孕妇下腹部接受的放射线过多，除了易引起胎儿死亡、流产外，还会造成胎儿无头症、无脑儿，以及脏器畸形、心脏及泌尿道和眼畸形等。如果居室过于狭小，最安全的办法是不看电视。即使要看，也不要看得太久，时间不宜长，避免看刺激性的电视节目，以防疲劳、精神紧张，从而影响正常的睡眠和身体健康。

3. 电脑

没有一个电脑的家或办公室，已经非常少见了。电视机、电脑除了在屏幕前我们感到的静电之外，更多是从机器后面放射电波的。

在允许的情况下，把电脑和电视靠墙放，这样可以避免你从电视或电脑后边电磁最强的地方穿来穿去。看电视时，最好保持距离在2米以外。

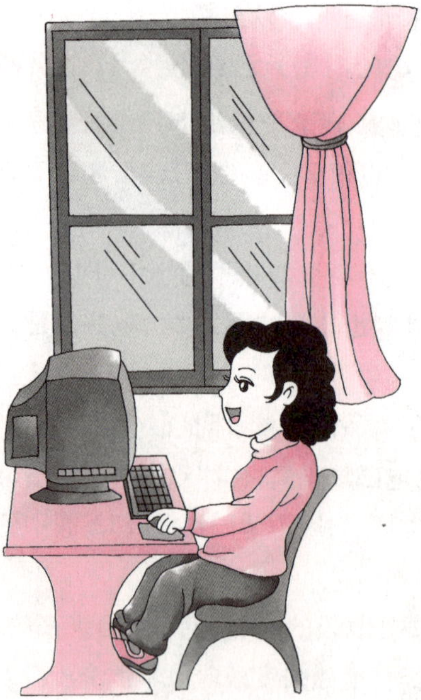

至于电脑，保持50厘米的距离会大大降低电磁场的强度，要注意不要把腹部靠在办公桌上。如果你的办公室里有多台电脑，最好与电脑保持1米的距离。如果可能的话，最好不要直接同电脑成为一线！但是，也没有必要因为怀孕而重新布置办公室，不必过分麻烦同事，更不要强迫他们改变办公桌的方向。

要知道，电磁波的危害目前并未得到证实，但是，过分紧张的危害确实是已经得到了证实。

4. 手机

使用手机也令我们感到担心。对小老鼠进行的试验已经得出结论，让小老鼠暴露在手机发射的电磁场中，手机电波会增加小鼠患脑瘤的几率。但是，试验结论是从一个仅有几克重的动物身上得到的，要将它推理到有几十千克体重的人身上是不合理的。

有一点人们可以确定的是，使用手机可以引起大脑活动的改变。

至于使用手机可能对胎儿产生的影响，对此还没有进行任何系统的研究，还处于怀疑中。所以，给孕妇的建议是：

手边如果有座机，最好不要使用手机。尤其要避免把手机放在肚皮上，比如让腹中的胎儿听出差在外的爸爸的声音，或听远方外婆打来的电话。

丈夫的温馨照顾

丈夫要注意妻子的情绪变化。丈夫的言语和行为对妻子的情绪有直接的影响。如果妻子心情不良使体内产生有害的化学物质而影响胎儿的生长发育，甚至还会造成胎儿畸形、流产等。所以，丈夫在妻子怀孕期应对其倍加关心，体贴入微。

妊娠初期，早孕反应带给妻子身体的不适，而且这时胎儿正处在各器官形成的重要发育阶段，防止被流行病毒所感染而导致胎儿畸形。因此，丈夫要妻子尽量避免到公共场所。为了小宝宝的健康发育，丈夫一定要心甘情愿地承担起必要的家务，还要对妻子多说一些温柔、动听的赞词。为了母子的身心健康，要给孕妇一个温暖、舒适、温馨、安全的家庭环境，这是丈夫不可推卸的神圣义务。

>> 专家温馨提示

妻子在怀孕期会有一些特殊的心理反应，这些反应会对胎儿产生不良影响，这时，作为丈夫就要主动关心妻子，帮助妻子平衡心理，创造良好的心境。比如，丈夫可以让妻子多看一些能激发母子情感的书籍和影片，多与妻子交流胎儿的情况，如经常询问胎动情况、提醒妻子注意胎儿的反应、与妻子一起想象胎儿在母体内的形象……这些对于安抚妻子的心理、增进母子心理联系和感情，都有很大的作用。丈夫除帮助妻子调节好情绪外，自己也要保持良好的心理状态。如果孕妇长期承受较大心理压力，出生后的婴儿不但体重轻、喜爱哭闹，而且消化功能失调，这种孩子长大后往往对环境适应能力较差。因此，丈夫要用自己良好的情绪去影响妻子，切忌惹妻子生气，要经常陪妻子散步、听音乐，把妻子从不安的情绪中解脱出来。

第三章

预期胎教

在孕期对胎儿进行早期胎教措施不仅有利于胎儿的发展，也有利于家庭幸福。因此，树立科学的胎教观念，选择科学的胎教方式和方法，是保证胎儿早期教育质量的必然要求，也是胎儿以后真正享有幸福生活与快乐人生的保障。

胎教越早进行越好

胎教从什么时候开始是最合适的呢？

当然是越早越好。从广义上讲，胎教应从择偶时就开始。

选择对象时就应考虑对方的思想品质、性格气质、健康状况以及相貌、教养、彼此的感情等多种因素。

从狭义上来说，胎教则应从受孕，即新生命孕育之日起开始。

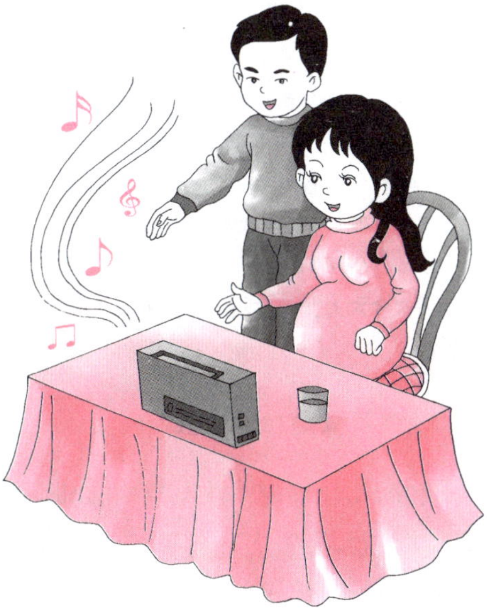

前文已经讲到，孕早期是全身各脏器分化发育的关键时期，此时的胎儿不仅初具人形，有了生命，而且他的听觉、视觉、记忆和思维等功能也已经开始发育。

研究结果表明，胎儿发育到第4周时，神经系统已经开始建立，第20周开始对光线有反应，第26周时听觉反应开始发育，到了第28周时已经能够对音响刺激做出充分的反应。

可以说，胎儿期是人一生中生长发育

最为迅速、最为关键的发展时期。

在这一时期，父母及家里人对孩子充满爱心的关怀，提供合适的优良刺激，最大限度地开发胎儿的智体潜能，为将来成为聪明健壮的、对社会有用的优秀人才奠定基础。

做一个胎教计划

法国心理学家贝尔纳·蒂斯认为，胎儿并不是像白菜那样仅靠营养生长发育，他对来自外界的某些感官影响也十分敏感。因此，夫妻应在学识、礼仪、审美、情操等方面提高自己的修养。下面是适合孕妇充实自己的方法。

读些文学著作。读书不仅可以使孕妇本身得以充实、丰富，同时也熏陶了胎儿，让他受到良性刺激，大脑发育优于其他胎儿。由于这种教育使胎儿事先拥有朦胧美的意识，出生后会较其他婴儿聪明、活泼、可爱。

欣赏美术作品。自然风景画中，可以领略到大自然的美丽景色；人物画中，也可以感受到人类世界的美好心灵。

感受大自然的美。多欣赏大自然的美，不仅可以使人得到休息、娱乐并伴以幽静、清爽、舒畅之感，还可以使人开阔眼界，增长知识，增添青春的活力，极有利于孕妇和胎儿的身心健康。

>> 专家温馨提示

胎教一般针对母亲而言，而忽视了父亲的作用。专家指出，从某种意义上说，诞生聪明健康的小宝宝在很大程度上取决于父亲。所以，在胎教过程中，丈夫应加倍关爱妻子，让妻子多体会家庭的温暖，避免妻子产生愤怒、惊吓、恐惧、忧伤、焦虑等不良情绪，使妻子保持心情愉快，精力充沛。此外，丈夫应积极支持妻子为胎教做的种种努力，主动参与胎教过程，陪同妻子一起和胎儿“玩耍”，对胎儿讲故事，描述每天工作和收获，让胎儿熟悉父亲低沉而有力的声音，从而使胎儿对你产生信赖感。另外，丈夫还应主动承担家务，搞好室内外卫生，防止感染疾病，戒烟忌酒，节制房事，协助妻子做好保健，避免感染疾病等。

简单有效的胎教课程

和胎儿做游戏。首先孕妇仰卧在床上，头部不要垫高，全身尽量放松，然后用双手捧住胎儿，按从上至下，从左至右的顺序抚摸胎儿，反复 10 次后，用食指或中指轻轻触摸胎儿，然后放松，坚持几周后，胎儿就会有明显的反应。

和胎儿做游戏应注意：一般在晚上八点到十点钟胎儿活动频繁时进行；开始以每周3次为好，以后可依次增多；每次时间不可过长，一般以5～10分钟为宜；配以轻松、愉快的音乐，效果更佳。

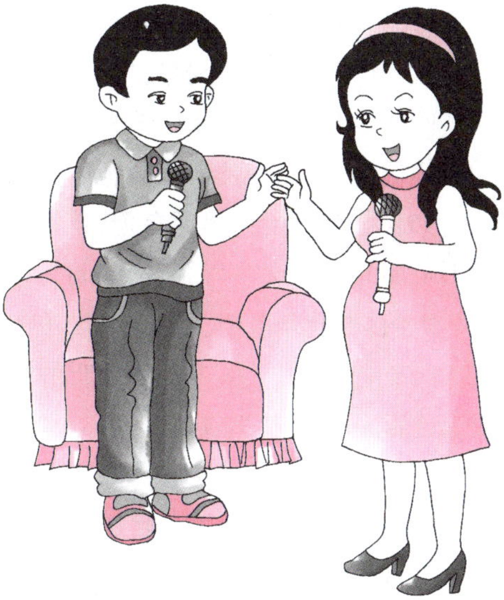

和胎儿对话。培养胎儿语言能力的捷径便是在胎儿期即进行语言诱导。这种诱导包括日常性的语言诱导和系统性语言诱导。日常性的语言诱导指的是父母经常对胎儿讲一些日常用语。这些谈话的内容较随意，口吻轻柔。父亲与婴儿讲，不仅能增加夫妻的恩爱，还能将父母的爱传到胎儿那里，对胎儿的情感发育也具有莫大的好处。

系统性语言诱导指的是有选择、有层次地给胎儿听一些简易的儿歌等。这些歌谣趣味性较强，而且容易上口。如果爸爸妈妈配上背影音乐进行配合教育，则效果更佳。

和胎儿一起听音乐。音乐对胎儿的智力开发有积极意义。音乐能刺激胎儿大脑皮层，促进脑细胞的发育及脑功能的发展，人的大脑半球具有不同的功能，左半球侧重于逻辑思维，用音乐开发其右脑，使左右脑半球平衡发展，对出生后的智力发育有极为特殊的意义。对胎儿来说，由于大脑皮层发育不完善，兴奋与抑制过程不甚协调，胎动增多，因此多用音乐调节胎儿的情绪，会使胎儿获得兴奋和抑制过程的平衡。胎儿的听觉器官的发育比其他感官更快，信息需求也多。而父母唱歌比放录音机的效果更佳，胎儿出生后对歌的记忆会保持得更持久。

勿忽视母爱在胎教中的地位

通过对孕妇的情感调节，使之忘掉烦恼和忧虑，创造清新氛围，使精神愉快，心理健康；并且通过母亲的神经递质作用，使胎儿的大脑得以良好的发育，称为情感胎教。

妊娠后的生理功能变化，孕妇本人和家庭其他成员对胎儿的期望或者猜想，尤其婆婆、公公对生男生女比较感兴趣或偏重，都会有形或无形地给孕妇的精神蒙上阴影。

一些对一般人无不良反应的语言、噪声、气味、颜色，都可能引起孕妇的不良反应。因此，应该格外注意对孕妇精神方面的刺激。

母亲与胎儿之间通过血液中的化学成分沟通信息。所以，我国医学有“孕借母气以生，呼吸相通，喜怒相应，一有偏奇，即致子疾”的理论。

医学研究表明：母亲的情感直接影响内分泌的变化，而内分泌物又经血液流到胎儿体内，使胎儿受到或优或劣的影响。

如果孕妇的情绪焦虑有余，其体内肾上腺髓质激素的分泌量会增多，并通过血液影响胎儿的正常发育，故情感胎教非常必要，而情感胎教的基础就是母爱。母爱是伟大的，母爱是世界上独一无二的，母爱的勇敢和奉献是令人惊叹的。古往今来，人们不知运用了多少美妙动听的词语来歌颂母爱。然而，世界上任何语言在母爱面前都显得那样苍白无力。

在280天的等待过程中，母亲倾听着胎儿的蠕动，关注着胎儿的成长，祈求着胎儿的平安，并积极地把爱付诸行动，用自己的心血精心周到的疼爱、照料着腹中的生命，增加营养，锻炼身体，避免有害因素的刺激，创造良好的孕育环境，施行胎教，最后又在痛苦中把胎儿降生到了人世间。

在整个孕育过程中，母亲的情感逐步得到爱的升华，产生出一种对胎儿健康成长极为重要的母子亲情。

正是这种感情，使意识萌发中的胎儿捕捉到爱的信息，为形成热爱生活、乐观向上的优良性格打下基础。

>> 新妈咪早知道

怀孕23周胎儿开始有听觉，孕30周胎儿能听到声音。宝宝在妈妈肚子里能听到很多声音，听得最清楚的还是妈妈的声音。专家建议，爸爸要与胎儿多对话，有利于宝宝出生后与父亲建立起更亲切、深厚的父子关系。妈妈、爸爸或家人要有目的地对子宫中的胎儿讲话，给胎儿期的大脑新皮质输入最初的语言印记，为后天的学习打下基础。新皮质是用来学习知识和进行精神活动的，人的一生(包括胎儿期)可储存1000万亿个信息单位。医学研究表明：妈妈、爸爸经常与胎儿对话，能促进其出生以后的语言方面的良好教育。如果先天不给胎儿的大脑输入优良的信息，尽管性能再好，也只会是一部没有储存软件的“电脑”，胎儿会感到空虚的。

重视准爸爸在胎教中的作用

在胎教中爸爸有义不容辞的责任，应该注意做好以下几方面的工作：

（1）协助妻子胎教：丈夫对妻子的体贴与关心，爸爸对胎儿的抚摸与“交谈”，都是生动有效的情绪胎教。

（2）当好“后勤部长”：怀孕的妻子一个人要负担两个人的营养，所以生活非常劳累。如果营养不足或食欲不佳，不仅使妻子体力不支，而且严重地影响胎儿的智力发育。因为，宝宝的智力形成的物质基础，有2/3是在胚胎期形成的。所以丈夫要关心妻子孕期的营养问题，尽心尽力当好妻子和胎儿的“后勤部长”。

（3）风趣幽默处事：妻子由于妊娠后体内激素分泌变化大，产生种种令人不适的妊娠反应，情绪不太稳定，因此，特别需要向丈夫倾诉。这时，丈夫唯有用风趣的语言及幽默的笑话宽慰及开导妻子，以稳定妻子情绪。

（4）丰富生活情趣：早晨陪妻子一起到环境清新的公园、林荫道或田野中去散步，做做早操，嘱咐妻子白天晒晒太阳。

音乐胎教

人类需要音乐，宝宝也需要音乐。不通过音乐给宝宝以快乐、刺激和安慰，等于不教宝宝说话。即将做父母的夫妇们，你们应该让自己的宝宝在美妙的音乐声中，在你们亲切的交谈中，健康幸福的出生、成长。

音乐胎教的重要性

心理学家通过研究发现，音乐能渗透和净化人们的心灵，激发起人们无意识的超境界的幻觉，并可以唤醒平时被压抑的潜在记忆。而生物学家认为富有节奏感的音乐可以激发生物体内细胞的分子产生一种共振效应，使原来处于静止和休眠状态的分子和谐地运动起来，加快细胞的新陈代谢。

有人给6个月的胎儿用丝竹乐器演奏欢畅、轻柔的乐曲时，胎儿在腹内表现出安详、舒适的蠕动，出生后每次听到同类的乐曲时都会高兴得手舞足蹈。所以，许多心理学家认为，女性在怀孕6个月后经常听一些优美舒缓的音乐会有助于提高胎儿对音乐的感受性。

据澳大利亚堪培拉一位产科大夫介绍，他曾让36名孕妇每天按时来医院接受音乐胎教，欣赏音乐。当这些胎儿降生后，经跟踪调查，他们的神经系统发育良好、体格健壮、智力发育优良、对外界刺激的反应也特别敏感。通过10年的追踪观察有7名儿童获得音乐奖，有2名成为舞蹈演员，其他孩子的成绩均为良好，并且无一人有不良行为。显而易见，音乐的确是一种能够促进胎儿智体健康的有效方法，在诸多胎教方法中具有重要的地位。

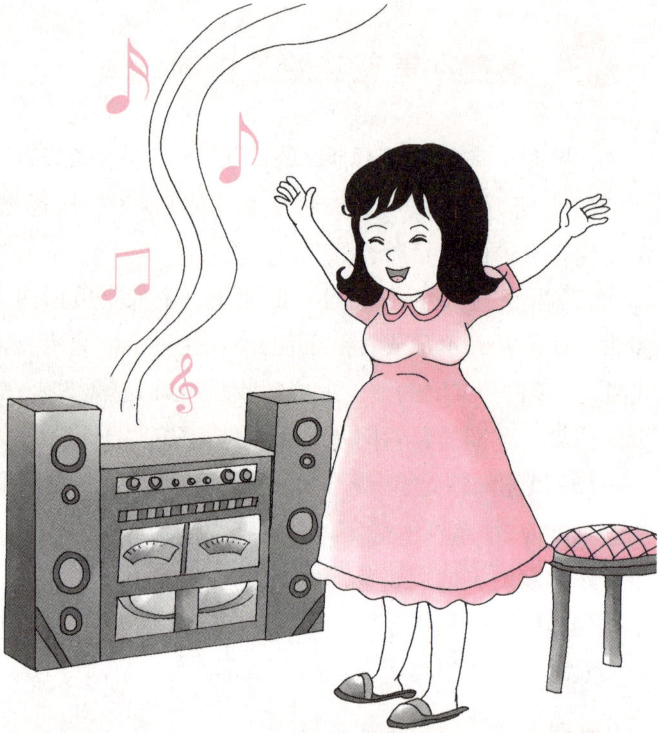

在各种门类的艺术中，音乐因其自身的特殊性占有重要的地位，它是孕妇与胎儿之间使用不同语言的纽带，能被胎儿、婴儿所感受。音乐就是孕妇与胎儿建立最初联系和感情的最佳通道。

>> 准妈妈大课堂

母亲的情绪在胎教中占有非常重要的地位，有人说过，妈妈良好的情绪是胎教的最高境界，可见情绪胎教的重要性。胎教的最大障碍是母亲持有杂乱、不安、恍惚的心境，因为胎儿可以感受到母亲的这种情绪，从而影响胎儿的接受能力。

胎儿能记忆母亲的声音。胎儿在子宫内首先感受到的是韵律。开始时，韵律不是胎儿通过听觉感觉的，然而，胎儿的全身却能随着母亲的大血管分支的血液搏动而同步颤动。这种有规则的韵律搏动，几乎在整个怀孕时期都是胎儿的伴侣，是胎儿生活环境中重要的组成部分。

胎儿熟悉母亲的心音，也同样熟悉母亲说话或唱歌的声音，而且一直保持到出生以后。在音乐的气氛中，父母与子女之间会更和谐、融洽。

曾经有一位女性在怀孕期间非常喜欢听某一张唱片的音乐，几乎每天都要听这段音乐，但她生产后却未再听过。当她的孩子在7岁时偶然听到这张唱片，顿时兴奋地跑到母亲面前说他非常喜欢这段音乐。

父母对着胎儿唱唱歌、说说话，选择用音乐同胎儿进行“交谈”和思想感情的沟通，可减少初产母亲对胎儿的生疏感。平时，由于胎儿所处的特殊环境与地位，胎儿“听”到的声音，大部分是通过母体传来的，胎儿熟悉母亲说话和唱歌的声音，就像熟悉母亲的心音一样，父亲对胎儿说话、唱歌，虽然其声音传到胎儿那里不如母亲那样直接，但也有良好的作用。也可以选择录音机和唱片提供音乐和韵律的，但这样缺少胎儿最需要的温暖和直接接触，所以，还要由亲人自己来完成。孕妇经常唱歌或哼哼曲调，比说话更能直接地表达感情。所以，从某种意义上说，音乐是与胎儿和婴儿交流的另一种语言。

音乐胎教有哪些要求

主要是以音波刺激胎儿听觉器官的神经功能。从妊娠6个月起胎儿就开始对外界声音刺激产生反应，从这个时候开始音乐胎教就不晚。

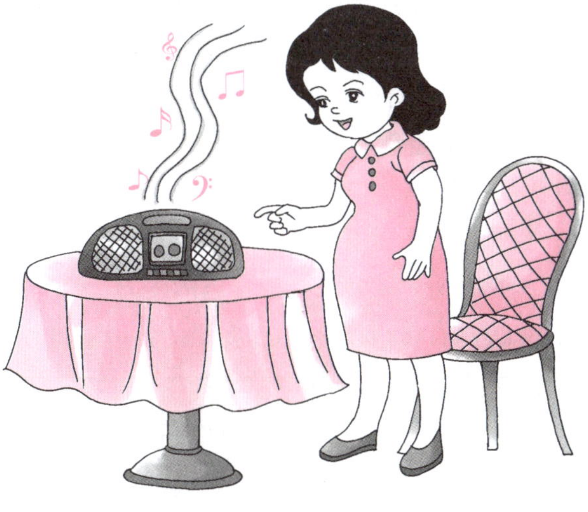

研究人员通过对100名妊娠6～9个月的正常妊娠妇女进行试验，经过检测，孕妇腹中的胎儿大小，均处于正常值范围。受试孕妇在无音乐的安静状态下，对其进行10分钟的胎动、胎心率和呼吸等情况进行观察。结果显示，胎心率平均142次/分，胎动为6～7次/10分。经测量后，研究人员采用普通的录音机播放强节奏的迪斯科音乐，这时，使用同样的方法测量胎心率和胎动次数。结果发现，音乐中的架子鼓声一起，胎儿立刻出现突发性胎动的情况，一般出现不超过0.2～0.4秒。胎儿有较大幅度动作和身体扭转的情况出现，胎动次数达到26次/10分钟，情况严重者，还伴有心率增快和抽泣样呼吸等状况。胎心率比安静状态下高出20～30次/分，强节奏迪斯科音乐刺激10分钟之后，马上改为播放舒缓轻柔的音乐。同样，测量胎动次数、胎心率,发现此时胎心率和胎动情况与安静状态下相似,经统计学分析,表现两种性质不同的音乐的刺激,所带来的胎心率和胎动表现情况,具有显著差异。

研究人员曾经做过这样一个试验,给怀孕的妇女听音乐2分钟后,孕妇的心跳加快,如果在孕妇的腹部子宫位置放音乐给胎儿听,5分钟后发现,胎儿也同样出现心跳加快,而且对音乐的高调和低调都有不同的反应,胎儿比较喜欢接受低缓、委婉的音乐,不愿意接受尖、细、高调的音乐。因此,为了更好地保护腹中胎儿大脑的正常生长发育,实施胎教忌给胎儿听节奏强的音乐。

音乐胎教每日1~2次,每次15~20分钟即可,选择在胎动时进行效果比较好。一般在晚上临睡前比较合适,可以通过声源直接播放,声源应距离孕妇1米左右,音响强度在65~70分贝为度。

也可使用胎教传声器,直接放在孕妇腹壁胎儿头部的相应部位,音量的大小可以根据成人隔着手掌听到传声器中的音响强度,即相当于胎儿在子宫内所能听到的音响强度来调试。腹壁厚的孕妇,音量可以稍大一些;腹壁薄的孕妇,音量应适当小一些。胎教音乐的节奏宜平缓、流畅,不带歌词,乐曲的情调应温柔、甜美。

但要注意千万不能把声源直接放在孕妇腹壁上给胎儿听。在胎儿收听音乐的同时,孕妇亦应通过耳机收听带有心理诱导词的孕妇专用音乐,或选择自己喜爱的各种乐曲,并随着音乐表现的内容进行情景的联想以调整心态,增强胎教效果。

>> **新妈咪早知道**

孕妈咪要有写胎教日记的习惯。孕妈妈可能每天都在写胎教日记,记录了自你怀孕后的点点滴滴,但今天你可以静下心来,拿出以前少女时代写日记的心情,来写一篇心情日记,也可以写一篇小诗,让诗情画意充满心间。不用担心写不好,只要写出自己的真实感受,还有那种对婴儿的爱,也可以写些小儿歌,欢快而可爱。当手中的笔在欢快地流淌着你的心曲时,你的心情也随之豁然开朗,腹中的宝宝在这种氛围里,怎么能不开心快乐呢?

音乐胎教除了对胎儿产生良性刺激,也能调节孕妇的身心。优美的音乐能使孕妇精神愉悦、心情放松、心律平稳、血液循环通畅,可为胎儿创造良好的环境,提供充足的营养,促进其健康成长。

胎教音乐应有和谐的和声,不要有突然的巨响,否则会使胎儿受到惊吓。在怀孕的不同时期,需要选择不同的胎教音乐。

孕早期,胎儿的器官正在逐步形成,孕妇往往会感到不适,胃口不佳,甚至恶心呕吐。此时,可听一些抒情、优美的曲子,比如柴可夫斯基的《如歌的行板》、舒曼的《梦幻曲》等，都可使孕妇分散注意力，使早孕带来的不适随着优美的音乐而缓解或消除。

孕中期，此期胎儿发育很快，活动增多，孕妇可与宝宝一起听一些活泼欢乐的音乐，如圆舞曲等，对于陶冶孕妇情操、促进胎儿发育大有裨益。

孕晚期，胎儿已逐渐成熟，由于不久将分娩，孕妇在欣喜之余，会感到紧张和担心。此时，胎教音乐可选择轻松动听的曲子，如肖邦的《降 D 大调夜曲》、贝多芬的《C 大调小步舞曲》等，使孕妇的心灵得到安慰，心情放松，为宝宝提供良好的生长环境。

语言胎教

纯洁的语言是柔和的春风，扫尽阴霾，使你的心中充满阳光。胎儿就像一株小树，非常希望能在春风的抚慰下茁壮成长。也许年轻夫妻会认为腹中的胎儿是听不见我们说话的。但要知道优美的语言如同万紫千红的花朵，能给你的心田增添春色。只有在温柔美丽的春天播种，才会带来秋天的收获。如果存在着培养精神、性格或气质的时期，那么，就一定存在着能听懂语言的这段时期，正像卡尔·维特的父亲所说的那样，不得不承认，必须从出生前就开始培养孩子的身心健康。这样，不仅对早期教育或英才教育，而且连教育孩子究竟是怎么一回事也必须彻底地重新加以研究。

>> 新妈咪早知道

孕妈妈可以教胎宝宝学习汉字。首先可以自制识字卡，也可以去书店买些识字卡片（这些卡片将来都是有用途的）。卡片要求一面是文字，一面是图画。教胎宝宝认汉字要本着先易后难、循序渐进的原则，就像是真正地在教一个幼儿学汉字一样，先从“人”“口”“手”开始。孕妈妈要先看着文字慢慢发音几次，再转到卡片背后的图画上，慢慢重复发音几次。注意，要把汉字的形状与图片想象在脑海里传递给胎儿，让胎儿感受到这些信息，今天的胎教才达到了目的。有理由相信，通过这样的学习，将来孩子学识字的成效一定会令人刮目相看的。

再就是临界期的问题。我们可以认为，在培养精神方面也存在着临界期。据说，幼年时没有接受过亲情的孩子培养起来问题较多，由于在某一个时期之前没有接受过温和的精神安抚，所以对亲情无法理解，也无法具备满足和受人爱戴的气质。我们认为，在临界期这个问题上，最重要的是关于精神的问题。

本来，性格等精神方面的因素一直被认为是天生的。但是，由于临界期出现的比较早，当周围人意识到婴儿的性格和品德时，早已失去了时机，再想改变它就变得不容易了。各人的素质和性情一直被看作是天生的，这并非是一件不可思议的事，例如：上学以后说“对弱者应该温和”“必须体谅对方”的话，并试着让孩子们理解这些问题，但是，这种教育往往无法顺利进行。因为在利用语言进行教育之前，要先从不懂语言的时候开始反复进行教育。这种精神方面的教育，要在掌握各种知识之前进行，同时，要在这一时期内更加牢固地学会它。

谈起精神培育问题，令人觉得似乎是个非常困难的问题。但是，这个问题绝不是特别高深和困难的。出生后首次的爱抚，吃奶时安详地相互凝视，母亲逗弄婴儿发出笑声，婴儿第一次出声对母亲作出回答……母亲和婴儿的这种相互交往形成母子之间的纽带，是这一时期最重要的东西。

人们喜欢用“交流”这个词来表达人与人传递思想这一行为，日文辞典解释为“利用语言来传递意向和思想”，交流这个词原来是“传递意向和思想”的意思。我们认为，这种母子之间相互感受和母子之间的纽带，可以分为不用语言的交流、懂语言前的交流。从懂语言前的交流开始至婴儿感受为止，精神和能力都在不断地发展中。这些现象旨在希望年轻的母亲明白，婴儿并非不懂语言。

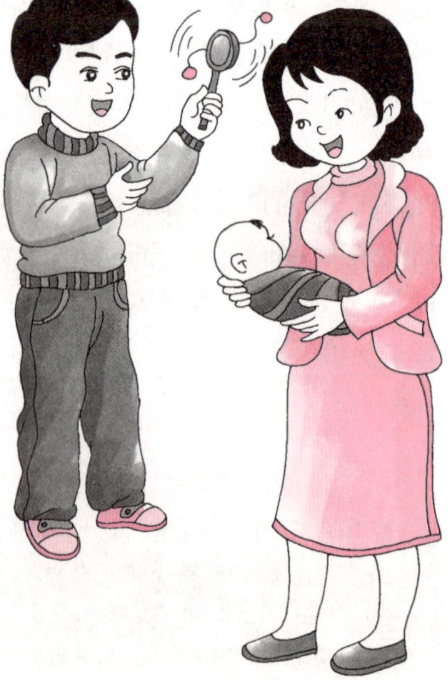

我们必须把有效的早期教育作为另外一个问题来考虑，进一步挖掘人的潜力，这也是人类的梦想。但是，目前所需要的还是在婴儿出生以前需要努力做好的事情。也就是说，不断培养出既能度过幸福的人生，又能使21世纪的人类取得幸福的人。

实施语言胎教的方法

母亲对胎儿喃喃自语地讲述一天的生活中的点点滴滴，既是语言胎教中很有意义的常识课，又是巩固母子之间感情、培养孩子对外界感受力与思维能力的基础。

早晨起床的第一句话是："早上好，我最可爱的小宝贝，让我们一起共同度过这美好的一天吧！"并且告诉胎儿早晨已经到来。打开窗户时说："啊！太阳升起来了，阳光洒满大地，今天是一个晴朗的好天气。"或者是"阴天，下雨了""天上飘着雪花"，同时描述风雨的声音、气温的高低、风力的大小等。

洗脸美容时，常规地讲解如何刷牙护齿，如何梳妆打扮，为什么早晨要喝一杯凉开水，早晨散步的益处，早餐的营养学知识，饭后道别上班。一路上见到奔驰的汽车、自行车，公路上的行人，动物的形态，标志季节的树木繁花，云彩的形状，橱窗陈列的各种商品，耸立的高楼大厦，工厂里有节奏的机器声，公园里嬉戏的孩子们等。只要孕妇打开五官之门，启动想象之门，必将对孩子的创造力产生决定性的影响。

另外，也可将语言胎教与家务巧妙地结合起来。

制订做家务事的计划不失为语言胎教的一种好方法。合理地安排家务，既能融语言胎教于家务活中，又能使夫妻的生活规律舒适有节奏；既能留出一段安静的时间进行语言胎教，又能节省时间去郊外观光野营。

>> 新妈咪早知道

早晨起床后的心情一定不错，经过一夜的休息，孕妈妈现在容光焕发。除了以前的微笑胎教外，你一定要记得，每天花上几分钟同宝宝说几句悄悄话，比如"宝贝，我爱你""我是最爱你的妈妈""今天爸爸又和我说他很爱你了""你知道我和你爸爸多么盼望你的到来呀""宝宝，你睡得好不好？""天亮了，我们起床了。""宝宝，起来活动活动，看今天的天气多好"等，或是利用外出散步的时间悄悄告诉他"外面阳光真好，你和妈妈一起来享受阳光的沐浴吧"类似温馨的话语也会让胎宝宝每天都有一个好的印象。孕妈妈每天都重复这些话，反复地强化，会给胎儿留下记忆，从而刺激胎儿使脑部更快发展。

例如：安排星期一和星期四外出采购时要注意改变路线，花一定的时间观察，并向胎儿讲解生活中的各种现象，有意识地去幼儿园或学校观察学生上课以及在操场上玩耍的情景；星期二打扫起居室、卧室，给胎儿讲述这个温馨的家；星期三擦窗户和门框、冲洗厕所和浴室，教胎儿爱劳动、讲卫生的科学知识；星期五打扫和整理厨房，安排星期六和星期日的食谱，给胎儿讲述各种营养素的作用，告诉胎儿自己怎样安排每天的膳食以保证孕期的营养需要；星期六和星期日这两天主要是在家里休息或者去植物园、生态园、田野、沙滩等地方，除了享受日光浴外，还要向胎儿传授自然界的知识。

请根据自己的情况，在胎教日记中拟定家务活安排表。

给胎儿讲故事是一项不可缺少的胎教内容。讲故事时，孕妇应把腹内的胎儿当成一个大孩子，娓娓动听地讲述。母亲亲切的语言将通过语言神经传递给胎儿，使胎儿不断接受客观环境的影响，在不断变化的文化氛围中发育成长。讲故事时既要避免高声尖气地喊叫，又要防止平淡乏味地读书，方式可以根据孕妇的具体情况而定；内容可以由母亲任意发挥，可以讲随意想象的故事，也可以读故事书，最好是讲图文并茂的儿童读物，内容不宜过长，但要十分有趣，切忌引起恐惧和悲伤，如《小红帽》《白雪公主》等就不宜选用。

讲故事时，母亲应取一个自己感觉舒服的姿势，精力要集中，吐字要清楚，声音要和缓，应以极大的兴趣绘声绘色地讲述故事的内容。除此之外，还可给胎儿朗读一些轻快活泼的儿歌、诗歌、散文以及顺口溜等。

美学胎教

我们生活的这个世界中充满了各种各样的美，人们通过看、听、体会享受着美的一切。然而对胎儿进行美学的培养则需要通过母亲将感受到的美通过神经传导给胎儿。

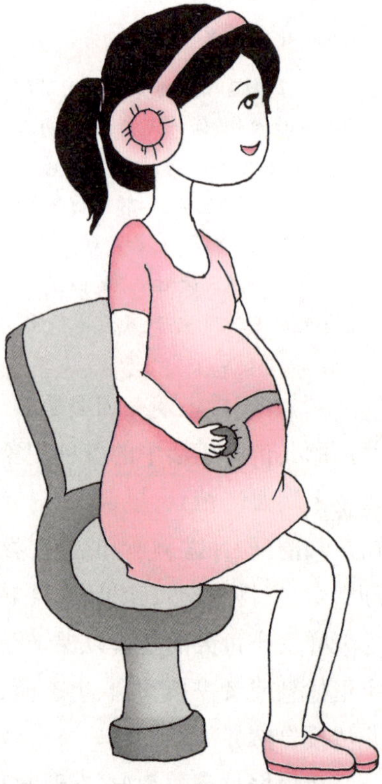

美学培养也是胎教的一个重要组成部分，它主要包括音乐美学、形体美学和大自然美学三部分。

音乐美学。对胎儿进行音乐美学的培养可以通过心理作用和生理作用这两个途径来实现。心理作用方面：音乐能使孕妇心旷神怡，浮想联翩，从而使其情绪达到最佳状态，并通过神经系统将这一信息传递给腹中的胎儿，使其深受感染。同时，安静、悠闲的音乐节奏可以给胎儿创造一个平静的环境，使躁动不安的胎儿安静下来，使他朦胧地意识到世界是多么和谐，多么美好；生理作用方面：悦耳动人的音乐能激起母亲植物神经系统的活动，由于植物神经系统控制着内分泌腺，使其分泌出许多激素，这些激素经过血液循环进入胎盘，使胎盘的血液成分发生变化，有利于胎儿健康的化学成分增多，从而激发胎儿大脑及各系统的功能活动。

形体美学。这主要指孕妇本人的气质。首先，孕妇要有良好的道德修养和高雅的情趣，知识广博，举止文雅，具有内在的美。其次，颜色明快、合适得体的孕妇装束，一头干净、利索的短发，再加上面部恰到好处的淡妆，更显得人精神焕发。近期有研究结果证明，孕妇化妆打扮也是胎教的一种，使胎儿在母体内受到美的感染，从而获得初步的审美观。

大自然美学。孕妇应多到大自然中去饱览美丽的景色，这样可以促进胎儿大脑细胞和神经的发育。

>> 新妈咪早知道

试一下艺术胎教。剪纸，是一种艺术胎教。孕妈妈可以先勾轮廓，而后细细剪，剪个“胖娃娃”“双喜临门”“喜鹊登梅”“小放牛”，或孩子的属相，如猪、狗、猴、兔等，别怕麻烦，别说没时间，别说不会剪，因为问题不在于你剪的好坏，而在于你在进行艺术胎教，你在向胎儿传递深深的“爱”，传递“美”的信息。曾有专家对多名孕妈妈的行为研究发现，那些勤于动手动脑的孕妈妈的宝宝明显智力优秀，而过于慵懒的孕妈妈，宝宝出生后反应迟钝的比例要高于勤劳的孕妈妈生的宝宝。

大自然与美学胎教

美学即是对美的感受与体会的一门学问。强调孕妇注重接受美学熏陶，是美学“胎教”的重要内容。从孕妇丰富的精神生活来讲，主要是要学会欣赏美、追求美和把握美，使孕妇提高自己的美学修养，获得美的享受，从而使腹内的胎儿受到熏陶。

大自然中清新的空气对于人类的健康有极大的益处，对孕妇更是如此。有一些孕妇，由于害怕伤风感冒而不敢开窗，人为地限制了新鲜空气的摄取。长此以往，不仅会使自己的健康受损，而且也给胎儿带来一定的影响。大自然的美景多种多样，包括日月星云、山水花鸟、草木鱼虫、田林原野等，它们都能陶冶人们的情操，给人们带来欢乐，激发人们的思考，使人们的精神世界得到极大的丰富。每一位孕妈妈都应该克服自己的懒惰习惯，争取每日早些起床，去欣赏大自然清晨的美景，也使腹中的小宝宝受到熏陶。

“美”包含的内容十分广泛，如造型艺术的美、文学艺术的美、大自然的美等。由于大自然的美更贴近生活实际，下面简要提一下孕妇应该如何去欣赏大自然的美。大自然是神奇美妙的，它包括日月星云、山水花鸟、草木鱼虫、园林田野等。孕妇通过接触和欣赏这些自然美景，可以开阔眼界，增长知识，同时又是一种很好的娱乐方式。由于孕妇的特殊生理条件，不可能去登临险要，畅游海湖，但是，在自家的宅院当中也可欣赏到自然的美景，如在居室之中摆放几盆鲜花、喂养几尾金鱼，在庭院中养种一些绿草、栽植几株花木等。只要孕妇注意接受美的熏陶，在小小的庭院之中也照样可以欣赏到自然的美景。每遇节假公休时，在丈夫的陪伴下信步于街心绿地，徜徉于清爽公园，或外出郊游等，难道不是照样可以欣赏到大自然的美景吗？在农村地区，初春之际风和日丽，万物欣欣向荣；金秋时节，天高气爽，硕果累累，并有草地、树林、山峰、池塘等景物，只要有了审美的眼光，一切事物都能使孕妇赏心悦目，每时每刻都会给人们增添青春的活力，提供精神营养。由于美的熏陶，孕妇腹内胎儿的灵性也得到了陶冶，有利于胎儿朝着孕妇期盼的目标发育成长。

当您从大自然中归来时，皮肤会变得黑红，这正是阳光的无私馈赠。太阳光可以加速血液循环，杀灭麻疹、流脑、猩红热等传染病的细菌和病毒，还能促进母体对钙的吸收，促进胎儿骨骼的生长发育。总之，大自然是无限美好的，它使人大开眼界，增长知识，陶冶情操的同时得到娱乐和休息，从而有利于母婴身心的健康。

大自然是孕育生命的摇篮。它不仅能够给人以温馨，而且能够给人以希望，你看那河边被曙光初映的幼芽，报春花一串串金黄，桃花含苞待放露出点点绯红……多美的大自然啊！

大自然不仅可以开阔母亲的视野，对于母婴的身体健康也大有益处，因为只有投入到大自然的怀抱中去，才能欣赏到这赏心悦目的美景。

大自然中清新的空气对于人们的身体健康有极大的益处，对孕妇更是如此。清新的空气在农村或城市郊区并不新奇，但在工业集中的城市就显得非常可贵了。交通运输的繁忙，引起尘土飞扬；奔驰的汽车排放大量对身体有害的废气；工厂排出的含有各种有害物质的气体；大量的垃圾分解时产生的有毒气体严重地破坏了大气的洁净。

孕妇在早上起床之后，到有树林或者草地的地方做操或散步，呼吸那里的清新空气。再者，树林多的地方以及有较大面积草坪的地方，尘土和噪声都比较少。那些在恒定的温度下工作的孕妇，除了早晨外，在工间休息时也应到树林、草坪或喷水池边散散步。晚上最好能开小窗睡眠，若天太冷可关窗，但应在起床后，打开窗户进行换气。

另外，孕妇在假日里与丈夫和亲朋好友一起去郊外游玩，也是一种呼吸新鲜空气的好方式。在欣赏大自然秀丽的田园景色的同时，未出世的宝宝一定也会受到益处，含氧丰富的血液使宝宝像喝足水的庄稼一样，有时还会在母腹中手舞足蹈，来表示感激之情呢！

大自然的美景风格多样，美不胜收。它们都具有能陶冶人们的情操、激发人们对生活的热爱等特性。它能给人们带来内心的欢乐，激励人进行思考，极大地丰富了人们的精神世界。

总之，大自然是无限美妙的。多欣赏大自然的美，不仅可以使人的身心得到休息、娱乐而且还能获得幽静、清爽、舒适之感，使人大开眼界，增长见识，增添青春的活力。这些都是极有利于孕妇和胎儿的身心健康的。

因此，为了拥有一个聪明、活泼和可爱的孩子，孕妇一定要多到大自然中去，在大自然中陶冶母子的性情。

良好情趣胎教法

胎儿和母亲是血肉相连的，胎儿与母亲之间有着微妙的心理感应，因此母亲的一言一行都将对胎儿产生潜移默化的影响。

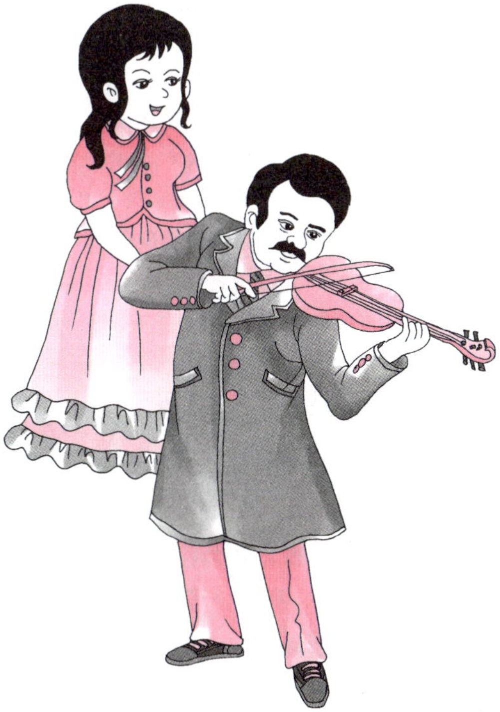

相传在我国古代有一位神童，能将从未见过的几篇文章和诗句倒背如流。那么这个孩子怎么会有如此先知先觉的本领呢？原来这些作品都是他的母亲在怀孕时候喜欢读的，并经常朗诵的。

原著名提琴家列昂尼德·科曾概括地讲过他自己的一段有趣经历：

他在一次音乐会上，在他妻子的伴奏下，演奏了作曲家的新乐曲，在此之前曾短期练习过这首乐曲。当时他的妻子临近产期，不久生下了儿子，儿子长到4岁时便学会了拉提琴，有一天儿子突然奏出了一支从来没有人教过他的乐曲，这正是他那次音乐会上演奏的乐曲。那支乐曲仅在那次音乐会上演奏过一次，后来从未演奏过，亦未灌制成唱片。他的儿子出生以来也没有听过那支乐曲。

这些事实说明母亲良好的生活情趣对后代的影响。

科学家们还发现，广泛的情趣对改善大脑的功能有着极为重要的作用。有人认为：乐队指挥、画家、书法家等生活情趣较丰富的人，他们之所以具有创造力，这与他们经常交替动用大脑的左、右半球，促进左、右大脑的平衡，提高大脑的功能有关。因此母亲的生活情趣无疑对胎儿大脑左、右半球的均衡发育起着很关键的作用。

孕妇的胎教情趣必须是高雅的，有规律性的，才能达到良好胎教的效果。

保持身心健康，适当丰富精神活动。例如听音乐、看书、读诗、旅游或欣赏美术作品等，这些美好的情趣有利于调节情绪、增进健康、陶冶孕妇情操，而且对下一代起到非常重要的作用。

>> 专家温馨提示

不要以为胎教只是未来父母的责任，实际上，家庭的其他成员，尤其是孩子未来的爷爷、奶奶、外婆、外公等人也将在胎教中占据一席之地。目前，我们国家提倡一对夫妇只生一个孩子。因此，一些老人，尤其是爷爷、奶奶往往希望生一个孙子，而不想要孙女。这样，就给孕妈妈带来一定的精神压力，甚至造成心理障碍，以致影响母腹中胎儿的发育。因此，在孕妈妈怀孕期间，家庭所有成员都应给予热情的帮助和充分的体谅，不要给孕妈妈造成压力，也不要“瞎参谋”，更不要随意指责，而应共同努力在孕妈妈周围形成一个宽松的生活环境，使胎儿在祥和的气氛中健康地成长。

孕妇的一些不良嗜好如打麻将、吸烟、喝酒等，都会对胎儿产生不同程度的影响。现在，很多人都把麻将作为一种休闲娱乐的活动，但是有些人却以此为赌，通宵达旦，昼夜晨昏，如果孕妇长久参与打麻将，对胎儿的发育极为不利。因持续坐姿使胃肠蠕动减弱，胃酸返流，引起厌食、呕吐，导致对腹部的压迫加大以及大腿内侧及小腿背侧会出现静脉曲张、下肢浮肿等现象，不利胎儿正常生长；打麻将时的环境多是烟雾弥漫，对母体及胎儿都有严重影响；另外，麻将牌作为载体，易使疾病传播；打麻将时的赌博心理会影响到孕妇的情绪，使其紧张，患得患失，对胎儿的大脑发育不利。所以，孕妇切忌打麻将，改变这一不良习惯，不仅有利于自己的身心健康，也有利于胎儿发育。由此可见，沉湎于打麻将有害无益，孕妇尤应戒除。

吸烟、酗酒也会影响胚胎的发育，因为烟草中所含的有害物质尼古丁、氢氰酸、氨、一氧化碳、二氧化碳、芳香族化合物及烟焦油等不仅会引起女性月经失调，造成不孕，还可增加胎儿染色体畸变，发生流产、死胎及先天性疾病。所以酗酒不仅影响孕妇的身体健康，对于胎儿来说也是一种危险的致畸因子。“胎儿酒精综合征”就是孕妇大量饮酒，使胎儿发生慢性酒精中毒的结果。严重时胎儿会死亡、流产，即使存活，也会患有如唇腭裂、智力低下、痴呆、内脏畸形等病症，严重的还会影响到胎儿智商和情商的发育。

抚摩胎教

孕妇本人或者其丈夫用手轻轻地抚摩孕妇的腹壁，从而适当地给胎儿触觉上的刺激，以促进胎儿感觉神经及大脑的发育，称为抚摩胎教。

抚摩胎教的作用

在妊娠期间，孕妇通过经常抚摩，适当地刺激一下腹内的胎儿，可以激发胎儿在运动上的积极性，并且可以感觉到胎儿通过在腹内活动回应给母亲的信号。

通过对胎儿的抚摩，母子之间传递了信息，并且交流了感情，从而激发了胎儿在运动方面的积极性，可以促进出生后运动功能的发育，如翻身、抓、握、爬、坐、立、走等动作，都有可能比没有经过这项运动训练而出生的婴儿要表现得早一些。在动作发育的同时，也会促进大脑的发育，从而会使孩子变得更聪明。

实施抚摩胎教的方法

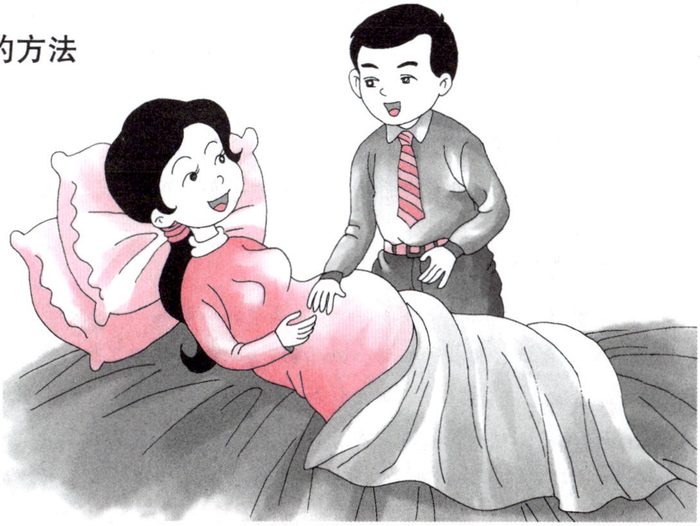

每个孩子都喜欢被抚摩、拥抱，胎儿也是这样。对胎儿进行按摩时，孕妇应仰躺在床上，全身尽量放松，在腹部松弛的情况下来回抚摩胎儿。具体做法是用一个手指轻轻按一下再抬起，开始时，有的胎儿能立即作出反应，有的则要过一阵甚至几天后再做时才有反应。如果此时胎儿不高兴，他会用力挣脱或蹬腿反对，碰到这种情况，就应马上停止。过几天，胎儿对母亲的手法习惯了，母亲手一按压抚摩，胎儿就会主动迎去。到6～7个月，母亲已能分辨出胎儿的头和脊，这时就可以轻轻推着胎儿在子宫中“散步”了，胎儿如果“发脾气”，用力顿足，或者“撒娇”，身体来回扭动时，母亲可以用爱抚的动作来安慰胎儿，而胎儿过一会儿也会以轻柔的蠕动来感谢母亲的关心。

对小生命的亲昵也包括丈夫在内。做丈夫的可以用手轻抚妻子的腹部，同宝宝细语，并告诉宝宝这是父亲在抚摩。丈夫要同妻子交换感受，这样能使父亲更早地与未见面的小宝宝建立联系，加深全家人的感情。

如果能够和着轻柔的乐曲同胎儿交谈、与胎儿“玩耍”，效果会更好，可以帮助胎儿健康发育。需要注意的是，给胎儿做体操应该定时，比较理想的时间是在傍晚胎动频繁时，也可以在夜晚10点左右。但不可太晚，以免胎儿兴奋，手舞足蹈，使母亲久久不能入睡。

抚摩胎教每次的时间也不可过长，5～10分钟即可。但有早期宫缩者不宜用这种方法。

适合丈夫的胎教方式

首先是要养成对胎儿讲话的习惯。胎儿对常常听到的声音有着特别敏感的反应，如果经常对他讲话，那么，他就会通过对你声音的感受，使记忆力的发育超出人们的想象。丈夫不仅在孕妇保持安定平和的心境方面有着重大作用，而且还可以直接参与胎教。例如丈夫在早晨起床后说“早上好”，出门时说“我走了”，回家时说“我回来了”，睡觉前说“晚安，祝你做个好梦”等，至少1～4次向胎儿打招呼。

>> 专家温馨提示

妊娠期间，胎动明显增多，孕妈妈可以自己数胎动次数，以实行简易的自我监护、记录；此时也是进行胎教的机会。数胎动时，孕妈妈可专心致志地注视着自己的腹部，集中精神想着胎儿，对胎儿每一次动作加以丰富的想象与欣赏。通过联想翩翩，孕妈妈的这些意念，既可以对胎儿的正常发育产生良好的影响，又可以加深母子之间的情感信息联络。这无疑对将来形成母子依恋和孩子健康的心理发展起着积极的作用。

晚饭后的1小时至1个半小时，是丈夫正式进行胎教的时间。

这时，孕妇就坐在宽大舒适的椅子上，闭上眼睛，聚精会神地听丈夫说话。有问题当场询问，努力去弄懂丈夫讲的内容，这是决定孩子父亲参与胎教有效程度的关键。

对话时，一下子发出很大的声音是不行的，这样会使胎儿受到惊吓，所以应以平静的、亲切的、柔和的语调开始，随着对话内容的展开再逐渐提高，尽量使胎儿对声音产生安全和信赖感。

作为前期课程，与父亲对话的关键不是传递知识，而是让胎儿熟悉父亲的声音，从而产生一种安全感，这是因为，胎儿1天24小时接触的都是母亲的声音，对低沉的男性声音是不熟悉，不容易与父亲建立情感关系。

出生不久的婴儿常常会有这样的情况，即使不认识的女性逗他，他也会笑，但父亲逗他，他就会哭。这正是从其胎儿时代到出生后的一段时间里，胎儿对男性声音不熟悉造成的。为了消除孩子对男性，包括对父亲所持有的不信任感，妊娠前期的父子对话是很重要的。而在胎儿5个月以后，做父亲的必须时刻意识到胎儿在倾听父亲的声音，并通过母亲的腹壁确认父亲的身影。

适合父亲进行胎教的内容，首先是关于科学、机械等方面的知识，这并不是说妇女在这些方面不行，而是说，通常父亲比母亲接触此类事物更多一些。如果母亲比父亲在这方面更精通的话，那么，母亲来教也是完全可以的。

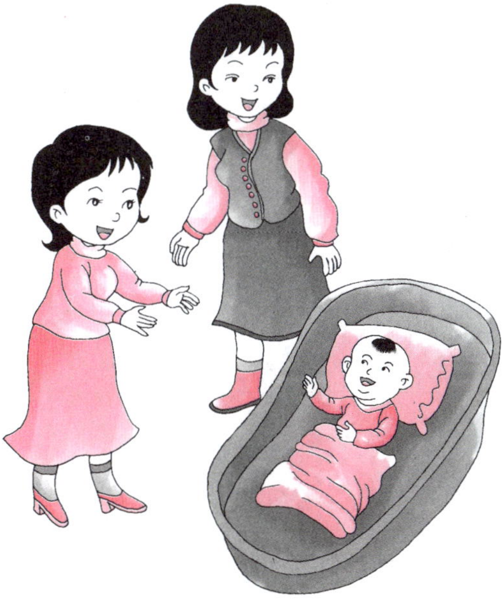

另外，有关政治、历史等话题，也适合由父亲来教。父亲的话题越是能唤起母亲的好奇心，胎教的效果就会越大。父亲要以母亲接触少的事物，或是对母亲来说陌生的新知识为内容来进行对话，这样，可以通过引发母亲的兴趣来唤起胎儿对知识的好奇心。

当然，丈夫胎教的这段时间，主题不需要特别规定，既可以讲丈夫当天的工作，也可以根据丈夫的爱好、兴趣或知识范围随意安排每天的课程。总之，凡是丈夫能用自己的语言说明其形状、性质的事物都可以作为题材，反过来也可以说，胎教的事物和内容只有父亲自己首先掌握了以后，然后再用简单的语言传授给胎儿才能够奏效。

不要用书本上那种机械式的语言，要抓住本质，用通俗易懂的语言给胎儿讲，但这不是要让成人使用“孩子语言”。

成人标准的发音，正确的遣词用句对幼儿的情绪发育，以及正确的语言感觉、发音都是至关重要的。另外，绝不能看不起胎儿，要推敲自己的语言，要像对待一个完整的人那样对胎儿讲话。

在胎教开始和结束的时候，丈夫最好和胎儿打个“招呼”作为开场白或结束语。

第四篇

喜迎分娩，共同乐

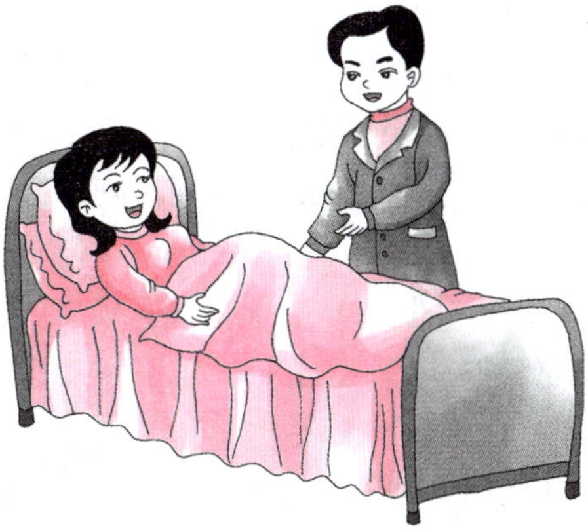

第一章

前期准备

十月怀胎，瓜熟蒂落，分娩的时刻即将来临，许多孕妇会产生恐惧心理，其实分娩并没有那么可怕，只要准妈妈在分娩前做好充分的心理准备，做到心情放松，就能轻松生下小宝宝。

分娩前准妈妈的心理准备

某些传闻夸大其词地形容分娩是如何如何痛苦，使得许多产妇对分娩更加感到恐惧。了解了分娩的全过程，准妈妈就不应再对分娩存在恐惧心理了。严格地说，分娩是要产生一些疼痛的，但这种疼痛是一般人都能够忍受的。一些文艺作品将分娩过程描绘的极为痛苦，甚至十分残忍，造成了许多人对分娩产生了恐惧，再加上一些经产妇对分娩疼痛的描述，使有的准妈妈每想到自己即将临产时，心中就忐忑不安，充满恐惧。

对于人体来说，心情舒展，肌肉也会放松；心情越紧张，肌肉就会绷得越紧。

作为一名女性，结婚生孩子总归要经过这一次，这是必须正视的事实。分娩时，婴儿是从狭窄的产道出来的，如果这时心理没有负担，保持镇静让肌肉和骨盆放松，婴儿才能顺利通过。如果准妈妈这时精神极度紧张，心理负担很重，肌肉也会绷得很紧，产道不容易撑开，婴儿不能顺利出来，不但疼痛会更厉害，而且还会造成难产、滞产，更严重的还会发生产后大出血。甚至使本来可以顺产下来正常发育的婴儿，由于紧张心理，产道不能撑开，致使婴儿突然窒息死亡，酿成了更大的痛苦。

因此，产妇产前的精神状况和产痛有很大的关系，感到剧痛可以说是自身造成的。所以，对分娩的过程要详细地了解，才能有效地克服分娩期的恐惧心理。

孕妈妈产前紧张怎么办

初为产妇时往往缺乏心理准备，对生产既感到神秘，又有些惧怕，再加上听到分娩是多么痛苦，使得许多孕妈妈对分娩更加感到恐惧。分娩是产道被撑开而让宝宝通过，所以痛是不可避免的，但这种痛又是因人而异的，差异很大。另外，人感受到痛是大脑皮层中枢神经的作用。如果自我感觉不安，中枢神经会有非常敏感的反应，痛就会更厉害。因此，孕妈妈必须从思想上消除对分娩恐惧不安的心理障碍，保持平静的心情。这样，分娩时就不会感觉太疼痛了。

>> 新妈咪小贴士

分娩是必然的。只要事先对分娩的过程进行详细了解，配合助产人员，分娩的安全性几乎是百分百的。有了这种心理状态就能很好地克服产前的种种不适，使自己产后也能尽快恢复。事实证明，有心理准备的产妇，比没有心理准备的产妇生孩子要顺利得多。

如何配合接生

在胎儿娩出过程中不仅需要医护人员接生，而且需要产妇的密切配合。分娩是需要消耗体力的，产妇应抓紧宫缩间隔时间补充能量，调整呼吸。第二产程的呼吸特点为屏气呼吸。

宫缩前吸气，宫缩高峰时屏气用力，闭口不要漏气。呼吸的频率不易过快，10 ~ 15 次/分为宜。快而深的呼吸虽增加每分钟通气量，但易出现过度通气状态，血中二氧化碳急剧排出，引起脑血管挛缩，脑缺血，导致不适头晕，甚至四肢末端麻木。

另外，要正确用力。胎儿娩出前，由于胎头压迫盆底肌肉，产妇有排便感觉，并不由自主地向下用力。正确地用力，增加腹压对分娩至关重要。在宫缩时用力，有时因会阴部撕裂的疼痛影响产妇用力，这时产妇要精神放松，接生人员已做好接生准备，会尽量保护会阴，帮助胎儿顺利娩出。

分娩心理准备

多学习一些生儿育女的知识、参加孕妇学校、定期产前检查、与医生和朋友多交流，通过多途径了解胎儿的情况和相关的知识，这样有助于你的思想放松，消除担忧，以保证宝宝的健康发育和顺利分娩。

越临近生产心情却越紧张怎么办

孕妇的情绪悲伤或恐惧，会增加血液中有害于神经系统和心血管系统的化学物质，据临床观察，唇腭裂、早产与孕妇情绪紧张有关。因此，孕妇保持心理健康极为重要，以免引起早产等。

只要做到以下几点就能缓解你的情绪：

(1)定期做好孕期保健、定期检查，确保宝宝的安全，消除担心。

(2)咨询产科和新生儿科专家，以消除心中的疑问和了解分娩和育儿的知识。

(3)接受丈夫和家人的体贴关怀，消除孤独感。

(4)与社会多接触，尤其周围亲人，跟妈妈们交谈，获取分娩和育儿的感受和经验，消除神秘感。

(5)注意营养、休息、散步，可适当听听轻音乐，尽可能地放松自己。

(6)看一些喜剧片，读一些高雅的书籍，不看恐怖影视、小说，以免增加额外的紧张。

产妇要注意心理调节

产妇在临产过程中，常会出现一系列异常的心理状态。主要表现为对分娩感到紧张、焦虑、担心和恐惧。她们怕分娩疼痛、怕难产、怕出血过多、担心婴儿异常等。

这些有害的心理状态对产妇的分娩是十分不利的。因为恐惧的心理情绪会使人体产生种种反应，造成产妇对疼痛过于敏感，并通过中枢神经系统抑制子宫收缩，使产程延长甚至出现难产。同时，还会造成产妇产后子宫出血过多，影响机能的恢复和乳汁分泌，间接影响到婴儿健康。

因此，注意临产妇的心理保健，使之保持良好的心理状态，对于顺利分娩和产后体力恢复都有十分重要的意义。

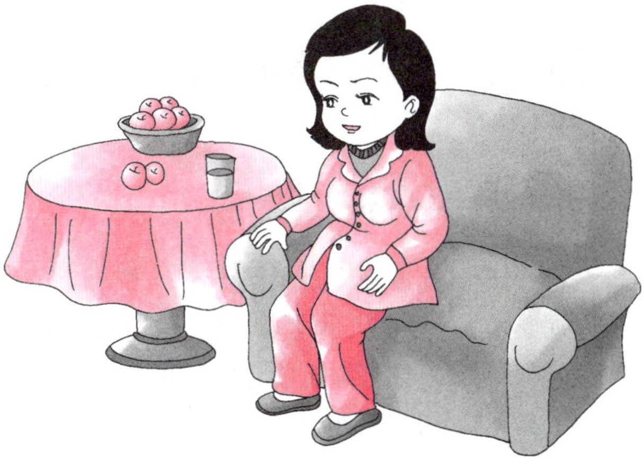

那么，造成产妇不利情绪的原因是什么呢？

首先是情绪感染。情绪感染在心理学中意思是感情移入，即觉察到他人情绪，然后改变自己的情绪状态。对于绝大多数初产妇来说，只是道听途说分娩是多么痛苦、多么危险；或有时在电影、电视、戏剧、小说里看到某人生孩子怎样痛苦，把某人分娩的不幸经历和自己的分娩联系起来想，便产生了恐惧心理。

另外，旁人的言行举止，对产妇的心理状态也有着重要影响。如在产妇面前谈论某人大出血，产妇就会联想到自己会不会大出血；听到别人谈论到某人小孩有畸形，产妇就会担心自己的小孩会不会畸形；某个产妇喊叫、哭闹、情绪紧张，也会影响到其他产妇的心理情绪。

产妇产后的心理状态对机体恢复也有着极其重要的影响，许多消极的精神刺激，如产妇生了女孩受到家人冷遇、漫骂、虐待，都会造成产妇抑郁、悲哀、哭泣，不仅影响产妇机体恢复，还会导致产后疾病的发生。

>> 新妈咪小贴士

要使产妇保持健康的心理情绪安全分娩，首先使产妇认识到分娩并不可怕，妊娠分娩是自然的生理现象，如同瓜熟蒂落。这样，才能消除产妇的恐惧心理。

分娩绝大多数是正常的，少数人分娩时确实会发生或大或小的问题，但只要做好产前检查，及时治疗纠正，根据不同情况拟定不同的分娩方案，对产妇提出的问题给予正确的解释，一般是可以解除这些产妇的思想顾虑的。对于正常的产妇，要告知其情况正常，使其放下思想包袱，和助产人员配合，以保证分娩的顺利进行。

分娩前的注意事项

引起过期妊娠常见的原因

发生过期妊娠的原因还不明确。因为引发分娩的可能因素很多,包括黄体酮阻断、催产素刺激及胎儿肾上腺皮质激素分泌等,任何因素引起这些激素失调均可导致过期。所以过期妊娠可能与以下因素有关:雌、孕激素比例失调;盆腔空虚;胎儿畸形,如无脑儿,与胎儿肾上腺皮质激素分泌不足有关;遗传因素等。

早产的预防

早产是目前对胎儿危害性较大的原因,因为宝宝未完全发育好,各器官发育不成熟,可出现呼吸窘迫综合征、高胆红素血症、坏死性小肠炎、脑室内出血、动脉导管持续开放、视网膜病变、脑瘫等。

>> 专家温馨提示

预防早产就显得十分重要,日常工作生活中要注意几点:

不要碰撞腹部,不要到人多的地方去,以免拥挤,避免跌倒,不要拿重的或高处的东西。

不要刺激腹部,养成良好的排便习惯,不要发生便秘和腹泻,以免刺激子宫收缩,夫妻生活要适度。

应尽量避免长时间持续站立或下蹲的姿势,这也会使腹压升高子宫受压,引起早产。

分娩前容易忽视的软件准备工作

对多数孕妇来讲,从老人、长者、同事、朋友以及邻居那里都会听到,有时家里的亲人也会代为做好准备。准备越充分,越周密,越有利于分娩或母婴生活。但除了那些已经成为经验之谈的所谓“硬件”准备工作外,还应做好如下“软件”准备工作:

(1)应该什么时候给医生打电话;

(2)医生和护士下班后如何能找到他们;

(3)是先给医生打电话还是直接去医院;

(4)家离医院有多远；

(5)乘什么交通工具去医院；

(6)是否有人时刻守护在孕妇身边；

(7)在上下班时间交通拥挤时，从家大约需多长时间到达医院；

(8)最好预先演练一下去医院的路程和时间；

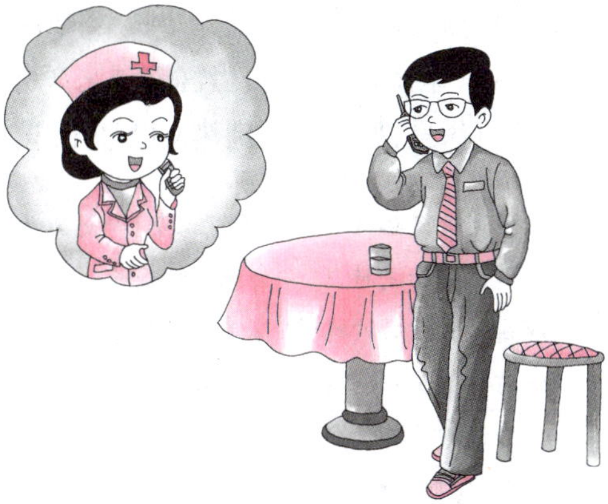

(9)寻找一条备用的路，以便当第一条路堵塞时能有另外一条路供选择，尽快到达医院；

(10)是否将家里的事情安排好，请人帮助照顾其他孩子、老人和料理家务。

产前锻炼

分娩前进行呼吸和运动的锻炼

分娩是一个人类繁殖的自然过程，也是一个复杂的过程，所以应该做好充分准备，呼吸和运动的锻炼是准备工作的一部分，呼吸的锻炼是为了减轻分娩时的疼痛，同时能增强膈肌的力量。运动的锻炼是为了增加腹肌、肛提肌和膈肌等产力的辅助肌的力量，以利于顺利分娩，也能加快产后的恢复。所以，分娩前呼吸和运动的锻炼十分必要，应尽可能利用一切机会进行锻炼。

>> 新妈咪小贴士

良好的体力能够让分娩更加顺利，因此产前运动是必不可少的。进行产前运动操能够舒缓分娩的疼痛，能够减少怀孕期间的不舒服，能够增加孕妇的力量，让孕妇的身体更健康，轻松应对怀孕的艰辛。

提前应对分娩疼痛

分娩是自然的生理现象，分娩痛是生理性疼痛，一般人都可以忍受。但是生产时必须经过一段时间的剧痛，如果有充分的思想准备，就不会被突如其来的疼痛打垮。

药物以外的止痛方法有心情放松，深呼吸；让别人按摩或使劲挤压疼痛处；频繁变换体位;后背部放个冰袋;用网球当按摩器;口中含冰块,使保持湿润;看电视、玩游戏、听音乐等分散注意力;当宫缩越来越频,越来越痛时,放慢呼吸或做深呼吸,间歇期间注意休息;如果你感到热或已经出汗,用凉爽的湿毛巾擦一擦脸。

影响产妇痛感的因素有五个:一是孤独,在分娩过程中你会希望有人陪伴在身边,从精神上给予支持,这样会减轻疼痛感;二是过于疲劳也会加重疼痛感,应该注意休息,借以应付宫缩时的疼痛;三是心情紧张或急躁,在宫缩间歇期间应注意精神放松,在宫缩时注意吸气;四是怕痛,不要总是想着宫缩会如何疼痛,要多想想即将出生的小宝宝;五是对分娩的无知。分娩前应多阅读一些这方面的书籍,多向有经验的人了解一下这方面的经验,参加分娩学习班等。

分娩前必备物品的准备

入院时的必备物品

医疗证、洗漱用具、拖鞋、换洗衣物、笔记用品、开襟毛衣、毛巾 3 条、创可贴、纱布、手帕、药棉 2 包、筷子、筷子盒、饭盒、哺乳期专用胸罩等。

阵痛前的必备物品

睡衣或前开襟式睡袍、腹带 1 条、腰巾 1 条、毛巾 2 条、前开门短裤 2 条、产用垫巾 1 包、薄棉纸 1 盒、零用钱或手持电话等。

其他附带物品

矿泉水(带吸管)、柔软食品、有关生产的书籍等。

新生儿用品准备

怀孕 8 个月以后,就可以开始为您即将诞生的宝宝准备用品及衣物。

新生儿用物准备

衣物

(1)纱布内衣3~4件
(2)上衣及外衣3~4件
(3)兔宝宝装2~3件
(4)尿布兜3~4件
(5)尿布或纸尿裤4~5打
(6)小手套2副
(7)纱布手帕6条

婴儿床用品

(1)婴儿床(包括床垫及垫套)1床
(2)床单2条
(3)小毛毯及毯套各1条
(4)小棉被及被套各1条
(5)蚊帐1顶

沐浴用品

(1)澡盆1个
(2)毛巾1条
(3)中性肥皂及肥皂盒各1个
(4)浴巾及包布各2条

婴儿喂奶用品

(1)玻璃奶瓶大瓶6~8支,小瓶2~3支
(2)奶嘴8~11个
(3)消毒锅1个
(4)奶瓶夹子1副
(5)奶瓶刷(大小)各1支
(6)冷热水瓶各1个

>> 新妈咪小贴士

必备物品准备原则如下：

①配合季节及经济状况选择使用物品。

②注意婴儿安全、舒适、健康为原则。

③衣服选择以柔软舒适、易脱穿、易洗耐穿,夏天以吸汗,冬天以保暖为首要原则。

第二章

分娩征兆

为了让孕妇及其家属掌握分娩的知识，在分娩前期做好充分的准备，让孕妇及其家属了解临产的征象十分必要。

生产接近的征兆

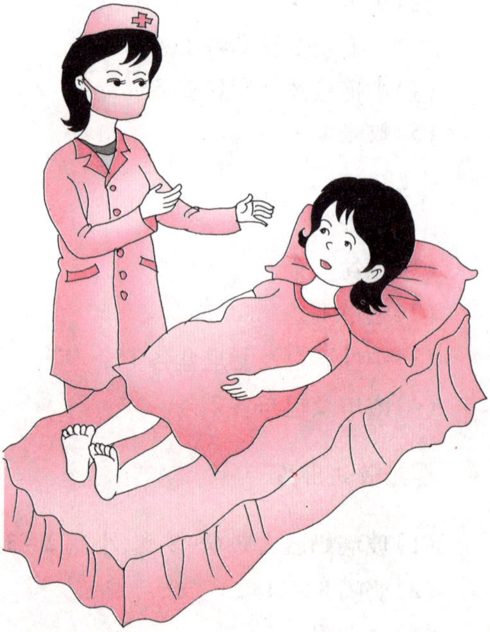

破水

发生破水要赶紧到医院！热热的羊水从阴道流出来，呈淡黄色，如果有胎便，会呈浅绿或深绿。大多数产妇会在阵痛后破水，但也有不痛先破的，称为早期破水。在家破水时，应在车子后座侧卧直到医院，以减少羊水大量流出防止脐带脱垂的危险。破水后要尽早生出宝宝以免感染，所以一有怀疑就要到医院由医生诊断。

小于 37 周的破水，则称为“早产性早期破水”，破水的周数越小，问题越复杂，一般 35 周以后破水不再安胎，宁可早点儿生出来。

见红

在分娩前24～48小时，阴道会流出一些混有血的黏液，即“见红”。见红是由于子宫下段与子宫颈发生扩张，附近的胎膜与子宫壁发生分离，毛细血管破裂出血，与子宫颈里的黏液混合而形成带血的黏液性分泌物，为临产前的一个比较可靠的征象。若阴道出血量较多，超过月经量，不应认为是分娩先兆，而应想到是否是妊娠晚期出血性疾病，如前置胎盘、胎盘早剥等疾病导致的。

>> 准妈妈大课堂

见红了一定要去医院吗？这个问题的答案是不一定。因为，见红后不一定马上临产，一般要等到24～48小时之后才会临产。孕妈妈可以看看有没有宫缩，如果没有宫缩，就在家里做好去医院的准备；如果有了很规律的宫缩，就要马上去医院。但是，如果阴道出血很多，或者颜色鲜红，就有可能有其他的异常情况发生，必须尽快去医院。

产痛

一般而言，生第一胎（初产妇）比生第二胎以上（经产妇）要慢，子宫颈也开得比较慢，所以两种情形的入院标准不一样。也有少数初产妇生得比其他经产妇快的例子，甚至同一个妈妈，第二胎反而生得比第一胎慢，这多半与每胎不同的运动量、胎儿大小有关。如果你曾经不幸于20周以上催生或流产，那么这次要算是第二胎，一定要先让医护人员知道，以免超过预期速度而生产过急。

每个产妇对痛的感觉差异很大，同样强度的子宫收缩，有人只觉小腹绷紧、微痛，有人则觉得整个腹部很痛，也有人是感到腰背酸痛。唯一差别不大的地方，是胎儿快生出、头部压到阴道下1/3时，挤压介于宝宝的头与妈妈骨盆间的肌肉，通常都使你感到阴道很痛！

由于个人对产兆的判断可能出现误差，如有可能是假阵痛，不宜住院；或尚在准备期，进展非常缓慢。很可能造成跑医院多次却不符合住院标准。

临产前的征兆

预产期到了，预示着孕妇快临产了。但预产期只是孩子出生的大概时间，实际临产日期可以提前或延后 1 ~ 2 周，所以不能仅凭预产期来判断孩子出生的时间，应根据孕妇临产前的一些征兆来确定是否上医院待产。

我们见过或听说过不少不懂孕期保健、缺乏分娩先兆常识的人，致使将孩子生在路旁，火车上，乃至厕所中的事件时有发生。这样必然会损害产妇和婴儿的健康，甚至送掉母婴性命。因此，孕妇掌握一些分娩先兆常识是非常必要的。

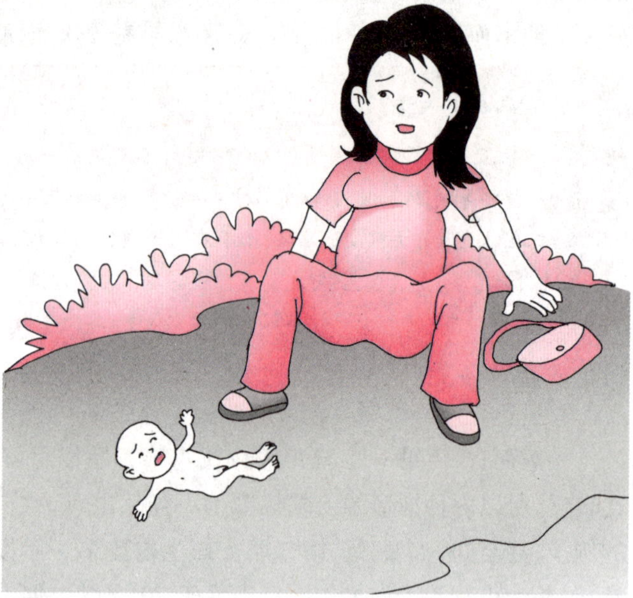

其表现主要有以下几点：

1. 子宫底降低

在正式分娩前 2 周左右，孕妇会出现子宫底下降、腹部向前下部凸出现象，此时胎动较前减少，孕妇感觉上腹部较为舒适，呼吸较前畅快，胃口增加，但有尿频及下腹坠感或腰酸腿痛，行动不便，阴道分泌物增加。这对于初产妇来讲，预示胎头已入盆固定或接近入盆。

2. 阴道出现血性分泌物

这是由于子宫颈口扩张，使宫颈内口附近的胎膜与子宫壁分离，致毛细管破裂，俗称“见红”。一般见红的血量少于平时月经量，若超过月经量为异常。见红常在分娩开始前 24 小时内出现。

3. 腹痛（子宫收缩）

从怀孕 8 个月末开始，孕妇无论在站立还是坐或行走时都会感到腹部一阵一阵地发紧变硬，此为子宫开始收缩。每次宫缩的间隔时间长短不一，短者十数分钟，长至 2 小时，宫缩持续时间较短每次最长不超过半分钟。若宫缩持续时间短且不恒定，间歇时间长且不规律，宫缩强度不增加，称之为假临产。假性宫缩多在夜间出现，清晨消失且不能使子宫口开大。在孕38～40周即进入分娩活动期，在这段时间里若每隔2～3分钟宫缩1次，持续50～60秒，伴宫口进行性开大，这才是临产前的宫缩。

>> 准妈妈大课堂

假如出现产兆，应及时到医院去，等待分娩的到来。在医学上，出现产兆，还不是正式临产，还要有一个过程和一段时间，不同的人有不同的情况，进入临产时间长短也不一样。临产的主要标志：①有规律性的子宫收缩，间隔5～6分钟，持续20～30秒，有一定的强度，孕妇感到一阵阵腹痛，子宫发紧发硬，逐渐加重，变频。②胎儿的头逐渐下降。③宫口逐渐开大，说明进入产程。

4. 破水

由于子宫收缩加强，子宫腔内压力增高，促使羊膜囊破裂，囊内清凉淡黄的羊水流出。一般破水后很快就要分娩了，应立即让产妇取平卧姿势送往医院分娩，千万不可直立或坐起，以免脐带脱垂，造成严重后果。

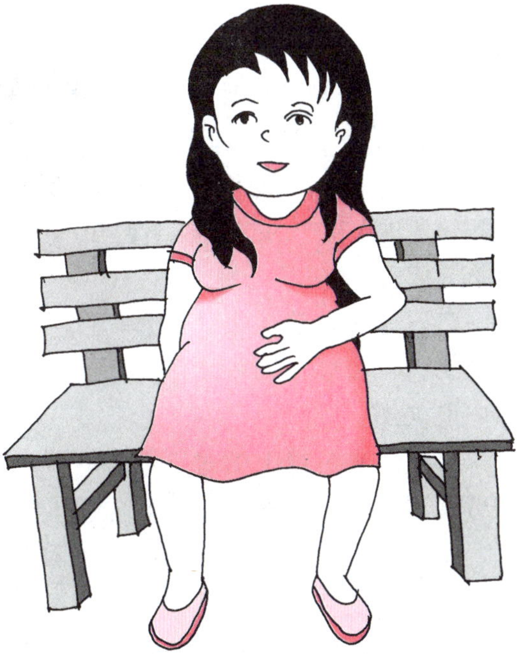

以上任何一征兆，都预示孕妇即将分娩，就应该做好准备。如果出现假宫缩，不用急于去医院，因为一般初产妇大多数从最初感觉到临产征兆至真正分娩往往还有1～2周时间。高龄初产妇或过去做过人工产及婚后3～4年才初次怀孕，出现分娩先兆至真正分娩的时间有时较一般人长，且表现明显。而经产妇则可能存在毫无分娩征兆，突然出现要生的现象。

准妈妈到医院待产的注意事项

在电影中经常出现的孕妇坐出租车赶往医院分娩的镜头，谁都不希望在现实生活中出现。选择适当的时机到医院待产，这既能使准妈妈有安全分娩的保障，同时也减少了宝宝降生危险的系数。当出现以上述的临产症状时，准妈妈就要去医院待产了。那准妈妈选择什么时间去医院待产应注意哪些事项呢？

临产注意事项

有些产妇临产时过分紧张、恐惧，往往可影响产程进展，而且可造成宝宝缺氧，所以临产要注意以下几点：

调整好心理。产妇对分娩有程度不同的紧张、恐惧心理。这种不良的心理，不仅会影响孕妇临产前的饮食和睡眠，而且还会妨碍全身的应激能力，使身体不能很快地进入待产的“最佳状态”，因而影响正常分娩。

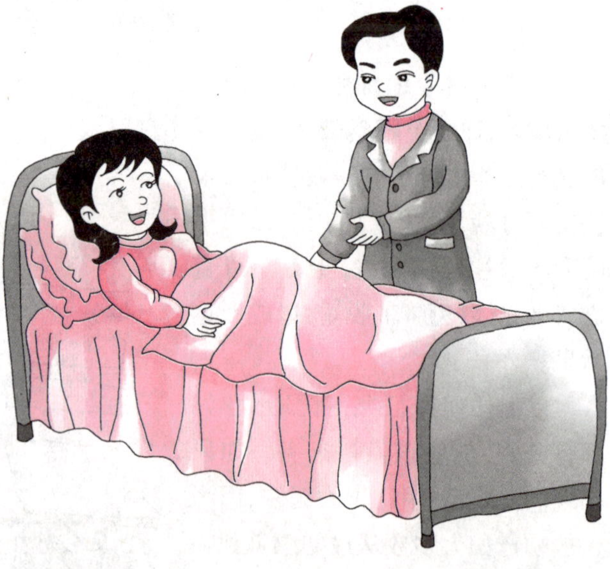

产妇分娩时消耗很大的体力，因此，临产前一定要吃饱、吃好。

忌身体或精神上的过度劳累，保证充足的睡眠。

处理好生活、工作上遇到的较大的困扰。如有心理压力，也是出现难产的重要诱因之一。

一般在接近预产期的前 1 个月，就不宜再远行了，尤其是不宜乘车、乘船远行。及早做好临产准备，以免临产后手忙脚乱，容易出差错。丈夫在妻子临产前应尽可能多陪伴妻子。

>> **准妈妈大课堂**

妇女妊娠分娩是一种再也自然不过的生理现象了，然而大多数情况下，当我们一看见孕妇有腹痛等分娩的先兆，就着急得不得了，往往在没有为孕妇准备好吃的，也没有为孕妇准备好用的之前，就匆忙地把孕妇送进了医院。初产妇从有规律性宫缩开始到宫口开全，大约需要12小时。如果你是初产妇，无高危妊娠因素，准备自然分娩，可准备易消化吸收、少渣、可口味鲜的食物，如面条鸡蛋汤、面条排骨汤、牛奶、酸奶、巧克力等食物，让产妇吃饱喝好，为分娩准备足够的能量。否则吃不好睡不好、紧张焦虑，容易导致产妇疲劳，将可能引起宫缩乏力、难产、产后出血等危险情况。

临产前不宜过于懒惰、长时间地卧床，应适当运动，最好做一些有助于分娩的运动，但也不宜活动过量。

第三章

分娩解疑

有些孕妇在临产来临之际，因为缺乏对分娩知识的了解，所以很难想象那么大的婴儿是怎么降生下来的。为了避免这一错误想法，临产孕妇应该掌握必要的分娩知识，消除必要的分娩疑惑，才能有信心生下小宝宝。

分娩的几种类型

自然分娩

胎儿经阴道自然娩出，称为自然分娩，它被认为是最理想、最安全的分娩方式。自然分娩的过程从规律的子宫收缩开始，到胎儿胎盘娩出为止。自然分娩可分成两大部分：生宝宝的第一产程及第二产程、胎盘排出的第三产程。初产妇需要16~18个小时来完成这项工作；经产妇也需要10个小时左右。

>> 新妈咪小贴士

在自然分娩过程中出现子宫收缩无力或待产时间拖得过长时，适当加一些加速分娩的药物已增加子宫收缩力，缩短产程。如遇到胎儿太大或宫缩无力、产妇体力不够时，就要用会阴侧切、胎头吸引器帮助分娩。人工辅助阴道分娩比自然分娩稍困难些，但医生的帮助也会使你顺利分娩。

为使生产干净、顺利，只要来得及，有的医院会请你脱去内衣裤、换上待产装、擦去化妆品、褪去手镯、项链。其他特殊处理包括：灌肠（排出宿便以方便生产，避免生产时大便一道排出）、剃去阴毛（大多只剃大阴唇下半，方便伤口清洁与缝合）。

剖宫产

自然分娩是最理想的分娩方式，但并不是所有的产妇都能如愿以偿地进行自然分娩。有时候，为了产妇和胎儿的健康，必须实施剖宫产手术。

然而，目前不少产妇及家属都会主动要求剖宫产，其理由不外乎怕分娩时间过长，产妇遭罪，以及怕分娩过程中造成宝宝的损伤及智力障碍。不可否认，困难的产钳产、臀位产确有可能造成产伤，引起智力障碍，因此从母婴安全考虑，剖宫产的群体已经有所扩大，但它毕竟是一种手术，并非是最完美的分娩方式，不能替代自然分娩。其实，虽然剖宫产无需经历自然分娩的剧痛，但手术后的疼痛绝不亚于分娩时的疼痛，而且手术后的恢复比较缓慢，最重要的是腹部及子宫将永远存留疤痕。

剖宫产术后，应特别注意避孕问题，万一避孕失败而做人工流产术时，会增加手术难度和危险性。若是继续妊娠，则无论在妊娠或分娩过程中，都存在子宫疤痕破裂的可能性。

水中分娩

水让人感到镇静且可帮助放松，在水中更易活动。同时水还具一些意念：让人安慰、流动、向上连续的涌动，激励你想到身体正在开放。这些具有强大的心理效应，促使宫颈扩张，帮助你接受体内强劲的涌出力。

分娩期间利用水的最简单方法是平卧，浸泡在温水中，尽可能让水深一些。水浮力抵消地心引力有助于你放松，消除紧张感，发挥身体的自然节律。

躺在浴盆中，每次宫缩高峰时，用罐子往腹上倒水，或让陪护为你做这些。浴室光线通常较明亮，而你可能喜欢暗一些。医院里通常不准备浴盆，你可选择站着或蹲在凳上进行淋浴，让温水流遍全身。

早产

怀孕满 28 周（7 个月，196 天）至不满 37 足周（258 天）之间，宝宝体重在1000～2449克分娩者称早产。怀孕晚期偶有子宫收缩的现象是正常的，特别是夜间感觉明显，但是倘若每 15 分钟出现 2 次以上的宫缩，就很可能是早产的先兆。

怎样认识“早产产兆”呢？首先要知道自己有无早产的高危因素，如以前怀孕曾经晚期流产或早产、子宫先天畸形、合并子宫肌瘤、前置胎盘、羊水过多、多胞胎等。其次要观察宫缩的次数和持续及间隔的时间，每15分钟出现宫缩大于等于2次以上或每20分钟大于等于4次或每60分钟大于等于8次，休息以后不减少，同时如宫缩持续30秒以上，间隔时间有规律，则可能要早产，及时到医院就诊确定。另外破水、见红等也会早产，需立即到医院进一步诊疗。

难产

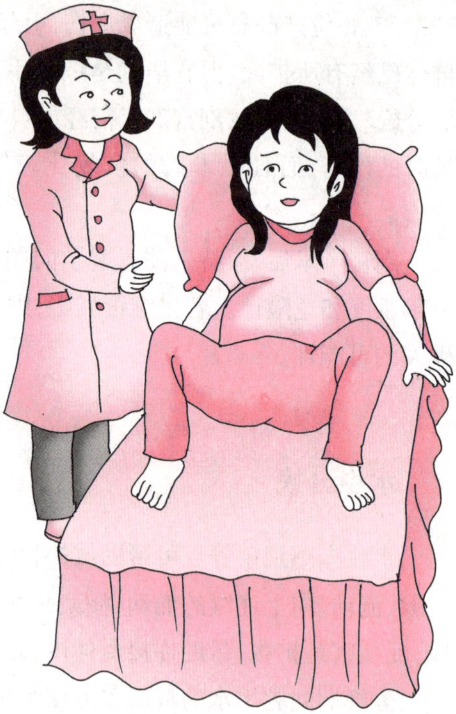

妊娠足月到分娩时，胎儿不能顺利娩出，就是“难产”。胎儿能否经阴道顺利分娩，取决于产力、产道和胎儿三大因素。如果其中一个或一个以上的因素出现异常，即可导致难产。我国历代医学文献对此论述较多，如《褓产要旨》云：“难产之故有八，有困于横、子逆而难产者；有因胞水沥平而难产者；有因女子矮小或年长遗爆，家骨不开而难产者……有因体肥脂厚，平素迫而难产者；有因子壮大而难产者；有因气盛不运而难产者。”可见，古人的观点和现代医学论述难产的原因是一致的。而难产一般会导致胎便吸入症候群和肩难产等并发症，需要产妇和家人有所了解。

分娩方式分哪几种

拉梅兹生产方式

拉梅兹生产方式首创于俄国，最后被法国的拉梅兹所采用。目前，拉梅兹生产方式也在美国及英国广泛应用。拉梅兹生产方式有三个原则：

①了解分娩可减轻或消除分娩疼痛；

②学习如何放松自己，注意自己的变化有助于克服分娩疼痛；

③每次宫缩时，通过练习分娩呼吸来分散注意力，从而减轻分娩疼痛。

椎管内麻醉

椎管内麻醉包括蛛网膜下腔阻滞、硬膜外阻滞和骶管阻滞三种方法，它们是通过阻滞骶、腰、胸各段的脊神经而达到分娩无痛。在产程的各个阶段中，由于疼痛来源不同，必须按照疼痛的神经传导途径不同，阻滞相应的阶段。在第一产程，以消除宫缩疼痛为主；在第二产程，以消除会阴部疼痛为主。

目前最常用于分娩止痛的椎管内麻醉为硬膜外阻滞醉。麻醉后宫缩时产妇仍有感觉，但疼痛明显减轻，在整个产程中，产妇能安静休息。到第二产程，受麻醉的影响，宫缩时产妇缺乏向下排出的迫切感，有肛门及会阴部坠胀感。由于腹直肌及肛提肌松弛，产妇常常屏气乏力，需要阴道助产的机会明显增多。因此，采用硬膜外麻醉阻滞止痛适用于有妊娠并发症者。

另外，椎管内麻醉可引起产妇血压波动，因此需要对产妇血压等生命体征进行严密观察，并需要有一定经验的麻醉医生来操作，因而目前尚未在临床上广泛应用。

>> 准妈妈大课堂

麻醉是剖宫产手术中的一个重要环节，产妇偶尔会发生麻醉意外，其间手术操作也较复杂，需切开、缝合多层组织，失血量平均在300毫升以上，比正常阴道分娩失血量(100～150毫升)多很多。另外，剖宫产还会引起伤口感染、术中羊水栓塞、出血不能控制的还要进行子宫切除术。剖宫术后，母体恢复慢，易出现慢性腹痛、肠胀气等，还会给腹部及子宫留下永久性疤痕。

药物止痛

用安定药和镇痛药消除分娩疼痛是最简单易行的一种方法。这种方法是否安全关键在于对药物的恰当选择和合理应用。应熟悉各种药物的药理性能，并慎重考虑用药的剂量和给药的时间。目前临床上最常用的两种药物为杜冷丁和安定。

杜冷丁用于分娩止痛是始于1940年，一致认为其效果确切，副作用小，很受欢迎。杜冷丁肌肉注射后15～20分钟开始生效，1～1.5小时作用达到高峰，2小时后作用逐渐消退。注射杜冷丁后产妇有欣快感，对产痛反应迟钝。宫缩间歇时常表现为嗜睡，但唤之能醒，且能与医务人员合作，可维持止痛作用3～4小时，到时可重复注射，但在整个产程中最好不超过2次，最后一次注射应在分娩前至少3个小时，以免引起胎儿呼吸抑制。杜冷丁最常用于第一产程，常用剂量为50～100毫克肌肉注射。

用于分娩止痛的另一药物为安定，常用剂量为10毫克静脉注射。与杜冷丁比较，安定除具有分娩止痛作用外，尚可软化宫颈，缩短产程。由于安定不对胎儿呼吸产生抑制，因而更为安全。

产时按摩

作为妊娠的最终结果——分娩，常使产妇既兴奋又紧张，产程开始后规律的宫缩和宫口扩张导致的阵痛又常使产妇焦虑不安。这时，很多产妇会拒绝自然分娩，要求剖宫产。

分娩是一个自然生理过程，常常由于产妇心理准备不足、缺乏经验及疼痛而焦虑不安、叫闹哭喊。医学工作者不断研究出各种方法来减轻产妇的疼痛和焦虑。镇静剂和麻醉剂的使用均有一定程度的副作用，因此按摩和抚摸在临床上得到了广泛应用。它大大减轻了产妇的疼痛，使整个分娩过程处于轻松状态，让产妇的注意力不集中在对疼痛的反应，而转移到与医护人员的协调配合上，并且没有任何副作用。

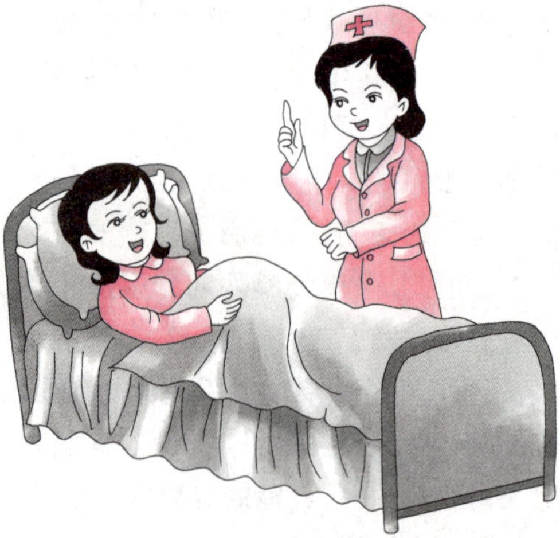

按摩在产科分娩中的应用，主要体现在“导乐”这个词上。它是一个希腊词，指由有分娩经验的女性，在产前、产时及产后给产妇提供连续的物质上、情感上及教育方面的帮助，使产妇的分娩由被动变为主动。但是“导乐”并不是为产妇提供医学护理的人，而且也不负责接生。

导乐分娩

导乐是陪伴产妇分娩全过程的专业人员，工作是指导产妇进行顺利自然的分娩。

分娩过程中，导乐每时每刻陪伴在产妇身边，对产妇进行指导、观察，进行“一对一”护理。通常当产妇子宫口开 2 厘米时，导乐就要开始全程陪伴。整个产程中，导乐要指导产妇分娩的每个步骤，解释宫缩阵痛的原因，为产妇打劲鼓气，同时还需要为产妇进行心理疏导，帮助产妇克服恐惧心理。经研究，有了导乐的全程陪护，产妇的心理压力减轻，信心加强，医院的自然分娩率大大提高，产后出血率、心脏缺氧率等明显降低。

>> 专家温馨提示

按摩能使引起产妇疼痛的焦虑的激素水平下降，得到放松、安静并且增加自信，从而取得较好的镇痛效果，使总产程缩短，顺产率增加，剖宫产率下降，住院天数减少；还可减少硬膜外麻醉的镇痛的应用；最重要的是能改善产妇的心境和情绪，使产妇处于最佳状态，加深做母亲的幸福感和责任感。减少产后抑郁。我国的一些妇幼保健院对有导乐和无导乐分娩的产妇做了大量的比较后发现，导乐分娩的产妇产程较短。剖宫产率、硬膜外麻醉的镇痛的应用率和产钳应用率都较无导乐分娩的产妇低。

目前许多妇幼保健院都提供助产“导乐服务”，收费在 200 元左右，虽然许多孕妈妈对“导乐”并不是很熟悉，但住院后，会听到经导乐陪护的产妇介绍，以及医院的宣传。此时要求助产导乐还不迟。

坐位分娩法

同仰卧分娩进行对照，坐位体位有许多优点。坐位分娩时，子宫内压力较仰卧时为高，容易使用腹压，同时由于胎儿重力作用，有利于胎儿娩出，故可以缩短第二产程的时间，仰卧位分娩均用 90 分钟，坐位分娩很少超过 60 分钟，还减少了新生儿窒息发生，防止少数产妇发生气急、胸闷、血压下降、面色苍白等仰卧综合征。为了顺利施行坐位分娩，专家们设计了分娩椅，座部角度从水平到垂直可以随意调节，按照助产的操作需要调节角度。如当产妇宫口开大到 8 ~ 10 厘米时，就让她坐在分娩椅上，当胎头露出时，倾斜角度调节到 45°，这样既便于产妇运用腹压，又便于助产者接生。

蹲式分娩法

产妇的产道是一弯钩状，当产妇躺着分娩时，下段的产道成了一条向上的曲线，指向天花板，这样产妇必须用很大的劲才能使胎儿娩出，但当产妇采取蹲式分娩时，产道便成了一条向下的通道，胎儿的下降方向与地心引力一致，同时产妇下蹲时，大腿屈曲压向腹部，如同平日解大小便一样，使产妇的迸气更加方便，加强了腹压的作用。并且产道的某些径线也随之扩大，故这种姿势对娩出的胎儿大为有利。但蹲式分娩也有缺点：由于接生者无法保护会阴，可能会造成严重的会阴撕裂，而且长久下蹲十分费力，在阵痛频繁之际，产妇难以坚持较大的下蹲姿势。

剖宫产与人工分娩哪个好

随着医学技术的发展，剖宫产技术越来越成熟，手术的风险也较过去小，很多产妇为了减轻分娩的痛苦，缩短产程，避免产程中胎儿的损伤造成残疾等原因，强烈要求医生实施剖宫产术。那么剖宫产真的就是十全十美的吗？剖宫产与自然分娩到底哪种好呢？请看看专家的分析：

胎儿方面

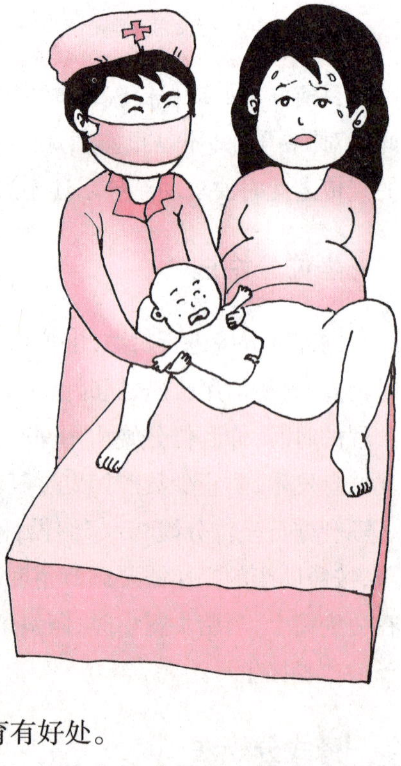

自然分娩是指胎儿通过阴道娩出的过程，它是一种自然的生理现象。首先，临产时随着子宫有节律的收缩，胎儿的胸廓受到节律性的收缩，这种节律性的变化，使胎儿的肺迅速产生一种叫做肺泡表面活性物质的磷脂，因此出生后的婴儿，其肺泡弹力足，容易扩张，很快建立自主呼吸。其次，在分娩时，胎儿由于受到阴道的挤压，呼吸道里的黏液和水分都被挤压出来，因此，出生后患有“新生儿吸入性肺炎”“新生儿湿肺”的相对减少。另外随着分娩时胎头受压，血液运行速度变慢，相应出现的是血液充盈，兴奋呼吸中枢，建立正常的呼吸节律。据有关资料报道，通过阴道分娩的胎儿，由于大脑受到阴道挤压而对小儿今后的智力发育有好处。

剖宫产则是经腹部切开子宫取出胎儿的过程，它并非是胎儿最安全的分娩方式。首先，由于没有子宫节律性收缩的刺激，肺泡表面活性物质的产生相应要少且慢，出现有规律的自主呼吸相应减慢，而且新生儿易于并发肺部疾患。除此之外，剖宫产术中常可出现下面的损伤。

1. 骨折

(1)锁骨骨折:见于小儿前肩娩出不充分时,即急于抬后肩,使前锁骨卡在子宫切口上缘,造成骨折。

(2)股骨或肱骨骨折:股骨骨折多见于臀位,是因为术者强行牵拉下肢所致。

(3)颅骨骨折:多见于小儿已进入骨盆入口较深的部位,或胎位异常,娩头时术者在胎头某一局部用力过猛。

2. 软组织损伤

在切开子宫时,由于宫壁过薄或术者用力过猛,致使器械划伤胎儿的先露部位。

母体方面

由于自然分娩是一种生理现象,其疮伤小、较安全,而且产后能很快恢复健康,对产后的体型恢复有益。

相比之下,剖宫产手术,除了麻醉方面的风险外,还可能在术中或术后出现一些相应的并发症,其中较严重的有下列几种。

1. 膀胱损伤

此种情况多见于腹膜外剖宫产时,分离膀胱层次时有误,或剖宫产术后再孕时,子宫切口疤痕与膀胱粘连造成的损伤。

2. 肠管损伤

如患者曾有过开腹手术或炎症造成管粘连,剖宫产时,易将肠壁误认为腹膜,造成误伤。

3. 子宫切口裂伤漏缝而致产后大出血

剖宫产手术中常会出现切口延裂,边缘不齐,缝合时止血不完全,术后出现腹腔内出血。这种手术无疑要影响孕妇的身体恢复,而且子宫将永远存留疤痕。

由此可见,为了母婴的安全起见,剖宫产并非一种完美的分娩方式。但要在听从医生的建议前提下做出分娩选择。

>> 新妈咪早知道

从母婴安全考虑,剖宫产的适应证已经有所扩大,但它毕竟是一种手术,并非是最完美的分娩方式,不能替代阴道分娩。所以奉劝各位产妇,如果经产前检查具备良好的分娩条件,还是应坚持自然分娩,毕竟它是人的自然胜利过程。但是在特殊情况下,及时实施剖宫产术是必要的。一切的一切,都要遵从一个前提,那就是听从医生的建议。

分娩大解疑

阴道分娩要经历哪些过程

正常的分娩一般有三个过程：

第一产程：宫颈扩张期（指从规律性子宫收缩开始到子宫口完全开大为止的阶段）。这一阶段时间较长，有时初产妇可持续10～12小时；经产妇需6～8小时。这阶段由于产妇的精神、胎儿、胎位及产力等方面的影响，易出现宫缩乏力，产程延长，产妇可出现疲劳、肠胀气、排尿困难等情况。

第二产程：胎儿娩出期（指从宫口开全至胎儿娩出的阶段）。胎儿随强而频的宫缩而下降，产妇产生排便感，以增加腹压，协助胎儿娩出。初产妇需1～2小时，经产妇需1小时。这一阶段由于宫缩加强，容易出现胎儿缺氧。在这个产程中时间过长过短都会对胎儿构成威胁。

第三产程：产后期（指胎儿娩出，脐带搏动停止阶段），一般不超过30分钟。在这一阶段，要密切注意胎盘剥离和阴道出血的情况，警惕胎盘粘连及滞留于子宫内，防止产后出血。

第一、第二、第三产程统称为总产程，初产妇不应超过24小时。因产后的最初2小时内是最易发生产后出血等严重产后并发症的时期，故也有将产后的最初2小时称为第四产程，产妇将留在产房里休息，医务人员会进行密切观察。

分娩时产妇大喊大叫有什么危害

子宫收缩力是娩出胎儿的主要力量，所以腹痛对每个产妇都是必不可少的。

但由于个体差异，各人的表现不一，有的主要表现为腰酸、腹胀，有人则以剧烈腹痛为主。无论哪一种情况出现，产妇都应尽量控制自己的情绪，可以轻轻哼几声，千万不要大喊大叫。

有些产妇对分娩缺乏正常认识，一痛便大喊大叫，体力、精力大量消耗，很容易引起继发性宫缩乏力，使宫颈口扩张缓慢，产程延长，严重的可能引起产后出血。另外，产妇在第二产程该用力时却无力可用，从而使胎儿娩出受阻，造成胎儿在母体内缺氧，新生儿窒息率高。同时，大喊大叫还容易引起胃肠胀气、造成呕吐腹泻。过度紧张还能引起血压升高，特别是本来就有高血压的产妇就更可能发生危险。

所以产程中产妇大喊大叫，不仅给产妇自己、也给未出世的孩子带来不利。

>> 新妈咪小贴士

产妇在腹痛时可以通过以下动作来减轻疼痛感：

(1)深呼吸止痛法。安静地慢慢呼吸，一呼一吸大约6秒钟左右。

(2)腰骶部压迫止痛法。双手握拳压迫两侧腰骶部。

(3)按摩止痛法。用双手按摩两侧骶部或用双手轻轻揉摩腹部。

(4)侧卧位止痛法。采用侧卧位，也能减轻一些不适感。

胎儿脐带绕颈怎么防范

脐带，就像是胎儿的生命线，它是从胎儿的肚脐延伸到胎盘的一条带状物，大概在受孕后5周左右开始形成，外观因羊膜被覆而稍呈灰白色，直径是0.8～2厘米不等，长度为30～100厘米(平均是55厘米)。

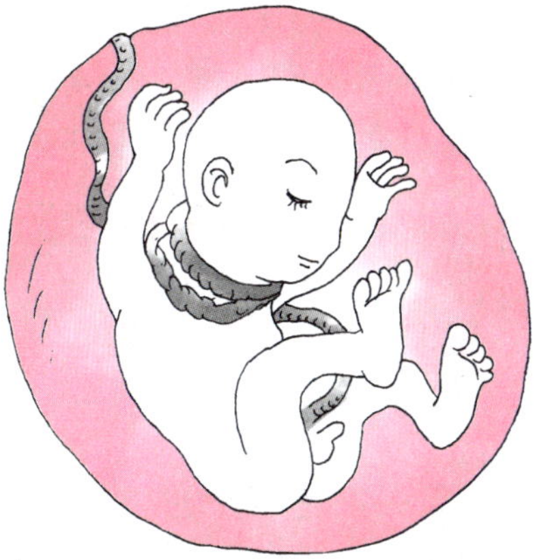

脐带绕颈与脐带长度及胎动有关：脐带过长(脐带长度大于70厘米)和胎儿活动力较大，都比较容易发生脐带绕颈。据统计，脐带绕颈的发生率为20%～25%，也就是说，每4～5个胎儿中就有一个生下来发现是脐带绕颈的，脐带绕颈的概率随着周数增加而变大。

脐带绕颈比较松弛时，不影响脐带血循环，不会危及胎儿，不必过于担心。

胎儿脐带绕颈是怀孕时常常见到的一种现象，只要宝宝的活动正常，并不需要特别的紧张与强调，除非遇到胎儿心搏监测出现窘迫的现象而无法矫正时，才会采取剖宫生产的方法。但如果脐带绕颈过紧可使脐血管受压，致血循环受阻或胎儿颈静脉受压，使胎儿脑组织缺血、缺氧，造成宫内窘迫甚至死胎、死产或新生儿窒息。这种现象多发生于分娩期，如同时伴有脐带过短或相对过短，往往在产程中影响先露下降，导致产程延长，加重胎儿缺氧，危及胎儿。

分娩时丈夫可以陪着吗

在国外,产妇分娩时其丈夫大多都是陪伴在身边的。而在国内,因医院条件有限,绝大多数医院不能做到让丈夫陪伴在产妇的身边。很多医院目前正在为此而努力。产妇在分娩过程中都有不同程度的紧张心理,当丈夫陪伴在身边时,可以用各种方式帮助产妇克服这种紧张心理,丈夫温柔体贴的话语使产妇得到精神上的安慰,丈夫的鼓励和支持可以增强产妇顺利分娩的信心。有丈夫在其身边,产妇感觉自己有了强大的支撑力。丈夫可以分担妻子的痛苦,也能分享婴儿安全分娩的快乐,这对于增进夫妻感情来说,也是至关重要的。

>> 专家温馨提示

妻子宫缩时丈夫应多给些赞扬、安慰以及支持。如果她变得爱无理取闹生你的气,也不要介意,因为此时没有你不行。提醒妻子做一做以前学过松弛及呼吸技巧练习。擦去妻子额头上的汗,给她喝一点水,握住她的手,给她按摩背部,建议她调换一下姿势,或者做些对她有帮助的任何其他的事,在做这些之前,最好先弄清楚她喜欢用哪种形式靠着你和喜欢怎样按摩。在你妻子与医院工作人员之间你算是中间人的作用,有你站在身边,她会觉得疼痛缓解许多。临分娩的早期,在孕妇仍可能在周围活动一下的时候,宫缩时孕妇可以俯依在丈夫的身上,这样丈夫能够按摩孕妇的背部或两肩。

分娩宜知事项

第一产程中产妇应该注意哪些问题

产妇进入待产室应该树立信心和勇气,为小宝宝的降生付出艰辛的劳动。在第一产程主要是减轻疼痛,保存体力。应该注意以下问题:

1. 全身放松

宫缩(阵痛)刚开始,由于过分紧张会造成孕妇全身用力。

其实离分娩至少还有10个小时,所以产妇要想法缓解紧张的情绪,尽量使全身放松,不要过分消耗体能。否则进入第二产程该用力时无力,会给母婴带来不良后果。

2. 养精蓄锐

因宫缩疼痛，使不少人不能入睡，被折腾得疲惫不堪。因此，要尽量抓紧宫缩的间隙多休息，保存精力，迎接分娩。

3. 补充营养

分娩需要很大的体力，疼痛不是太厉害时要补充营养，多吃些热量高的食物，如鸡蛋、点心、鱼汤、肉汤、巧克力等。由于分娩过程大量出汗，所以要补足水分，即使灌过肠，只要肚子饿了、口渴了，该吃就吃，该喝就喝，为分娩备足后劲儿。

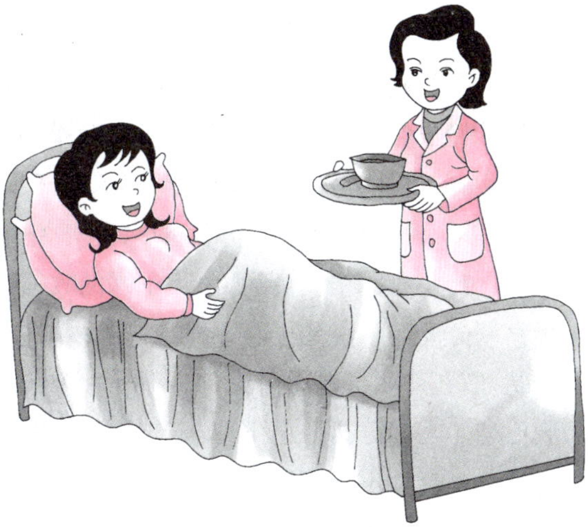

4. 有尿意时要立即排出

膀胱里有尿会影响分娩，即使上了产床，也不要憋尿，只要有尿应立即排尿。

第二产程中产妇应该怎样配合

分娩开始后如果产程进展顺利，子宫口完全开大，胎膜破裂，胎儿头下降进入骨盆，这时已经进入第二产程，产妇开始有憋胀感。第二产程能否顺利进展，要看产妇能否密切配合。这时除强有力的宫缩外，还要有腹部肌肉收缩的压力，二者必须互相配合，力量才强大，才能顺利地娩出胎儿，因此产妇必须学会正确运用腹压。

腹压的运用方法是在宫缩刚一开始时，产妇便深深地大吸一口气，然后随着子宫收缩力的加强，而向下用力屏气，直到宫缩完为止，宫缩间歇时则安静休息不再用力。这样反复的子宫收缩和腹肌压力的密切配合，便能加速胎儿的娩出，并能缩短第二产程。

第三产程有哪些表现，产妇应该怎样配合

第三产程又可分为两个阶段，即胎盘的剥离与胎盘的娩出。主要有下面几点表现：

1. 胎盘的剥离

胎儿娩出后子宫内压力下降，子宫收缩也暂时停止，这时产妇感到异常轻松，如释重负，但过几分钟后宫缩再度开始，由于胎儿娩出宫腔体积突然减小，胎盘附着面积亦减小很多，但胎盘并不缩小，即开始与子宫壁分离，剥离面则有血液经阴道流出。当胎盘完全剥离后，由于子宫的收缩与胎盘下降时的牵引力，使胎盘全部与子宫壁分离而下降到子宫下段或阴道内，这时子宫底部上升 3～7 厘米并收缩成硬球状，露在外阴部的脐带则向下降 5～10 厘米，有血液自阴道流出，表示胎盘和胎膜已与子宫壁分离并已下降到产道的下部。胎盘剥离阶段产妇仍须仰卧，安静休息，耐心等待，不需用力，接生者也不可强行牵拉脐带以免子宫内翻及脐带断裂。

2. 胎盘的娩出

当子宫底上升，脐带下降，阴道有血液流出，预示胎盘已与子宫壁分离，这时子宫再度收缩，产妇又感疼痛不适，于子宫收缩成球形强硬时，令产妇运用腹肌的压力向下憋气以娩出胎盘，如胎盘未能娩出时接生者应予协助，于子宫收缩坚硬时，接生者将一只手放在子宫底部，拇指在前，其他 4 指在后全手施加压力即可将胎盘压出。胎盘娩出后第三产程结束，时间在胎儿娩出后 10～30 分钟之内。

这时子宫底部又稍下降至脐下 1～2 横指。胎盘娩出前后由阴道流出血液为 50～250 毫升。

第三产程结束后产妇应该在产房观察 1～2 小时，一切正常后，再送回休养室。

>> 新妈咪早知道

在分娩过程中，由于宫缩越来越强，有时疼痛难忍，有的产妇用憋气的办法来减少痛苦，这样做是非常有害的。若憋气时间长了，会危及胎儿的生命，因为胎儿的氧气是靠母亲呼吸供给的。下腹剧烈疼痛时，要尽量全身放松，深深地慢呼吸，配合呼吸的节拍，用手心在腹部按摩或用拳头放在腰部使劲地压迫，可以缓解疼痛。

了解产中的情况

临产时为何要做肛诊或阴道检查

产妇临产后入院，医生都要为产妇做肛门检查，简称肛诊。并且在临产初期约4小时检查一次，经产妇或宫缩频而强者，间隔时间缩短。

临产后，随着子宫的收缩，宫颈口要不断开大，胎儿的先露部要下降。医生就是通过肛诊确定宫颈扩张和胎儿先露下降的程度，了解骨盆腔的大小、宫颈的软硬及厚薄，是否已破膜，确定胎先露、胎位等。

如果肛诊检查先露部不清楚、宫颈扩张及胎头下降程度不明，怀疑有脐带先露或轻度头盆不称，经过试产6～8小时产程进展缓慢者，要在严密的消毒下进行阴道检查，以确定骨盆腔的大小、先露部高低以及胎方位、子宫颈口扩张的程度等，以决定其分娩方式。

所以，医生为其做肛诊及阴道检查时，产妇一定要密切配合。肛诊最好在宫缩时做，产妇千万不要提出等宫缩过后才允许医生检查的要求。

“开骨缝”是怎么回事

“开骨缝”就是医生所说的“宫口开大”或者“开宫口”。在临产前，子宫颈管形呈圆柱状，长1～2厘米。临产后，由于子宫的收缩牵拉子宫颈内口的子宫肌纤维，子宫内压力升高，胎儿先露部下降以及前羊膜囊的支撑，使子宫颈管越来越短，最后消失而展平。随着分娩活动的继续进展，子宫下段不断伸展，也波及子宫颈外口，使其不断扩张、开大，当子宫颈口扩张至10厘米时，称为宫口开全。只有当宫口开全，足月胎头才能顺利通过宫颈口。

第四章

分娩指导

有许多人讲，分娩是非常非常痛苦的一件事。他们之所以这样说，是因为他们缺乏一定的分娩方法和技巧。听从指导，配合医生，分娩其实很轻松。

分娩前的准备运动

1. 增强大腿肌肉的坐姿

背部挺直地坐下，两脚底靠在一起，并让两脚跟贴近你的身体。抓住脚踝，并用两肘向下压迫大腿，这个姿势要保持20秒钟，重复数次。

2. 加坐垫的坐姿

如果你感到盘腿而坐有困难，就在每条大腿下放一个坐垫，或者背靠墙壁而坐，以取得支撑，切记要保持背部垂直。

3. 扶一把椅子蹲下

两脚稍息面对一把椅子站好，保持背部挺直，两腿向外分开并且蹲下，用手扶着椅子。只要你觉得舒服，这样的姿势你就可以保持得长久一些。如果你感到两脚底平放有困难，就在两脚底垫一条卷起来的毛毯。

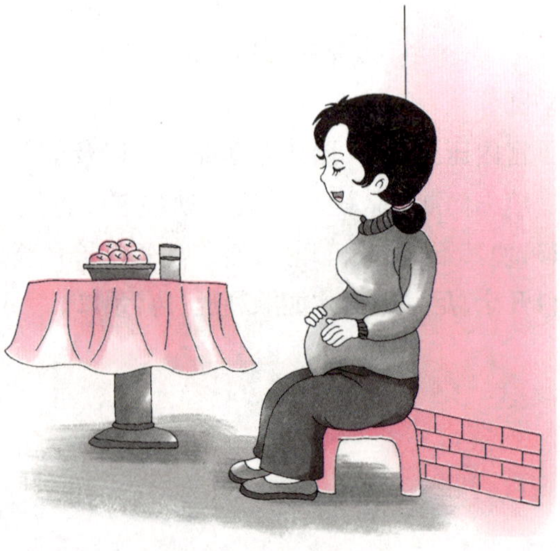

4. 无支撑的蹲姿

保持背部挺直，两腿向外分开并且蹲下两脚稍向外转，试着保持两脚跟平放在地上，并且用两肘分别向外压迫大腿内侧，借以舒展大腿肌肉，只要觉得舒服，保持这种姿势时间尽量长些。

5. 浅呼吸

当宫缩达到顶点时，浅呼吸会有帮助。用口吸气或呼气，吸气时只吸到肺的上半部，找个伙伴或朋友，叫他（她）将两手放在你的肩胛上，他（她）会感到你的两肩胛有向上提的活动。一次一次地做浅呼吸，当你需要时，偶尔做一次深呼吸。

6. 深呼吸

深呼吸有镇静效果，在宫缩开始和结束时，对你会有帮助。舒舒服服地坐好并尽可能地放松，通过鼻子深吸气，直达肺底。你的伙伴或朋友应把他（她）的两手放在你的腰部，他（她）会感到你的肋骨骨架即胸廓向外、向上扩张。现在，集中注意力，缓慢地，轻轻地将气呼出，然后自然地接着做下一次呼吸。

分娩时的助产动作

在整个分娩过程中，子宫收缩时疼痛和牵拉周围组织、子宫壁内发生缺氧和其他化学变化、子宫颈口扩张、胎儿紧压骨盆底组织等情况，都是比较强的刺激，使产妇在分娩中感到疼痛、酸胀和不舒服，这时产妇若能配合医生做如下助产动作，可以分散自己在疼痛方面的注意力，增强自信心，减轻疼痛感，顺利度过全产程。

一次宫缩时，不要想接下去又会有多少次宫缩。或许你可把每次宫缩视为浪涛，越过这些浪涛后就可得到心爱的婴儿了。

走动

第一产程中，羊水还没有破，子宫收缩力不强时，经医生同意后，产妇可以走动一下，或靠在椅子上坐一会，也可以站立一会儿，一则缓解疼痛，二则促进子宫收缩增强，早些分娩。

产前呼吸技巧练习

分浅呼吸、深呼吸和短促呼吸。浅呼吸技巧是吸气要浅，感觉吸到肺的上半部，在宫缩达顶峰时用；深呼吸有镇静作用，在宫缩开始和结束时应用，技巧是你尽量做到放松;短促呼吸用在子宫颈口未开大前抵御向下用力和镇痛,其技巧是呼吸上提放松,以不感到用力过度为宜。同时还可以借助于丈夫的配合,丈夫可以用行为、手势和语言来指导。

在分娩间歇期间保持活动,这会帮助孕妇对付身体上的疼痛。宫缩期间采取孕妇认为舒服的姿势,设法尽可能保持直立,这样胎头能稳固地顶在子宫颈上,促使宫缩更有力并且对子宫颈张开也更有效。集中精力于自己的呼吸,使自己平静并且尽量不去想宫缩。在两次宫缩的间隙要放松,以节省体能到需要时使用。借助唱歌、呻吟、叹气等以减轻疼痛,注视于固定的一个地方或物体以帮助从脑海中忘掉宫缩这件事。

按摩下腹部

深呼吸再配合按摩可提高效果。吸气时,两手从两侧下腹部向腹中央轻轻按摩;呼气时,两手从腹中央向两侧按摩,每分钟按摩次数和深呼吸相同。

须注意的是,第一产程后产妇的外阴及周围皮肤都已进行了严格的清洁和消毒,故按摩的手不要靠近消毒区,更不能用手探摸外阴部,以免感染。

轻松分娩的动作与秘诀

腹式深呼吸

效果:腹式深呼吸具有稳定情绪的效果(镇静效果)。反复地做,可减弱因子宫收缩而引起的强烈刺激。

此外,腹式深呼吸还可防止胎儿氧气补给功能的低落,借此项运动,可松弛产道周围肌肉的紧张,促进子宫口的扩张。

一般而言,在分娩的第一期,产妇容易焦躁不安,为了稳定情绪、平安度过这一时期,腹式深呼吸是必要的。如果害怕因子宫收缩,引起反射性的下腹部用力阻碍分娩的进行时,可做腹式深呼吸,如此便能轻松、快速地度过第一期。

用力

效果:当子宫口全开时,子宫收缩会使胎儿逐渐下降到骨盆的出口,此时如果加上用力的动作，可促进分娩，并缓和子宫收缩所引起的强烈刺激，使产妇轻松地度过这段时期。

所谓的“用力”，与单纯的“使劲”“用劲”不同。用力形成的腹压若不能顺着产道的方向，就毫无意义。简单地说，就是必须和排便时的用力方法相同，或许有人会认为“那太容易了”，但分娩时是躺着而非蹲着的，所以用力并不简单，而且容易使人焦躁不安。

此时要紧闭嘴唇，直到最后都不要让空气漏出来。从吸气、用力吐气完毕，大约需要 25 秒。正确的用力法：要确定用力的方法是否正确时，只要某人将手掌放在肛门附近，便可得知，方法正确时，手掌会被推向前；错误时，手掌几乎毫无感觉。

>> 新妈咪小贴士

仰卧时用力的方法：

①两腿充分张开，膝盖弯曲，后脚跟尽量靠近臀部。②两手向后举，抓住床头的栏杆或两侧的把手。③先充分吸气，从鼻子吐气的同时停止呼吸，几秒后再慢慢像是要排便或打开肛门似的逐渐用力。

助产、催产、引产

阴道助产常见的方法有臀助产、胎吸助产及产钳助产。催产是孕产妇已经临产，因为子宫收缩乏力采取的静滴催产素加强宫缩。引产是指原本无产兆，而因某一原因要求提前分娩者，运用静滴催产素引发产程发动，使孕妇进入临产，而单纯靠静滴催产素引起的宫缩远不足以分娩。

阴道助产常用的方法

阴道助产常见的方法有臀助产、胎吸助产及产钳助产。

臀助产用于臀位分娩，是指臀位胎儿脐部以下自然分娩，脐部以上由助产人员协助娩出。

胎吸助产仅用于头位分娩，在胎儿拨露（阴道口可见到胎头）后，由于产力不足或胎儿缺氧，为尽快娩出胎儿，借助于胎头吸引器帮助胎儿娩出。

产钳助产既可以用于头位，也可以用于臀位，当胎儿娩出困难时或胎儿发生宫内缺氧时，为迅速娩出胎儿，借助于产钳所采取的有效的助产方式，同时对一些不适合用胎吸助产的产妇，可以用产钳助产，如前颅先露。在臀位分娩时，牵引胎头发生困难时，也可借助于产钳帮助分娩。

产钳是帮助胎儿娩出的良好工具，这是由它的构造特点决定的，它的设计由三部分构成，即产头、产柄和产颈，并有两个弯曲，即头弯和产道弯，头弯的弧度适合胎儿头部的大小和弧度，对胎头起到保护作用；产道弯适合生产通道的弯度，这样有利于娩出胎儿。因此，产钳在目前仍不失为良好的助产工具。

产妇分娩技巧指导

产妇要学会配合接生

在分娩的第一阶段，要补充营养和水分，尽量吃些高热量的食物，如粥、牛奶、鸡蛋等，要保存体力。因为这时宫口未开全，用力是徒劳的，过早用力反而会使宫口肿胀、发紧，不易张开。做深慢、均匀的腹式呼吸大有好处，即每次宫缩时深吸气，同时逐渐鼓高腹部，呼气时缓缓下降，可以减少痛楚。

宫口开全后，要注意掌握每次宫缩，做到有劲用在宫缩时，先吸一口气憋住，接着向下用力。宫缩间隙，要休息、放松、喝点水，准备下次用力。

当胎儿即将娩出阴道口时，医生嘱产妇哈气，以免产妇用力过猛，引起会阴撕裂。

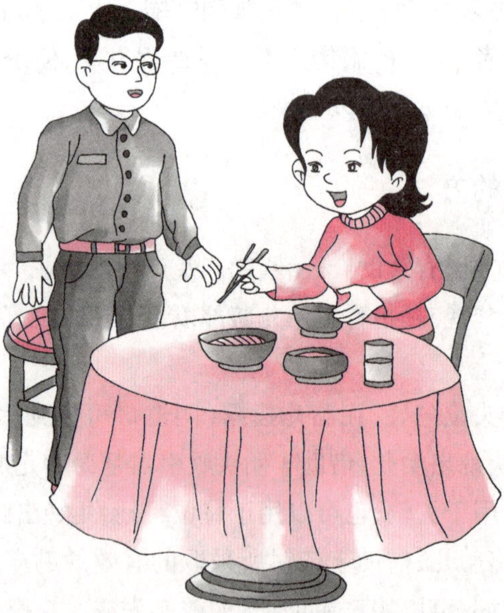

胎盘娩出时,只需接生者稍加压即可。如超过 30 分钟胎盘不下,则应听从医生的安排,实施手术帮助娩出胎盘。

分娩中的镇痛方法

分娩镇痛是每一位产妇都应享有的权力,它主要来自于精神性和功能性,往往使产妇恐惧而对分娩失去信心,从而影响生产进程正常进行。如果产妇对于镇痛方法有所了解,就会在产时合理应用,使宫缩更协调,同时体力消耗降低,利于产程进展。

>> 新妈咪早知道

分娩中子宫颈具有不同的变化。正常状态下,子宫颈借助坚韧的肌肉环保持紧闭。其他附着于子宫颈的肌肉向上并绕过子宫。分娩期间,这些肌肉收缩,将子宫颈拉向子宫,然后展开变薄,子宫颈口开大,足够通过胎儿的头部。

(1)由于荷尔蒙的改变使坚韧的子宫颈逐渐软化。张开至 7 厘米,助产士可以触摸到子宫颈环绕着胎头向外扩展得很好。

(2)缓和的宫缩使子宫颈变薄,原有形状逐渐趋向消失。

(3)一旦子宫颈原有形状完全消失,强烈的收缩使之膨胀开。当助产士触摸不到子宫颈时(大约 10 厘米)表示它已开全。

产时镇痛的主要方法

1. 有助于放松的方法

深呼吸,唱歌,洗温水澡,交换体位,按摩腹部和腰骶部并与深呼吸配合,双手握拳压迫腰骶部。

2. 有助于分散注意力的方法

听音乐,与人交谈,看电视,看书。

3. 有助于胎头下降的方法

避免平卧位,要采用经常走、蹲、跪、坐等不同体位。

4. 有助于调节神经传递的方法

将镇疼仪器通电后,置于脊柱两侧可止痛的穴位,通过刺激穴位而达到疼痛减轻,或往穴位处注射普鲁卡因,进行穴位封闭而止疼。

>> 新妈咪小贴士

分娩时要掌握简单的呼吸技巧，做平稳的深呼吸，有助于稳定情绪，集中精神，放松肌肉，减缓心跳速度，还可以减低血压。缓慢地用鼻子吸气，然后用嘴呼气。这样很有效，而且简单易学！

拉玛泽生产呼吸法

即将临盆的您，是否听到姐妹们描述的自然生产的疼痛？您无法想象自己会是什么样子。这样忐忑不安的情绪，往往让许多准妈妈们紧张不已，甚至影响产程的进行。

其实，通过“拉玛泽生产呼吸法”不断地练习各种肌肉放松和呼吸技巧，不但可以减缓生产时的疼痛，夫妻间因为共同的练习过程，更可促进彼此间的感情，帮助您克服心中的恐惧，轻松顺利地生产。

廓清式呼吸

廓清式呼吸方法：

（1）坐、躺皆可。

（2）眼睛注视一个焦点。

（3）身体完全放松。

（4）用鼻子慢慢吸气至肚子。

（5）用嘴唇像吹蜡烛一样慢慢呼气。

手指按摩法

手指按摩的操作方法：

（1）将手轻轻放在下腹部。

（2）吸气时，将手指轻轻从腹部外围往上做环行按抚。

（3）呼气时，将手指轻轻从腹部中心往下做环行按抚。

胸部呼吸法

当孕妇无法做正常活动时，例如无法走路或说话时适合运用此法。

(1)开始时先做一个“廓清式呼吸”,以坐或躺的姿势皆可。

(2)眼睛注视一个定点。

(3)身体完全放松。

(4)用鼻子慢慢吸气至胸腔。

(5)将嘴唇像吹蜡烛一样,慢慢呼气。

(6)结束时,再做一个“廓清式呼吸”。

>> 新妈咪早知道

阵痛中想要如厕时,必须先跟医生打招呼。因为想要用力分娩与想要大便的感觉是非常相似的。不和任何人打招呼,独自去卫生间,结果子宫口大开,胎儿的头部都露出来,甚至一下将宝宝生出来的情况都可能发生。如果医生检查后发现子宫口已经开始张开,是不会允许孕妈妈去卫生间的。

“嘻嘻”轻浅呼吸

这类型的呼吸形式,通常在做胸部呼吸法无效时使用,于分娩的第二阶段(子宫颈扩张 3 ~7 厘米)时使用。

(1)先做一个“廓清式呼吸”。

(2)眼睛注视于一个定点。

(3)身体完全放松。

(4)在做“廓清式呼吸”时,将肺部的空气排出,吸一小口气,呼吸保持轻浅,呼出及吸入的气是等量的,以免换气过度。

(5)呼吸技巧在于嘴巴微微张开,完全用嘴呼吸。

(6)保持呼吸高位在喉咙,用发出“嘻嘻”的声音,保持用胸部高位呼吸。

(7)若使用正确的呼吸技巧,照镜子时会发现喉咙会动。

(8)继续轻浅呼吸,有规律感,吸气与呼气相等量,用呼吸的速度快慢强弱,配合收缩的强弱。

(9)结束时,再做一个“廓清式呼吸”。

顺产全程及注意事项

以自然分娩的情形来说，虽然所需的时间因人而异，但一般初产需 14 ~ 16 小时，经产 7 ~ 8 小时。

子宫口开始扩张时，就是分娩的开始，但由于无法确实掌握子宫开始扩张的时刻，所以一般都以孕妇感觉子宫开始有规则地收缩时，作为分娩的开始。

另一方面，分娩的结束是指胎盘排出时。在正常分娩情况下，胎盘会在婴儿出生后 20 ~ 30 分钟内排出。

为了方便叙述，特将整个过程分为下列三个时期。

第一期：从子宫口开始扩张到子宫口全开（子宫口开到可让胎儿头部通过的大小，直径约 10 厘米）的时期。

初产需 12 小时，经产需 6 小时。

第二期：胎儿出生的时期，初产需 2 ~ 4 小时，经产需 1 小时。

第三期：从胎儿出生到胎盘排出的时期，初产与经产都需 20 钟左右。

>> 专家温馨提示

丈夫应在两次宫缩之间设法使妻子放松，并且继续给她鼓励和支持。当看到婴儿时，可把自己看到的情况告诉她，但是分娩过程中，如果她没有注意到你，也不必觉得意外。

第一期的情形

1. 母体的变化

子宫收缩的间隔时间逐渐缩短，而收缩时间却增长。原本是每隔 20 分约收缩 10 秒，慢慢变成每隔 20 分收缩 20 秒，每隔 15 分钟收缩 30 秒，每隔 10 分收缩 40 秒，每隔 5 分钟收缩 50 秒。

在分娩的过程中，第一期所花的时间最长，但这是自然生产所必须花费的时间，所以不必惊慌，应以很大的耐心度过这段时间。子宫口完全张开时，孕妇可以感觉到胎儿头部的下降，此时，带血、浓稠的分泌物会不断地流出来。

当子宫收缩增强时，颈管部就会逐渐向上滑，不久，这个被称为“颈管部”的部分就会消失。到了最后，子宫口也会张到直径约 10 厘米的大小。

子宫口的开法，初产与经产有些许不同。初产时，首先颈管部会向上滑，然后子宫口才张开，分成两阶段。经产时，则是两种变化同时进行。这也就是初产与经产在第一期所花时间差距颇大的原因所在。

卵膜除了子宫口的部分外，其余都附着在子宫壁上，所以当子宫口开始扩张时，卵膜的下端（子宫口周围的部分）会从子宫壁一点一点地剥落（这时的出血就是生产的征兆）。如此一来，这个部分就会像气球般的容易膨胀，于是因子宫收缩而寻求出路的羊水，不会积存在这个部分，而是形成胎胞。不久，胎胞因逐渐变大，无法随子宫收缩及阴道的压力而破裂，羊水流出，这就是所谓的“破水”。但如果卵膜厚且抵抗力强，就不容易破裂，相反的，如果卵膜薄弱，就可能提前破水。

2. 胎儿的姿势

初产与经产多少有差异。若是初产的话，胎儿的头部多半已进入骨盆的入口。

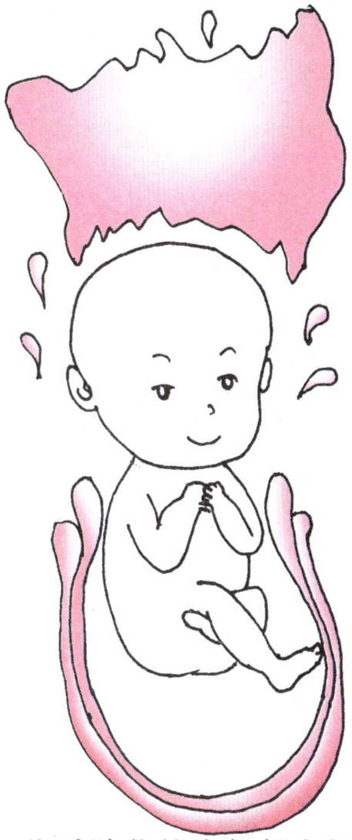

由于骨盆的入口宽度最长，所以胎儿会配合这种情形，朝向左或右的正侧面前进。而胎儿的头部以上下为最长，所以胎儿在这种状态下，会把下颌贴近胸口，尽量缩小头部的范围，以便快速通过骨盆。

但是骨盆的中央部分又是斜幅最宽的地方，胎儿头部最长的部分为配合骨盆最宽的角度，会由正侧面转为斜向姿势。此时，脸部可以朝向前方，也可以朝向后方。但为了使重要的后头部避开骨盆背侧坚硬骨头的压迫，脸部自然会朝向后方。也就是说，胎儿的脸一边由正侧面逐渐朝向母体的斜后方，一边下降到骨盆的中间。

另一方面，若是经产的话，即使子宫口已全开，在破水之前胎儿的头部仍不固定，通常在骨盆腔的上方摇晃。在破水的同时，才一口气通过骨盆腔，当然，此时胎儿的头部仍会规律的一边转动，一边下降。

胎儿的头骨是由几片骨头组合成的，由于其接合处尚属石灰化阶段，仍未固定。所以开始分娩时，头骨会自然重叠，使头部成为细长的形状，好让头部能顺利的通过骨盆。

胎儿出生后，头骨就会恢复原状，接合处也逐渐消失。但头顶部分，四片头骨的交叉点会出现一块菱形缺口，用手去摸，会感觉瘪了一块似的。这个部分称为“囟门”，等它完全长满大约要 1 年半时间。

3. 第一期的注意事项

(1)不要太早上床,当子宫开始收缩时,不要太早就像病人似的躺在床上。因为躺的太久,反而会越躺越累,情绪也容易紧张。

除非真的很疲倦,否则应尽量站起来走动走动,或是坐在椅子上做点简单的手工、看电视、听音乐,以缓和紧张的情绪。

(2)用力要得法。在第一期 2/3 的时间,即使子宫已规则地收缩,也不必急着用力。虽然用力会使孕妇感觉舒服些,但由于子宫尚未开到足以让胎儿通过的宽度,所以,用力对分娩进行毫无助益。

>> 新妈咪早知道

分娩以后,医院会给孕妇收拾整洁,如外阴有裂口,需要做局部缝合。助产士将给婴儿秤体重及测量身长,还会很快将婴儿的身体检查一遍,可能会给婴儿注射维生素 K,以预防少见的出血性疾病。分娩后不久就要把脐带夹住并剪断,如果已注射过麦角新碱更要这样做。

不仅如此,由于下腹部用力促使骨盆底的肌肉收缩,反而会阻碍重要的子宫口扩张及胎儿下降。此外,太早消耗体力,等到真正需要用力的第二期却已筋疲力尽、无力分娩,到时候就麻烦了。

(3)子宫收缩时做腹式深呼吸,以腹式深呼吸代替用力,也可使孕妇舒服些。

当收缩变得强烈时,腹式深呼吸的吐气能压迫腰骨内侧,也会使孕妇感觉舒服些。

(4)医生许可才能用力。在第一期快要结束时,为了度过子宫强烈收缩的痛苦,在腹式深呼吸之间可轻微的用力,但是不可任意用力,必须获得医生或助产士的许可才行。

所谓“轻微的用力”,是指能度过收缩程度的用力,而非全身使劲、真正的用力。

(5)要勤排尿。由于行动不方便,所以对孕妇来说,上厕所是一件麻烦事。

但是,忍尿会使膀胱充满尿液,妨碍胎儿的下降。所以不要怕麻烦,有尿意就赶紧上厕所。同时,尿液积存也会使下腹部感觉沉重、十分难受。

(6)多摄取食物。虽然不可饮食过度,但除非是呕吐的感觉,否则应利用宫缩的空档,吃少许容易消化的食物,饿着肚子是无力分娩的。

(7)破水时切勿惊慌。有些产妇在进入产房前就已经破水,反正人在医院里,所以不必担心,只要找医生即可。

(8)借机补充睡眠。有时子宫收缩会在中途减弱,甚至消失,但不必担心,更不必失望、着急。不妨把它当成一个补足睡眠的机会,安心地睡个觉。这类型的分娩方式虽然耗费较多时间，但与其焦躁不安地胡思乱想，不如放松心情好好休息，养足精神分娩才会顺利。

睡不着时，静坐放松、卧养精神也不错。

第二期情形

1. 母体的变化

子宫的收缩大约每两三分钟收缩 40 ~ 50 秒，有时甚至持续 1 分钟或 1 钟以上。

到了这个时期，由于子宫强烈地收缩使产妇会自然地用力，因而促使变大的胎胞破裂，羊水流出，这就是胎儿即将诞生的征兆。

产妇用力后不久，就可从阴道外隐约地看到胎儿的头部。这个时期就称为："排临"。

此时，产妇会有排出某种硬物的感觉。实际上，如果仍有粪便残留在母体内，也会被推挤出来。不过，通常在分娩前产妇就已灌肠排便，所以此时只是有感觉，而非真的排便。即使真的排便，也不必不好意思，尽管安心用力即可。

此外，如果膀胱中有尿液积存，也可能会顺势排出，但一般都会有导管协助排尿，所以也不必担心。

>> 新妈咪小贴士

自我帮助的方法：

宫缩期间要缓和而平稳地用力向外推出；设法放松骨盆底的肌肉，这样你会感到自己好像完全地处于松弛状态；面部保持放松。如果排出一些粪便，或漏出一点小便也不要为此担心，这是常见的事。在两次宫缩之间，尽可能多休息，这样你就会把所有的力气和注意力用到将婴儿向外推出的动作上。

子宫收缩时，从外面可以看见胎儿的头部，停止收缩时，就看不见这种状态（排临），不久后会进展到另一个阶段，即使子宫停止收缩，胎儿也不会再缩进去，这个时期称为“发露”。

从此时到头部出来的期间，随着外阴部强烈的紧张，产妇会有如有同烧灼般的炙热感受。

胎儿的头部出来后，其余的部位就容易多了，按照肩膀、手、身体、脚的顺序，一一顺利地出来，同时流温暖的羊水。

婴儿平安的诞生了，但脐带仍与残留在子宫内的胎盘相连。

第二期的子宫状态呢？这时的子宫口已完全挤开，整个子宫的开头也不再呈葫芦状，而变成上下一般粗的袋状。

虽然子宫口已全开，但由于产道的外侧被骨盆的骨头所包围，宽度只能让胎儿勉强地通过。所以产妇必须做有效的用力，帮助胎儿顺利通过产道。

另一方面，变大的胎胞在阴道内逐渐膨胀，不久因受到阴道壁的压迫及胎胞本身的内压增加、产妇的用力等，而自然破裂。

进入分娩第二期之后，成为产道的阴道及外阴已做好充分伸展的准备，借由产道适度地用力，胎儿的头部就会从子宫口下降到阴道内。然后借着产妇用力的协助，推开阴道壁，不久后逐渐接近外阴的出口。

平常狭窄的阴道口，在分娩时由于具备充分的伸展性而扩大。因此，使得肛门与阴道口之间(会阴部)，被拉成极薄的状态。

当胎儿的头部一口气滑出时，这个部分会有裂开(会裂伤)的危险。所以医生或助产士禁止产妇用力时，产妇就必须改做短促呼吸。

2. 胎儿的姿势

初产在第二期刚开始时，胎儿的头部约处于骨盆的中央，脸部朝向母亲的斜后方，之后逐渐朝向正后方，并下移至骨盆出口，这也是骨盆出口纵向变长的原因。

由于产妇生产时是采仰卧的姿势，所以胎儿是以脸部朝下的状态出来。然后保持这种状态，在最大的头部出来之前，胎儿是以下颌贴近胸部的姿势前进，等到最大的头部出来后，胎儿就一口气滑出来了。

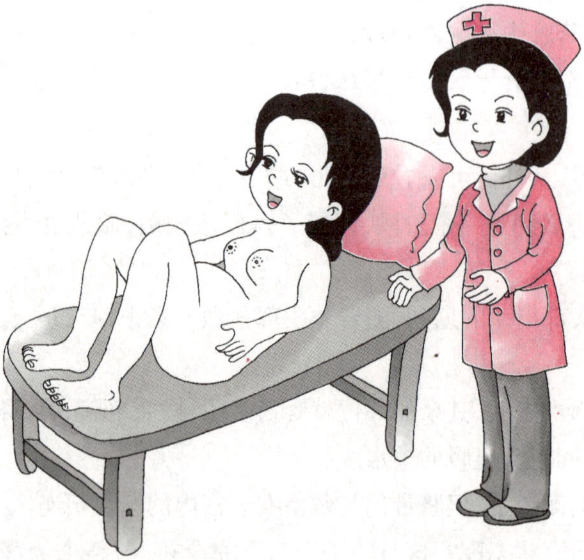

此时，助产士一面用左手防止胎儿头部急速的滑出，一面用右手预防会阴的裂开，并将胎儿朝下的脸部抬高，慢慢转向正面，使头部完全出来，以极力保护会阴部。

当胎儿的头部出来时，肩膀还在骨盆的出口处。肩膀出来的方式与头部不同，为使宽大的肩膀配合纵向较长的骨盆出口，必须顺着胎儿移动的方向，将胎儿转向侧面。

因此，助产士会将脸部朝下的胎儿的身体转向侧面，然后先让上肩出来，再让下肩出来，最后再把整个身体拉出来。

刚出生的婴儿在通过产道时，有时由于羊水、分泌物堵塞口鼻，所以不会马上哇哇地哭。

此时，只要将婴儿口、鼻中的羊水或其他分泌物用导管吸出，婴儿就会发出充满活力的哭声。

把婴儿的身体擦干净，再切断脐带，婴儿就成“独立的个体”了。

3. 第二期的注意事项

(1)配合收缩用力。收缩一次约用力 3 次，产妇要遵照医生或助产士的指示，务必配合收缩用力，才能使用力达到最佳的效果。

子宫未收缩时用力，不但无用，还会使自己筋疲力尽。

在子宫收缩期间必须连续用力约 3 次。用力时，不必在意姿势的好看与否，只要采取最容易用力的姿势即可。还看不见婴儿头部时，可采取侧卧，好像要抱住脚似的用力，如此较为容易且效果颇佳。

>> 准妈妈大课堂

骨产道是指骨盆，是产道的重要组成部分。骨盆的大小、形状及有无畸形与分娩关系密切。正常女性的骨盆前浅后深，具有一定的弯度和倾斜度。如果骨盆的径线过小或有畸形，可使胎儿的娩出受阻，导致难产。评价骨盆的大小，简单的方法是用特制的工具和手来测量骨盆的内外径线是否正常，结合胎儿的大小及胎位，判断二者是否相互适应，从而决定分娩方式，这是妇女怀孕后应做的产前检查之一。怀孕晚期应尽量不穿高跟鞋，以免使骨盆倾斜度过大，致胎头不能衔接。

看得到胎儿的头部时，由助产士从两侧抱住产妇的脚部，并抬高，让产妇用力，也具有很大的效果。

(2)用力间隙做腹式深呼吸。当子宫收缩暂停时，可趁机做 2 ~ 3 次的腹式深呼吸，为下次收缩时的用力做准备。

(3)短促呼吸时不可发出声音。胎儿头部最大的部分要出来时，不可用力，只要反复做短促呼吸即可。

此时，医生或助产士会教你怎么做，当你获得指示后，应立刻将手交叉放在胸上，无论如何都不可用力，只要"哈哈"地做短促呼吸即可。即使是轻微地用力或发出声音，都可能使胎儿的头部顺势迅速娩出，对会阴部造成意想不到的重大伤害，有时甚至会伤及肛门。

(4)解渴仅止于润喉的程度。产妇开始用力后，特别容易口渴。此时，可用吸饮的方式喝些不甜的红茶、果汁、茶等，但仅止于润喉的程度。

(5)开始消毒。外阴部消毒过后，产妇必须仰卧，双脚尽量张开，膝盖弯曲。

由于胎儿即将出生，为了方便医生或助产士协助分娩，即使再难受，也要保持这个姿势，与医生充分合作。

第三期情形

1. 母体的变化

婴儿出生后，原本变大的子宫会逐渐缩小，羊水也会全部流出来，至于不具伸缩性的胎盘，会自然地从子宫壁剥离而娩出。

此时，子宫会再度轻微地收缩，等助产士确定胎盘已剥离时，会指示产妇再次用力，胎盘就会顺利地出来。

胎盘娩出后，子宫变得更小，并下降到肚脐下约两指横并的位置。

这次因子宫激烈地收缩而从子宫壁剥落的胎盘，由于重量的关系，会向子宫口下移。

此时，卵膜也同时从子宫壁剥离。因此胎盘出来时，通常呈现其在子宫时的翻面状态，也就是以胎儿面为表面。当然有时也会以剥离时的状态，而非翻面状态娩出。

胎盘娩出后，子宫会强烈地收缩，变得像石头般坚硬，胎盘、卵膜剥离面的出血现象也会停止。

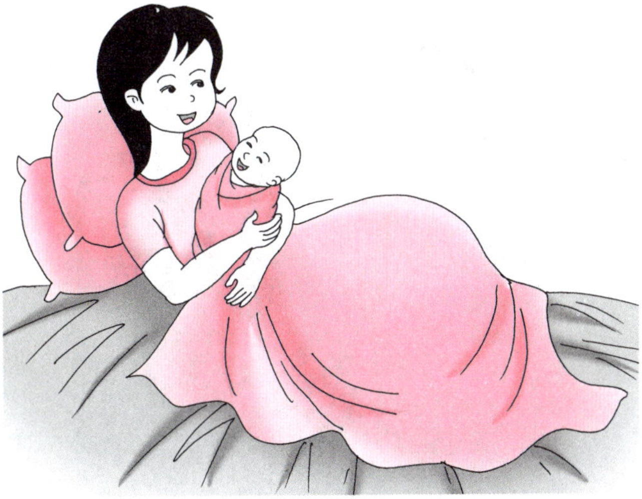

2. 第三期的注意事项

(1)两脚要尽量张开。胎盘娩出后，在外阴部消毒干净之前，两脚要尽量张开，以方便医生和助产士工作。

(2)不可用手碰触下腹部，以免刺激子宫。在胎盘娩出之前，如果用手碰触，刺激下腹部，尤其是子宫的部分，会造成反射性的子宫口收缩，而阻碍了胎盘的娩出。

(3)有伤口时。因分娩而使会阴部、外阴部或子宫颈管部出现伤口时，必须将伤口缝合。

此时，要继续忍耐，并采取医生所指示的姿势，与医生充分合作，以方便医生缝合阴道壁及阴道入口的伤痕，才不会妨碍到日后性生活。

对母子有益的方法

自然分娩身体恢复快

正因为剖宫产的分娩方式只适用于特殊的病理情况，所以各大医院的产科都不会轻易接受产妇剖宫产的请求。相反，如果妈妈和宝宝都非常健康，医生会很耐心地劝导你自然分娩，因为这样不但顺应自然规律，更对妈妈和宝宝的生理与心理都有益处。

其实，健康的准妈妈都具备自然分娩的条件。通常产妇进入预产期的时候，腿

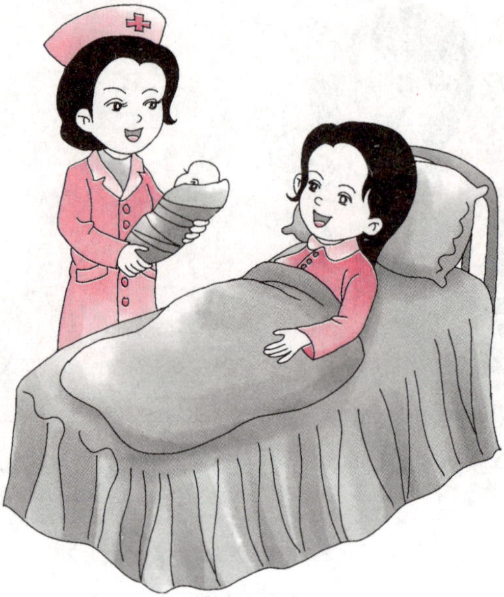

部、臀部的韧带已经拉开，骨盆也完全放松，为自然生产做好了充分准备。在分娩过程中，虽然疼痛是不可避免的，但是这个过程对妈妈来说是一种心理上的历练，经历从阵痛到宝宝分娩出的艰辛，会在心理上和宝宝形成互动，更加亲近。而且，自然分娩后妈妈身体恢复得很快，利于子宫收缩。

自然分娩锻炼宝宝

最重要的是，自然分娩对宝宝来说是种锻炼。很多人都认为，自然分娩时宝宝的头会被挤压，但事实上，宝宝的头是不会被挤到的，因为这个过程中他会自己调节。他会轻微转动身体和头部，“帮助”顺利完成分娩。同时，宝宝在自然分娩过程中会增强肺部功能，这样就避免了剖宫产时发生肺炎的可能。

早产的预防

要预防早产须注意以下几点：

（1）有心脏病和肾脏病的适龄妇女怀孕前应到医院检查咨询，以决定能否妊娠和何时妊娠；一旦妊娠，要按期到医院进行产前检查，以减少妊娠并发症的发生。

（2）要积极治疗妊娠贫血及其他合并症，尤其要做好妊娠高血压综合征的防治。

（3）定期进行产前检查，发现胎盘血管疾病、羊水过多等，应积极治疗，同时做好双胎及双子宫的早产准备。

(4)仔细阅读早产的原因，在实践之中千万要注意爱护自己，及早防范，才能够避免早产的发生。

(5)孕妇应做好孕期卫生和保健，不要干过重的体力活，不要抬重物，不要攀高处，乘公共汽车要小心，以免挤压腹中的胎儿，造成外伤，引起早产。

(6)妊娠最后两个月一定要节制性生活。孕妇一旦出现下腹坠胀、腹痛、阴道出血等早产预兆时应立即卧床休息，在医生指导下采取必要的保胎措施。如果腹痛加剧，出血增多，说明保胎成功的可能性小，就会发生早产，应该做好护理早产儿的准备工作。

第五章

异常分娩的护理

在分娩时，异常的情况在所难免，但是不必担心，掌握必要的异常分娩知识，做好相应的应对措施及护理，就能克服一切异常情况，确保妈妈和宝贝的健康平安。

分娩应对异常的护理

发生产前出血注意事项

一旦发生产前出血，不必惊慌，只要正确、及时地得到处理，绝大部分孕妇和宝宝都能安全度过，但必须注意几点：

（1）要定时进行产前检查，早期发现可能发生产前出血的原因，做好思想准备，按医生的嘱咐去做，或提前住院。

（2）对产前出血要有正确、充分的认识。

（3）保持平静的心态，不必过分担心和惊慌，因为惊慌、急躁可能会使出血增多。

（4）立即平卧休息，减少活动。

（5）向他人寻求帮助，等待救援。

（6）无论出血多少，都要到医院接受检查，以明确原因，确保得到及时治疗。

胎位不正时该如何调整

膝胸卧式：排空膀胱，松解腰带，双膝跪在软垫上，脸和肩膀贴在垫上，胸部渐渐向膝部靠近，然后将臀部抬高，起初先维持这样的姿势约 2 分钟，待习惯后渐渐增加到10分钟。但这种姿势对大腹便便的你来说其实不太舒服，加上在这个时期胎位不正的比例约达1/4，因此，建议到了怀孕32周时，如果仍然有胎位不正的情形再来做膝胸卧式的姿势矫正。

>> **准妈妈大课堂**

臀位：在胎位不正的情况中，臀位占了八成以上，臀位的先露部是胎儿的骶骨，如果胎儿大小正常且前胎曾经自然生产，则可以考虑自然生产；但若是第1次生产，则要考虑在怀孕38周时剖宫生产。

横位：接近子宫颈口的先露部是肩膀或手，接近产期时一有阵痛就应立即到医院检查，横位的情形是不可能自然产的，一定要剖宫生产才安全。

过期妊娠的处理

妊娠达到或超过42周，称为过期妊娠。发生过期妊娠的原因，多与母亲身体素质较差、遗传因素或与内分泌紊乱有关。

过期妊娠对你和胎儿都会产生诸多危害。

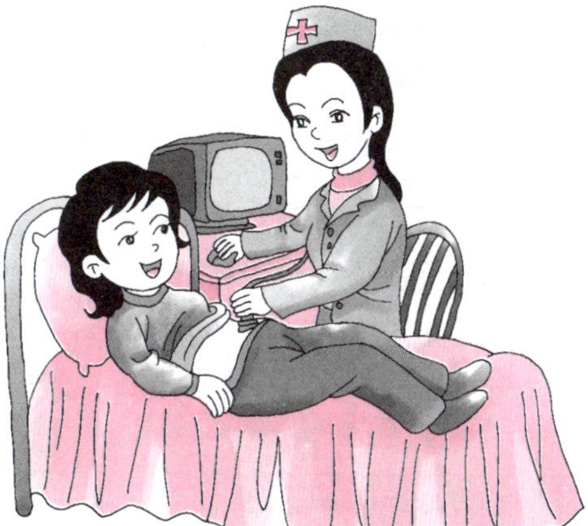

因此，一旦到了预产期还没有宫缩，应及时到医院检查，若确实超过了预产期，要及时住院，在医院进行严密的产前监护，必要时采取有效措施终止妊娠，确保母婴安康。

为了避免过期妊娠，建议你从孕后期开始密切关注胎儿的健康。

从孕28周开始自己数胎动，一旦胎动明显减少，如12小时胎动少于20次，立即去医院就诊。

预产期前后，通过做B超检查，了解胎盘的钙化程度及羊水多少，胎盘钙化三级以上为胎儿过熟，提示胎儿过期，要引起注意。

如果胎儿胎盘情况尚好，胎儿已经成熟，可于41周后进行引产，特别是对于高龄孕妇，妊娠高血压综合征、胎儿巨大的产妇。

应对难产的护理

分娩时，产力、胎力及产道间存在着一定的矛盾，在正常情况下，矛盾经过一系列转化统一后，胎儿就能顺利娩出；反之，如矛盾得不到转化统一，或产力、胎儿及产道中因任何一个或数个因素不正常，得不到纠正时，分娩就可能发生困难，称“异常分娩”，俗称“难产”。顺产和难产在一定条件下可相互转化，如果分娩处理不当，顺产可变为难产；相反，有可能发生难产者，经正确处理，及时了解产程中出现的矛盾，就可能使难产转化为顺产。

一般来讲，异常分娩可分为：产力异常（宫缩乏力与宫缩过强）；产道异常（骨盆与软产道异常）；胎儿异常（巨大胎儿、畸形及胎位异常）。若按胎儿先露部位的不同，可分为头位难产臀位难产及横位难产。

难产发生原因以及处理方法

在分娩过程中，有四个因素影响着分娩，产力、产道、胎儿以及产妇的心理状况。在这四个因素之中有任何一个出现问题，都有可能造成难产。

因素1：产力

产力就是指将胎儿和胎盘等自子宫内逼出的力量，其中最主要的是子宫肌肉的收缩力量。正常的宫缩有一定的节律性，并且临近分娩时逐渐增强。宫缩不管是过弱还是过强，都有可能造成难产。

因素2：产道

产道是指宝宝分娩时的“通道”，它主要是由妈妈的骨盆大小以及形状所决定的，也就是通常所说的骨产道，当然妈妈的软产道也很重要，两者中有任何一种异常，都会造成难产。所谓“软产道”包括子宫、宫颈、阴道及外阴等，常见的软产道异常有子宫畸形（如双子宫，可发生胎位不正或一侧子宫阻塞产道）、子宫肌瘤、子宫颈肌瘤、子宫颈水肿、阴道横隔或纵隔、外阴严重水肿或瘢痕等，均可阻碍胎儿通过。另外，位于盆腔的卵巢囊肿也可阻塞产道，可在行剖宫术时剔除肿瘤。在产前检查及临产检查中，医生都会详细检查准妈妈的骨盆情况，注意有无异常，以便正确选择分娩方式。如果在产前检查中发现产道有问题，准妈妈一定要提前入院，择期做剖宫术。

因素3:胎儿情况

宝宝自身的情况在分娩中也很重要。在骨盆和产力正常的情况下,如果宝宝在妈妈子宫中的位置不正常(臀位、横位、复杂先露等,以及头先露中持续性枕横位、枕后位、胎头高直位、面先露、额先露、颏先露等胎位异常)或者宝宝在宫内生长发育得过大(体重大于4000克的巨大儿),以及脑积水、连体胎儿等畸形儿和先天性有巨大肿瘤的胎儿,这些情况都会影响正常的分娩,造成难产,有时还会造成母儿严重损伤或死亡,必须早期发现并及时处理。

因素4:产妇的心理

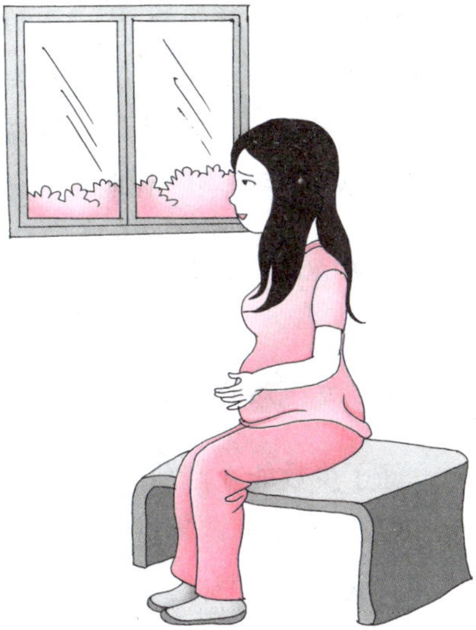

除了以上所说的三点因素外,近年来,有一影响分娩因素越来越受到重视,那就是孕妈妈分娩时的心理状况。如果孕妈妈对分娩中所要面临的"挑战"没有心理准备,或是对分娩过程存在过度的恐惧心理,不能好好配合医生,因此在分娩过程中就很容易造成孕妈妈心力交瘁,从而造成难产。

以上所说的四点因素在分娩时都很重要,有时可能不单只有一种因素,而是几种因素交织在一起。那么,在怀孕以后分娩过程中有没有办法来预测或是避免难产发生呢?答案是肯定的。

难产的预防

1. 及早发现不良因素

难产的原因有时很明确,如比较明显的骨盆异常和胎位异常,在产前检查或临产时即可发现并得到及时处理。

在怀孕过程中要在指定的医院进行定期产前检查。在整个妊娠期间,准妈妈一般要进行8~10次产前检查。在这些产前检查中,医生会对胎儿在宫内的生长情况进行监控,因而,这对于妈妈和宝宝来说都很重要。通过产前检查,医生能够及时发现孕妇本身是否存在可能造成难产的因素,比如说初步估计产道是否适合阴道分娩，或者是胎儿的大小及位置是否正常。

一旦有发生异常的趋势，医生可以采取有效的措施进行纠正。

2. 孕期营养要适当

另外，准妈妈在怀孕过程中要注意充分的营养，以保证胎儿健康生长。但要注意的是注意营养，并不是多吃，现代营养学认为营养过剩也是一种营养不良。因此，要摒弃一个错误的观念，那就是怀孕期间并不是吃得越多越好，胎儿也不是长得越胖越好。如果准妈妈营养摄入过多，造成胎儿体重过重，那么在分娩时难产的危险性就会大大提高。

3. 自然分娩不必害怕

有些年轻的准妈妈，因为过分担心分娩过程中的产痛，从而主动要求去医院接受剖宫产。实际上，不必要的剖宫产对自己和宝宝都没什么好处。多数难产是可以预测和避免的，关键是孕妇和医生的相互配合，即使发生难产，只要发现处理及时，都能使宝宝健康顺利地分娩。

难产的应对措施

早期发现难产因素

除了少数能在产前或临产时发现的难产因素，多数难产是在产程进展过程中，经严密观察才能发现的，如相对性头盆不称，持续性枕后位等。一旦出现难产，如发现不及时，处理不得当，不可避免地会造成母儿严重损伤。

难产处理原则重在早期发现。

在计划分娩前，医生会对宝宝及妈妈的情况做一个综合评价，以初步判定是否适合进行阴道分娩。分娩是一个动态的过程，一旦进入产程，医生和助产士都会对整个过程严密地监护，这样可早期发现宫颈扩张停滞或胎头下降梗阻等难产先兆，必要时做阴道检查、B 超、胎心监护等。

> **>> 新妈咪小贴士**
>
> 在分娩过程中，产妇应积极配合医护人员的工作。估计可阴道分娩的产妇，要积极配合医护人员在产程不同阶段给予的指导和处理，比如：在临产开始时要吃好，休息好，不要过早屏气用力，以保存体力。

一旦有可能发生难产，医生会及时进行检查，并找出发生难产的原因，给予相应有效的处理，把一些引起难产的因素消灭在萌芽之中，比如当产妇发生头盆不称的情况时，可在严密观察下静滴催产素以增强宫缩，加快产程进展。如发现异常或静滴催产素 4 ~6 小时后产程仍无进展，医生就会考虑剖宫术。

手术解决难产问题

即使发生难产，宝宝无法经阴道分娩，医生还可以通过手术帮助宝宝分娩，只要处理及时，这并不会对宝宝造成伤害。如采取产钳助娩，或剖宫产助娩等。尽管现代医学比较发达，剖宫产已不是一个十分复杂的手术方法，但也不能滥用剖宫产，毕竟它只是一种解决难产的一个方法，而不能用之去取代阴道分娩。

最后，我们应该学会放松，消除紧张，以积极心态应对分娩。

应对急产的护理

急产多见于经产妇。一般情况下，当产道无阻力，子宫的收缩力正常且较强时，可使胎先露迅速下降，临产时间较一般显著地缩短，如总产程不足 3 小时，称为急产。如果在生产时现场没有医生和助产人员，应按下列方法处理。

(1)让产妇平卧在干净的卧具上，采取胸式浅呼吸，以减轻阵痛。

(2)当胎儿的头、肩部露出时，用双手轻轻托住，使其慢慢分娩出。

(3)胎儿落地后如不啼哭，多因嘴里有羊水，应当吸出。

(4)如果婴儿没有呼吸，应做口对口的人工呼吸。

(5)待脐带不搏动时，在距婴儿腹部数厘米处用消毒线结扎。最好等医生来切断脐带，如医生不可能来时，可用刮脸刀或剪刀用酒精或火消毒后，切(剪)断脐带。

注意事项

(1)脐带结扎时，应用消毒过的线在脐带靠近婴儿肚脐的根部，先绕一圈扎紧，打两个死扣，再绕一圈再打死结，还要在靠近母亲这边距第一道结扎线一寸多的地方，再用线结扎一道，打好死扣，在两道结扎结的中间把脐带切断，并用消毒纱布包扎脐带断头。

(2)胎盘多在 15 ~30 分钟内娩出，若长时间仍未娩出，应立即到医院就诊。

(3)处理分娩要做到无菌操作，为防止新生儿得破伤风，仍需要立即请医生注射破伤风抗毒素。

>> 新妈咪早知道

急产时产程进展迅速，宫颈、阴道及会阴来不及扩张而发生撕伤，在准备接产时由于措手不及，以致消毒不严而导致感染。产后亦可因子宫肌纤维缩复不良而发生产后出血，胎儿则可因过强过频的宫缩而发生窒息或死亡。胎儿娩出时，胎头原来在产道内受到的高压突然解除，可导致颅内出血。因此对先露部很低的经产妇，最好提前住院以免发生意外。

应对子宫收缩乏力的护理

子宫收缩乏力，一般分为协调性子宫收缩乏力和不协调性子宫收缩乏力。

协调性子宫收缩乏力

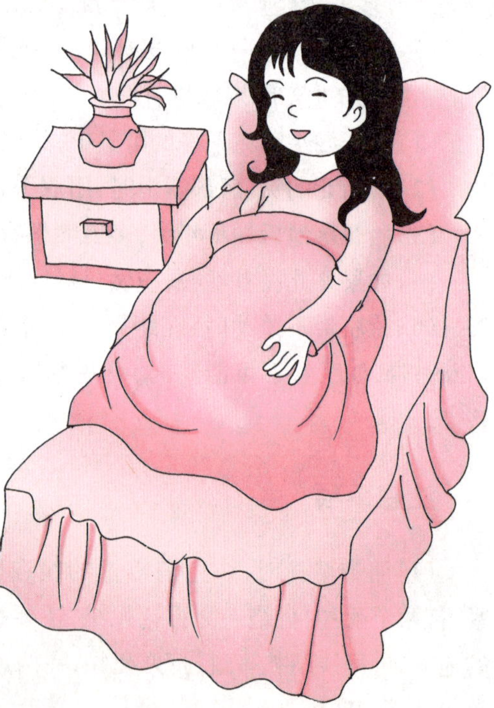

这一类子宫收缩有正常的节律性、对称性及极性，但宫缩力弱，持续时间短、间歇时间长。当子宫收缩达高峰时，按压子宫底可感到子宫肌不硬，胎先露下降及宫口扩张缓慢，产程延长。此时应认真分析原因，若属头盆不称或胎位异常，估计不能经阴道分娩，应及时剖宫产；若估计能经阴道分娩，可以在产程早期肌注杜冷丁 100 毫克或输液补充热卡，改善全身状况，宫缩可期望转强。若仍无效，可人工破膜使胎头直接压迫子宫下段宫颈，加速宫口扩张，或静脉滴注催产素，加强宫缩力，以促进宫口扩张加速。

不协调性子宫收缩乏力

子宫收缩失去正常极性，宫缩不是起自子宫角部，而是子宫中部或下部。宫缩时子宫底部不强，反而子宫下段增强，间歇时子宫肌肉不能完全放松，这种宫缩不能促进胎先露下降及宫口扩张，属无效宫缩。此时，产妇自觉宫缩很强、持续性腹痛、烦躁不安。因此处理原则是设法恢复协调性子宫收缩，如杜冷丁 100 毫克肌注，使产妇休息，醒后多能恢复协调性子宫收缩。但应注意在协调性子宫收缩恢复之前，忌用催产素等加强子宫收缩，以免加重不协调程度，若处理无效或胎儿窘迫，应行剖宫产术结束分娩。

>> 准妈妈大课堂

第一产程结束后，胎儿娩出的关键时刻就到了，一般这时有个标志，就是产妇有很强的排便感。生孩子属于重体力劳动，是非常消耗能量的，如果产妇不会正确用力，就是筋疲力尽也很难将孩子生出。正确的方法是：在宫缩间歇期全身放松，养精蓄锐，宫缩开始后先深吸气，然后像解大便一样向下用力，最好用力要均匀一致，此时助产士会守在产妇身边进行指导。

应对产后出血的护理

胎儿娩出后 24 小时以内，阴道出血量超过 400 毫升可诊断为产后出血，是产科常见的严重并发症，也是造成产妇死亡的重要原因之一，在足月妊娠时，子宫血流量是心排出量的 1/5，每分钟通过子宫的血量有 500 ~ 600 毫升。因此，一旦发生产后大出血，即使立即采取有效措施，也很难控制出血量，如果出血 1000 毫升以上，就会发生失血性休克。

产后出血最常见的原因是子宫收缩乏力。在正常情况下，当胎儿娩出以后，一定强度和持续时间的子宫肌肉收缩，使子宫肌肉纤维之间的血窦受压，促进局部形成血栓，使子宫停止出血。约有 2/3 的产后出血直接原因就是收缩乏力：胎盘剥离不全或不能及时排出，影响了子宫肌肉的收缩；软产道损伤以及凝血功能障碍，造成血栓形成不良也都可能引起产后出血。

一旦发生产后出血，急救的要点是尽快有效制止出血和补充血容量，纠正休克。应进行静脉输血输液，同时给予吸氧、保暖、留置尿管，仔细观察病人血压、脉搏、出血量以及病人的自觉症状，建立特别记录，详细记录抢救治疗经过。

进行上述处理以后，积极寻找和分析出血原因及出血量，根据出血的原因采取制止出血的有效措施。为促进子宫收缩，可持续按摩子宫底，或使用催产素等药物。如果子宫收缩强有力而仍有阴道出血时，则应考虑胎盘排出不全、软产道损伤或凝血功能发生障碍,需采取相应的措施。如果经过以上治疗仍无法制止大出血,则需考虑开腹手术止血,结扎血管或切除子宫。

>> 准妈妈大课堂

当小宝宝的脐带扎好后,仍然有一部分宝宝自己的血液残留在胎盘和脐带中,这些血液称作脐带血。脐带血中含有丰富的造血干细胞及间质干细胞,可用于造血干细胞移植,治疗再生障碍性贫血、白血病、恶性肿瘤等几十种难治之症。目前,通过临床实验脐带血能治疗的疾病种类正在不断增加。自体储存的脐带血一旦需要使用时,会很方便、很及时的,因为它不需要配型,也没有免疫排斥的危险,治愈率很高,医疗费用也相对较低。另外,储存的脐带血对其他亲属也有一定程度上的保障。

第五篇

产后护理，美逍遥

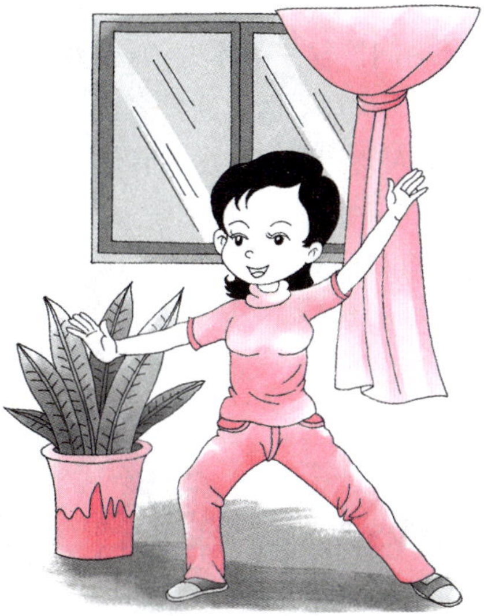

第一章

产后环境

在分娩以后，在“坐月子”的过程当中，实际上是妈妈整个生殖系统恢复的一个过程。产后环境对妈妈身体的恢复有着重要影响，因此，一定要营造一个良好的产后环境。

产后病房、检查与休息

宝宝出生后，你只有一点时间恢复一下体力，如果医护人员觉得“妈妈和孩子都平安”，他们就会将你送进产后病房。医院通常可以提供多人间的病房，也可以给特殊产妇提供各种规格的单人间。根据产房的具体规格，医院一般也设有剖宫产产妇的专门病房。

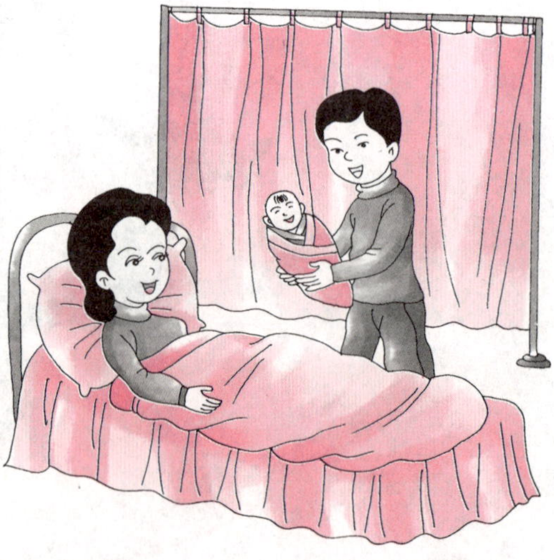

在产后病房里，每张病床都有护栏和屏风以保证给妈妈提供一点私人的空间，但是这些并不能阻隔夜里婴儿的啼哭声。“母婴同室”是一种让宝宝留在你身边的做法，大部分产后病房都是这样做的，透明的塑料帆布婴儿床让你躺下和休息时也能看到你的宝宝。假如你的宝宝是放在保育箱里，那也可以让他和你一起待在病房里(需要特别看护的宝宝要被放置在新生儿病房里，父母可以在任何时候去看他)。大多数的产妇还是喜欢一直让宝宝睡在她们的床边，现在很少有医院会例行公事地在晚上将宝宝抱回婴儿室。

有些医院配有婴儿室，在那里你可以给你的宝宝洗澡或给他们哺乳；而其他一些医院则有产妇室，你可以在那里不受任何打扰地给宝宝喂奶以及在床边给他们洗澡。在一些医院里，你也可以在你洗澡或睡觉时将宝宝放在婴儿室里，但是有关婴儿室使用和医护人员相关职责的政策规定在每个医院不尽相同。出于安全考虑，医务人员希望你们尽量一直和宝宝待在一起。

产后检查也是不容忽视的，一般应在产后 4～6 周去医院妇产科做产后检查。这项检查有三方面内容：

①可以提出各种问题，包括感到不安和困扰的各种难题，由医生给予解答，可以就新生儿、自己的健康、性生活、喂养、新生儿的哭闹、生活规律等多方面内容和医生进行讨论；

②对产妇进行产科和医学性检查；

③对新生儿进行生长发育和健康检查。

在检查产妇时，会测量血压、体重，检查乳房和乳头，触摸腹部看子宫是否已恢复到正常大小，还要进行阴道检查，做宫颈癌细胞切片检查。如果大便时感觉膀胱不适或疼痛，要告诉医生，还应讨论避孕问题。做阴道检查时最适合放入宫内避孕器或隔膜，医生还会检查缝合的伤口。

产后要适当睡眠，在产后病房里睡觉可是一件珍贵的事情。大多数产妇在临产和分娩之时至少有过一夜不能安眠，而且分娩的辛苦让她们觉得疲惫不堪。现在她们要开始适应由于哺乳以及宝宝的到来而改变的睡眠规律。你会发现在分娩后身体相当疲劳，但是你会由于极度的兴奋而不能入眠。宝宝出生后的一整天里，你的脑袋里都会感觉乱哄哄的。你很需要弥补所损失的睡眠，但是，每当你想努力睡个觉时，你都可能会被你的宝宝吵醒而要喂奶。

即使你的宝宝睡眠很好，你也会在晚上不断被同屋其他宝宝的啼哭声给吵醒。如果你是由于自己情绪不稳或是病房里的噪

>> **专家温馨提示**

经历了生产大事以后，要好好休息，以消除生产的疲劳，睡眠不好时要告诉护士。

由子宫收缩引起的腹痛叫产后痛。经产妇中有些人有更严重的产后痛。

好好睡个觉。要消除疲劳，最重要的就是静心休养。

如果精神亢奋睡不着，要告诉护士。

因产后痛或伤口疼痛时也要告诉护士。

产后当天要尽量谢绝访客。只允许丈夫或亲近家属探视。

恶露多时要告诉护士。

声而不能入眠，那么充分的休息还是很重要的。在医院里，你不用担心做饭、洗衣、清洁等问题，所以你应该好好利用这个短暂而宝贵的机会充分放松一下自己，听听音乐或看看电视，让自己尽可能地远离烦恼，好好地睡一觉。大概要在几周甚至几个月后，你才有可能睡上一个好觉，所以你要慢慢习惯抓紧可能的几分钟的时间打个盹。

不论你在平时是个对自己有着怎样高要求的人，你千万不要在这个时候认为自己很懒惰和无所事事。因为这段时间你是要让自己的身体从漫长而高强度的分娩中恢复过来，之后你要继续经历相当多的生理和激素的改变，如果你是母乳喂养，还有分泌乳汁、哺育的重任，这些都会对你的身体提出挑战。

产后休养环境

传统观念认为，无论是寒冷的冬季，还是炎热的夏季，产妇的居室要窗户紧闭，避免产妇“受风”，留下“月子病”，其实这种说法是不正确的。不开窗通风，空气污浊，有利于病原体的生长繁殖，容易引起产妇和新生儿患呼吸道感染。夏季室内气温过高，可使产妇和新生儿中暑。因此，居室环境通风很重要。

产妇需要一个安静的休养环境，房间不一定大，但要安静、舒适、整洁、阳光充足、空气新鲜，要避免对流风。每天至少开窗通风 1 小时，新鲜的空气有助于消除疲劳，恢复健康，给母婴提供足够的氧气，但要避开风口。室温一般应保持在20 ~ 25℃，湿度为 60% ~65% 。

在干燥的冬季，为保持室内的湿度，可在暖气或炉火上放个水盆，让水汽蒸发出来或购买空气加温器。

在炎热的夏季，可根据需要适当打开空调，但应注意出风口不要正对产妇和新生儿，以免冷气直接吹拂产妇和新生儿。其次，空调的温度不要太低，一般以 28℃ 左右为宜，而且应间断使用，早晚定时开窗换气。

产褥期最好不要频繁接待亲友，以免感染各种病菌，不利于母亲休养与恢复。

产褥中暑的防治

产褥中暑是指产妇在高温、闷热的环境中，体内余热不能及时散发，导致中枢性体温调节功能障碍，而发生的急性病，重者可致死亡。特别在温度高、通风不良的环境产妇特别容易中暑。产妇中暑时首先出现心悸、恶心、四肢无力、头痛、头晕、口渴、多汗、胸闷等；继之体温升高，皮肤干燥无汗，脉搏和呼吸增快，胸闷烦躁，口渴；进一步高热，体温可达 40 ~ 42℃；继而尿少、神志不清、狂躁、昏睡、昏迷、抽搐，严重时引起死亡。检查可发现颜面潮红，脉细数，瞳孔缩小，呼吸短促，皮肤灼热，干燥无汗。

事实上，产妇的生活环境应该与普通人是一样的。选择朝向好、通风好的房间，炎热的季节注意室内空气流通，让室内温度维持在 28℃左右。空调要间断开启，不要连续运转，而且要经常开窗通风。产妇应每天用温水洗澡，经常洗头。夏季产妇衣服要宽大、凉爽、舒适、透气，利于散热，多喝开水，可以吃生津解暑的食物，如西瓜、西红柿、黄瓜等，少吃过于油腻的食品。产妇还要注意休息，保证足够的睡眠，以加快恢复、增强体质，提高对环境的适应能力。做到以上这些，就可以预防产褥中暑。

>> 专家温馨提示

一些产妇以为，在产后 24 小时后才要给新生儿喂奶，认为开奶早不好。而事实正好相反，开奶越早越好。因为宝宝吸吮奶头可以促进乳腺分泌乳汁，又有利于子宫收缩，使子宫早日恢复。同时，宝宝也能及早得到营养丰富的初乳，可谓“一举三得”。一般情况下，产后 30 分钟即可哺乳。

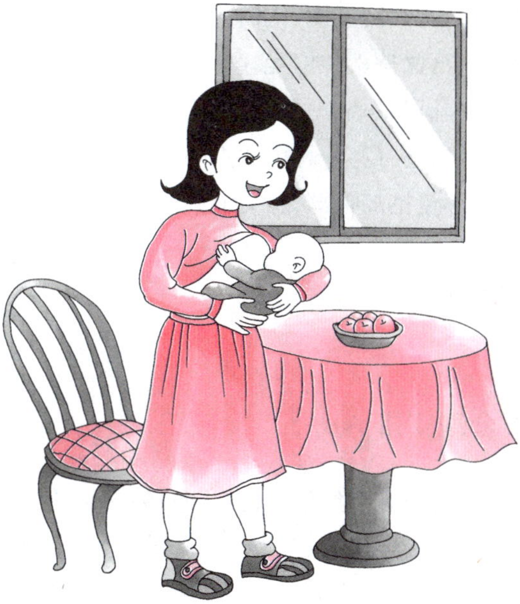

产妇一旦出现中暑症状，轻者可以立即将其移到通风良好的地方休息，用冷水、酒精擦浴，尽快降低病人的体温，按摩四肢促进血液循环，多喝些盐水，可口服仁丹、十滴水或藿香正气丸，中暑严重者应立即送医院治疗。

产妇不宜躺在床上给孩子喂奶

许多年轻的母亲有躺在床上给孩子喂奶的习惯，特别是夜间，这样做的更多。但是这种做法是不当的，会导致不良后果，很容易使婴儿发生急性化脓性中耳炎。

这主要与婴儿的免疫功能不健全、病菌容易侵入鼓室直接有关。由于婴儿的咽鼓管短，位置平而低，母亲躺着喂奶，很容易使细菌分泌物或呕吐物侵入，从而引起急性化脓性中耳炎。

正确的喂奶姿势应该是母亲坐在椅子上或床上，将婴儿抱起，左肘部抬高45°，将婴儿头部放在左肘部，再让婴儿吮吸母乳汁。人工喂养婴儿也是这样，一定要让婴儿头部抬高45°，这样可以防止乳汁流入耳内引起感染。

产妇不宜长时间仰卧

经过妊娠和分娩后，维持子宫正常位置的韧带变得松弛，子宫的位置可随体位的变化而变化，如果产后常仰卧，可使子宫后位，从而导致产妇腰膝酸痛、腰骶部坠胀等不适。因此，为使子宫保持正常位置，产妇最好不要长时间仰卧。早晚可采取俯卧位，注意不要挤压到乳房，每次时间20～30分钟，平时可采取侧卧位，这种姿势不但可以防止子宫后倾，还有利于恶露的排出。分娩后几天起，早晚各做一次胸膝卧位，胸部与床紧贴，尽量抬高臀部，膝关节呈90°。

产后居室环境

产妇的居室要合理安排

产妇的居室情况，常直接影响产妇的情绪和身体健康的恢复。

首先室内的空气要新鲜，要经常打开门窗通风换气。医院病房空气消毒试验证明：在紧闭门窗的房间，空气中有着大量的菌落。而开窗通风换气，使空气流通是空气消毒的最好方法，很快就会使空气菌落数目下降。即使冬天也要定时短时间开窗换气。

开窗换气时要注意，门窗不要对流，不要让冷风直接吹到产妇及婴儿身上，以免着凉。室内的温度、湿度要适宜。冬天室内温度可保持在20～22℃，没有暖气的家庭可以用电热取暖器。注意，若室内太干燥，可以用加湿器，保持室内相对湿度在60%～65%。夏天可以用电风扇、空调、凉席等防暑降温，但也要注意电风扇或空调的风不要直接吹到产妇及婴儿身上，以免着凉。另外，产妇的房间要卫生整洁，不要大声讲话，产妇及婴儿的物品要分类整理好，不要乱放或乱用。

要选择良好的休养环境。产妇的休养，主要是在室内。室内环境安宁、整洁、舒适，有利于产妇休养。若杂乱无章，空气污浊，喧嚣吵闹，就会使产妇的身心健康受到很大影响。优美的环境既能美化产妇的生活，有利于产妇休息，又能美化产妇的心灵，使其精神愉快，早日康复。

室内要清洁卫生。产妇在月子里几乎整天都在居室内度过，故室内环境一定要打扫得非常干净。在产妇出院之前，家里最好用3%的来苏水(200～300毫升/平方米)湿擦或喷洒地板、家具和2米以下的墙壁，2小时后通风。卧具、家具也要消毒，阳光直射5小时可以达到消毒的目的。

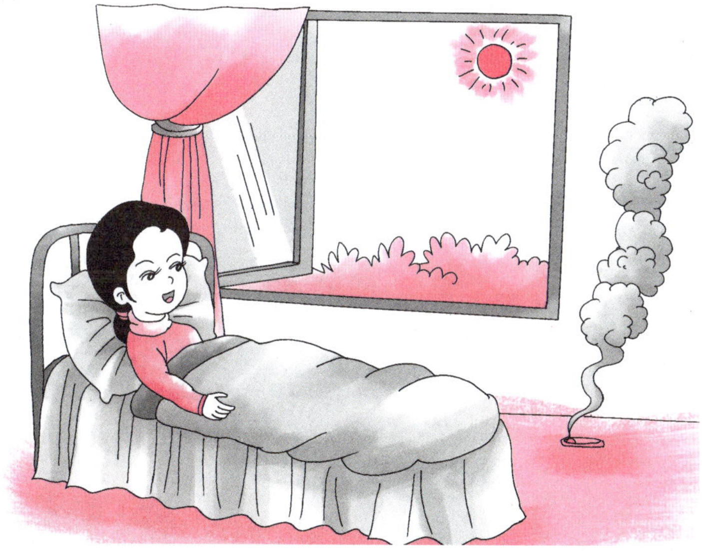

除此以外，保持卫生间的清洁卫生不可忽视，要随时清除便池的污垢，以防逸出臭气，污染室内空气。

在产妇室内宜放些卫生香，这样可调节室内空气，消毒抑菌。当卫生香点燃后，紫烟缭绕，芬芳飘逸，清洁空气，香雅提神，非常有益于室内的环境卫生。一般一间屋内每次点燃一支卫生香即可，以防化学香精的烟雾引起人中毒。俗话说："干干净净，没灾没病。"这话是很有道理的。

第二章

身心护理

产后保健和恢复如何进行，是新妈妈们最为苦恼的问题。如果产后保健和恢复不够及时，延续下去会造成身体、心理或生理上的疾病。所以无论是从心理、生理，还是从身体健康方面考虑，产后身心护理是一个不容忽视的重要环节。

产后要注重精神心理保健

产后体力消耗比较大，人们往往很注重身体方面的补养、锻炼。其实产妇的精神世界也受到了很大的冲击，所以这方面的调节也很重要。

对于产后一系列的环境和身心变化，产妇应尽快地调节自己，适应变化，努力做一个生活的强者，不要过分地要求和数落丈夫和家人，使他们不知所措，长此下去会破坏家庭和谐的气氛，影响夫妻感情。

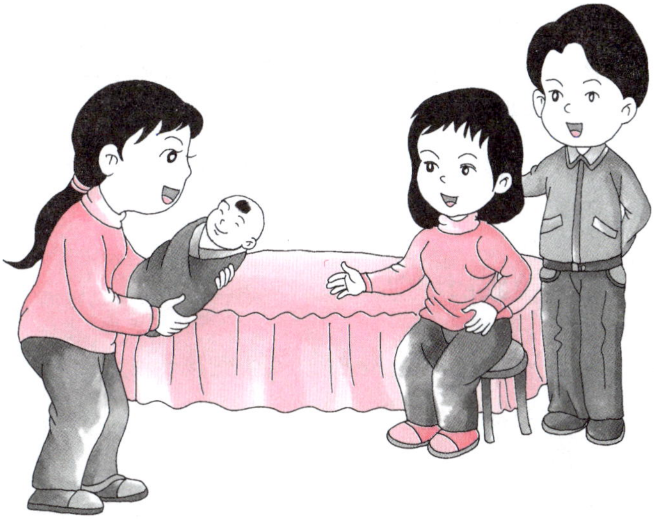

在妊娠、分娩及产后整个过程中，不仅环境发生了变化，而且产妇身体心理因素都在发生变化。往往由于产褥感染的毒性反应，难产、产时、产后失血过多或产后垂体、甲状腺功能低下等因素都可以诱发产褥期精神障碍。

新生儿的诞生，会给家庭带来很大的变化。孩子不仅给家庭带来了欢乐，同时也带来了烦恼，甚至使整个大家庭繁忙。产妇不仅要让自己顺利度过产褥期，而且在主持家务的同时又增加了养育新生儿的新任务。所以要注意自己精神和心理的调节，不要过分地苛责自己。要加强产后营养，防止由于身体不佳引起的精神、心理障碍。

>> 专家温馨提示

要保证产妇的营养供给。产褥期的妇女每天需要3000千卡左右的热量，这些均来自食物中的蛋白质、脂肪和糖类。产后1~2天最好吃些清淡而易消化的食物，以后逐渐增加含有丰富蛋白质、碳水化合物及适量脂肪的食物，如奶、蛋、鸡、鱼、瘦肉、肉汤、豆制品、蛋制品等。产妇还需要较多的水分，所以应多喝些汤，煮汤味道鲜美，既能刺激食欲，又能促进乳汁分泌。老母鸡比公鸡含氮浸出物多，我国传统习惯给产妇炖鱼汤、母鸡汤，这是增加产妇营养的好办法。另外还需要注意维生素及矿物质的补充，可多吃些鲜水果和蔬菜等，为了防止便秘，也要适当吃些粗粮。

产妇在妊娠、分娩中付出了很大代价，产后应该有一个安静、舒适的环境，丈夫和家人亦应该在感情和精神上给以爱抚和安慰。家庭气氛的融洽能够使产妇心情愉快尽快地适应环境和身体的变化。

在产后锻炼的同时，还应注意产后精神心理方面的调节。

产后的精神心理调节，也是对每位妇女教养和涵养的锻炼。母亲的教养直接对婴儿发生作用，作为新时代的妇女，每一个做了母亲的产妇，都应该不断地提高自己的素养，做一个有文化、有道德的贤妻良母，为国家的兴旺，家庭的幸福做出自己的努力。

产后失眠的护理

由于分娩过程中的极度疲劳，生完孩子以后，产妇大体上都能睡得很香甜。

过几天以后，因为想着婴儿，即便是在夜间，产妇也会经常醒来。尤其是初次生孩子的母亲，更是常见。作为对策，首先是在傍晚以后避免饮用茶和咖啡等有刺激性的饮料。

还有就是就寝前的摄食与睡眠有很大的关系，也要注意。如果腹中的食物太多，则睡眠变浅；相反过分空腹，也不能很好入睡。因此，无论如何也应避免进食过晚，肚子饿的时候，少吃一些易消化的食品再睡，也是常用的有效方法。

到了无论如何也睡不着的时候，要与医生商量，用些导睡剂（在这种情况下应尽量少用安眠药）。

>> 专家温馨提示

服用安眠药无益于睡眠，因为安眠药无法让你真正熟睡，甚至让你在白天昏昏沉沉的。安眠药会抑制或干扰自然的睡眠模式，使你睡得更不安稳，无法恢复体力。医师所开出的强效安眠药能够使你真正入睡，但是却非自然睡眠，因而容易造成呼吸衰竭以及干扰生长激素分泌，而生长激素对于脂肪燃烧相当重要。安眠药服用得越多，睡眠受到的干扰越深，这种恶性循环称之为“药物依赖性失眠”。所以服用安眠药物之前应该请教医生，尤其是哺乳期妇女。

有些初为人母者，对婴儿特别关心，无论什么事情都要自己动手，亲自过问，十分劳神，对周围的亲朋表示“信不过”，对丈夫也“信不过”，生怕别人做出不利于婴儿的事情。哺乳是要由母亲来完成的，换尿布、洗澡之类可以交给别人去做，但由于母亲不放心，所以事无巨细全由自己“包办”，于是心情不能平静，总怕忘了什么，当婴儿睡了时，母亲也不能抽空休息一会儿。夜间睡眠不足是产后常有的情况，凡有了孩子的母亲们，都很难睡一整夜觉。为了补充夜间睡眠不足，必须学会自己随时小憩的办法。除中午的午睡外，上下午只要喂完奶，就应抽空卧床闭目养神，能睡一会儿就更好了。

长时间睡眠不足，除母体健康受影响外，也会影响婴儿。首先凡睡眠不足或严重失眠者乳汁分泌量都会减少；其次是由于长期失眠造成母亲抑郁和焦急，这些不良情绪也会影响到婴儿。尤其在妊娠中有高血压等疾病的母亲，如睡眠不好，则血压不会降至正常，产后高血压也是很难治疗的疾病。

当然，失眠者的产后机体恢复必然受到影响，睡不好者往往没食欲，保证不了母体和婴儿哺育所需的营养，这是必然的。产后的贫血、缺钙、消化不良等一起都“找上门来”，还同时有进食不好患便秘、痔疮等。

睡眠不足还是美容的大敌。由于睡眠不足，肌肉松弛；由于进食少，营养缺乏，精神疲惫，也造成皮肤的营养不良状态，皮肤将失去光泽和弹性。

产后的基础护理

体温的变化

产褥期产妇的体温一般是正常的，但产程长或过度疲劳时，体温可能略有升高，一般不超过38℃，产后第二天多能恢复正常，不需特殊处理。产后3～4天，乳房充盈，可有低热，但一般也不超过38℃，可于24小时内自行恢复。

活动和休息

产妇因分娩时用力，产后会感到疲劳、嗜睡，最初24小时内应卧床休息，之后应下床在室内活动。早期活动可以促进恶露畅流，有利于子宫复原，并使大小便畅通，还可以防止盆腔或下肢静脉血栓形成。产褥期内应保证充分的睡眠和休息，每日应有10小时的睡眠。

卧床休息时不要一直仰卧，应多采用左右侧卧位和俯卧，以免造成子宫后倾。不可站立过久，少做蹲位及手提重物等劳动，尤其不能从事任何重体力劳动，以免出现子宫脱垂。产妇休息的地方应该尽量在向阳的房间，并保持清洁卫生，空气流通。冬季休养环境不宜太冷，以防感冒。夏季不要太热，室内要经常通风，防止中暑，但要防止过堂风直接吹到产妇身上，穿衣要宽大、松软、吸汗，不要捂得产妇大汗淋漓，长痱子。

大、小便

产后尿量增多，应尽早自解小便，以免胀大的膀胱妨碍子宫收缩。如果产后6～8小时仍不能自解小便时，可采用诱导小便的办法，如听流水声、用热水袋放在下腹中部或用温开水缓缓冲洗外阴、坐在盛有60～70℃热水的便盆上，用热气熏蒸，或用手轻压膀胱，这些都可以诱

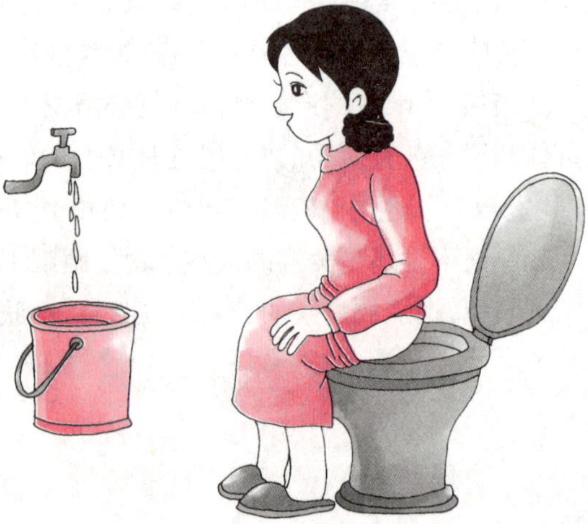

导排尿。

产后因卧床休息时间较多，肠蠕动减弱，再加上会阴部疼痛，常常会引起便秘。产后第3天如果还没有大便，应及时采取措施，可灌肠或口服缓泻药，如番泻叶或果导片等，有痔疮的产妇更应注意防止便秘。

清洁

产后由于抵抗力降低，清洁卫生更加显得重要。产后出汗多，夜晚尤甚，因此要勤换内衣、内裤和床单。饭前、哺乳前以及大小便后要洗手。卫生巾要常换。月经纸或纱布要消毒后再用。产后4周内不能盆浴，温水擦浴后，要立即擦干，以防着凉。每天要用温开水洗外阴。产妇每天应进行正常的梳头、洗脸、刷牙，但一定要用热水。每天晚上还应该用温水洗脚，用温水和肥皂清洗乳头，防止新生儿得鹅口疮或腹泻。

会阴的护理

产后会阴部的护理是很麻烦的一件事，但是决不能因为麻烦就不进行科学有效的护理。因为分娩时会阴部或多或少都会有些损伤，有的还会发生较严重的会阴撕裂，也有些分娩时根据需要进行会阴侧切。产后会阴部还是恶露排出的必经之路，加之大小便刺激，感染机会很多，所以会阴部的护理很重要。每个产妇应备有专用清洗会阴部的盆具、毛巾，决不可与脚盆或他人的盆混用，要经常保持盆的清洁。每日用温开水对上少量的高锰酸钾（1∶5000溶液）或半盆水放1勺食盐，清洗外阴部2～3次，平时尽量保持会阴部清洁、干燥。

>> 新妈咪小贴士

产后擦洗会阴每天至少2次，大便后加洗1次，用棉球蘸无菌清水或生理盐水，先擦阴阜及两侧阴唇，最后擦肛门，不可由肛门开始向前擦。卫生巾应及时换，内衣裤也应勤换洗，内衣可在日光下暴晒达到杀菌的目的。躺卧时，应卧向伤口的对侧，如会阴伤口在左侧，应向右侧卧，以防恶露流入伤口，增加感染机会。

应注意清洗外阴部分的顺序：先洗外阴部分，再洗会阴部分，最后洗肛门，即由上至下，由前至后地清洗，擦干的顺序也是这样。洗后用肥皂把盆洗净，最好能用少量酒精（白酒也可以）倒入盆内划根火柴点燃后消毒或放在火上煮开消毒，防止杂菌滋生。

分娩时有时会造成不同程度的外阴、阴道、会阴的损伤，进行缝合后，就可以加速愈合，并可使外观好看，有时会阴缝口会痉挛、疼痛，但是拆线后就不会再疼了，如有条件，局部用红外线照射可以促进会阴部伤口愈合，减轻疼痛。一般可在产后4~5天拆除会阴缝线，如切口或创伤发生感染，应提前拆线引流。产后1周内，可每日用高锰酸钾溶液坐浴，伤口会很快愈合。如果还继续疼痛，应请医生检查是否有伤口感染或血肿存在，如果仍疼痛得很厉害，可以服用镇静剂，或敷湿布（热敷），也能起止痛作用。

产后生理变化

产后月经变化

产后月经恢复的时间主要受是否哺乳的影响。一般妇女在生产1个月后，性激素的分泌基本恢复正常，卵巢开始有新生的卵泡生长、发育和成熟，继而排卵，通常在排卵后2周就会来月经。因此，不哺乳的妇女，在产后2~3个月就恢复月经，在分娩后2个月来月经的占18%~23%。

哺乳的妇女月经恢复时间差异较大，即便是有了初次月经，下次月经也不一定按期来。因为怀孕期卵巢处于不排卵状态，故产后要恢复正常排卵，需要大约半年的调整时间。在这约半年的调整期内，月经大都会不太规则，可能会出现多种情况，如月经周期紊乱、经期延长、经血淋漓不净等，这些都属于卵巢功能恢复中会出现的情形，所以不必过于担心。只要注意会阴清洁卫生即可，必要时可请医生做进一步检查和治疗。

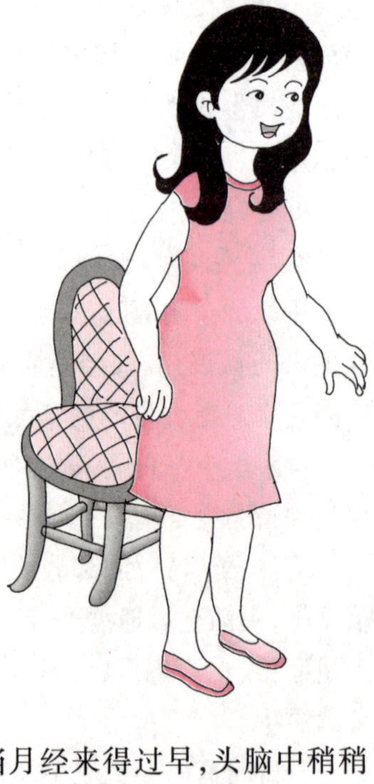

过早的月经

分娩后，月经有来得非常早的。在极少的情况下，在产后近1个月的时间就开始月经的例子也是有的。如果说这是正常月经的话，那就说明子宫恢复得很快。这当然是让人高兴的。然而，也常有把异常出血当成月经的，所以也必须加以注意。如果，当月经来得过早，头脑中稍稍有些怀疑时，有必要请专科医生检查一下是月经还是异常出血。

无月经

分娩以后，母体月经从何时开始，存在个体差异。有时也能见到 1 年时间还不来月经的例子。

产生这种情况的原因，可能有如下 4 种：

(1)授乳时期；

(2)卵巢机能衰弱；

(3)身体非常衰弱；

(4)再次妊娠。

有的人虽说是断奶了，新生儿睡觉时还让他叼着奶头，或是一天当中还让他叼两次。因为这个原因，也有不来月经的。

再者，授乳时间持续得过长，卵巢功能受抑制，也可使重要的卵巢激素停止分泌。

如果一直无月经，则会表现出类似更年期综合征的症状。

>> 新妈咪早知道

据统计，在完全哺乳的妇女中，约有 1/3 的人在产后 3 个月恢复月经，最早可在产后 8 周恢复，但也有产后 1 年到 1 年半才恢复月经的，有的妇女甚至在整个哺乳期都不来月经。在产后不哺乳的妇女中，约有 91% 在产后 3 个月内恢复月经，个别人在产后 4 ~ 6 周时就来月经，在产后 30 ~ 40 天恢复排卵。

虽然授乳是件很好的事情，但还是应当在适当的时期断奶。这样有利于母体的健康。

产后尿失禁

一些产妇生孩子后在短时间内偶尔出现尿频，甚至溢尿，这可能只是一时尿道括约肌的功能失调，这属于正常行为。但如果产后长时间频频溢尿，尿液不由自主地流出来，就属于病态。这种情况在医学上叫产后尿失禁。

那么，产后尿失禁发生的原因何在呢？这种状况与产妇分娩有关。在产妇分娩过程中，胎儿的头部和身体通过产道时，压迫盆底韧带，使之过度伸张或撕裂，尤其是难产时造成的盆底软组织直接损伤，致使盆底肌肉松弛，膀胱及尿道功能不良，特别是括约肌松弛。如果再加上持续性咳嗽、便秘等增加腹压的因素，使盆底软组织不堪承受向下压力作用，致使膀胱、尿道肌肉张力恢复不好，不足以控制小便的流出而出现尿失禁。

产后如果出现尿频或小便失禁现象，应及时到医院检查，如果确诊为尿失禁，要积极配合医生的治疗。

>> 准妈妈大课堂

产后尿失禁应注意以下几点：

(1)尽量避免过重的体力劳动和运动，不提过重的物品，以免增加腹压。

(2)积极治疗感冒、咳嗽等病症，防止咳嗽增加腹压。

(3)多吃蔬菜和水果，保持大便通畅，以减轻下腹部的压力。

(4)每天进行盆底肌肉功能锻炼，即有节奏地收缩肛门和阴道，每次做5分钟，每日2~3次，1~3个月后可收到较好的效果。此动作不仅可治尿失禁，及轻度的痔疮、脱肛，也可提高阴道的收缩力而加强性功能。

(5)产后尿失禁不是什么大病，不必害怕，否则精神紧张，容易影响身体的康复和新生儿的哺乳。

哺乳期乳房护理

首先要注意乳房的清洁卫生，经常用温开水清洗乳头。

第一次喂奶前后要注意进行乳房护理，用清洁的植物油涂在乳头上，使乳头的痂垢变软，再用4%的硼酸溶液擦洗乳房、乳头及乳晕，若无硼酸也可用温水清洗。这样做是为了彻底清除乳头内深藏的污垢和细菌，防止新生儿胃肠道感染。

产妇不要留指甲，因为指甲缝易存污垢，还易划伤婴儿娇嫩的皮肤，喂奶前要洗净双手，可以轻轻按摩或热敷乳房，以协助排乳，减轻乳房胀痛。每次喂奶先吃空一侧乳房，再吃另一侧，下次喂奶反顺序进行。

喂奶后用手挤空或用吸奶器吸空剩余的乳汁，以利乳汁分泌。挤出几滴乳汁涂抹在乳头和乳晕上，可起到保护作用。

要选择纯棉质地的胸罩，注意不要太紧。

乳房胀痛有硬块时，可以轻揉乳房根部，由外向里揉，再把乳汁挤出或吸出，保持乳腺管通畅，防止发生乳腺炎。

喂奶后也要清洗乳房，以防小儿鼻咽处的细菌进入乳房，引起乳腺炎。再涂上润肤乳液，并轻轻按摩，如此可增加乳汁的分泌。

如果乳头破裂，可以用乳罩保护奶头，局部涂10%安息香酊，破裂严重时停止喂奶，等伤口长好后再喂奶。

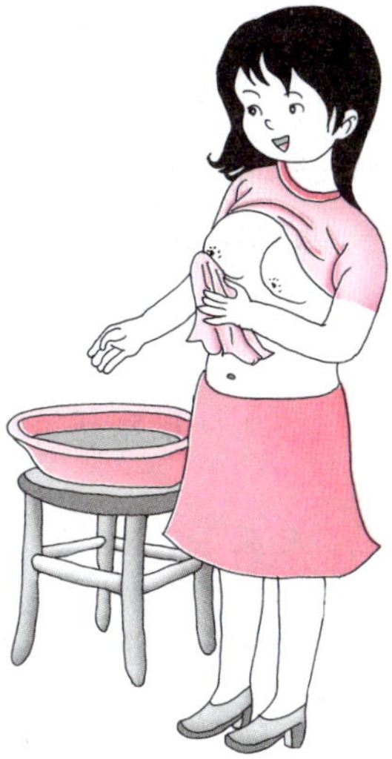

乳汁的多少常与产妇饮食、睡眠、休息和精神状态有关。营养充足，生活规律，精神愉快都可促进乳汁分泌。乳汁不足时可多喝鸡汤、鱼汤、肉汤、猪蹄汤，也可服中药下奶。

如果有疾病或其他原因不能喂奶，应在产后24小时内开始回奶，口服已烯雌酚5毫克，每日3次，连服3天，炒麦芽水煎服代茶饮亦可。如果乳房胀痛明显，可用芒硝500克分包敷在乳房上，尽量少饮汤水协助回奶。

保持乳房弹性的方法

妇女在妊娠期和哺乳期受体内激素的影响，为适应孩子哺乳的需要，乳房会增大，这时你需要做的是保持乳房的弹性。

在妊娠期和哺乳期，白天、晚上都应佩戴胸罩，将乳房托起，感觉奶胀了就马上给孩子喂奶，这样不仅可以促进乳汁分泌，而且可以防止支持组织和皮肤过度伸张而使弹性降低。

哺乳时不要让孩子过度牵拉乳头，每次哺乳后，用手轻轻托起乳房，按摩10分钟。每天至少用温水清洗乳房两次，这样不仅有利于乳房的清洁，而且能增强韧带的弹性，从而防止乳房下垂。哺乳期不要过长，孩子满10个月即应断奶。

肥胖也是导致乳房松垂的重要原因之一，因此应适当控制脂肪的摄入量，增加水果、蔬菜的进食。同时，产后适当运动，做做产后胸部健美操，可以使胸部肌肉发达有力，对乳房弹性的恢复也会有帮助。

产后体形要保养

产后体形的保养对于每一位女性来讲都是一件非常重要的事情。

分娩过后，怀胎十月的种种不适和疑惧，终于烟消云散。激动的心情平复下来之后，第一件应该考虑的事情便是：恢复昔日的风采！

臀部

臀部亦因怀孕后而变得松弛，如果不加理会的话，会在松弛的皮肤下形成皮下脂肪团。

腰部

腰部四周亦因怀孕期所积聚的皮下脂肪而长出许多赘肉，产后进行保养很必要，否则水桶腰真的会出现。

足部

为支撑怀孕的重量，使脚跟关节收缩，双脚肿大，容易形成平足。

腹肌

怀孕时环抱新生儿的羊水与新生儿把妈妈的小腹肌撑大，使腹肌分娩后变得松弛。此外，红褐色的妊娠纹过了4～6周，会变成白色透明状，却没有完全消失。

腹肌因怀孕期撑大而变得松弛，容易积聚皮下脂肪而产生赘肉。

关节

由于妊娠激素的作用，使分娩顺利，但关节因而变松。

如果连接关节的韧带变松，会使腰部加大，脊柱变得弯曲。

腹部

产后腹部臃肿，体态不雅，给生活和工作带来诸多不便，令人烦恼和沮丧。俗话说：胖人先胖肚。人的肥胖通常是由腹部开始的，其原因主要是腹部肌肉属支持性肌肉，在日常生活中很少参加运动，不能做紧张性收缩，而腹腔、腹壁又易于堆积脂肪，所以产后不少人显得大腹便便。

防止产后肥胖，关键在于产后膳食的合理搭配及适当运动，产后要多吃些瘦肉、豆制品、鱼、蛋、蔬菜、水果等食物，少吃高脂肪及高糖类食物。同时要尽早活动，一般顺产的妇女，产后就可适当下床活动，因为活动能够增强神经内分泌系统的功能，促进人体新陈代谢的调节，消耗体内过多的脂肪和糖。另外应该尽早哺乳，因为哺乳可以加速乳汁的分泌，促进母体的新陈代谢，将

>> 准妈妈大课堂

产后肥胖的原因大多数是因摄入的热量过多，活动量小，热量消耗少，体内过多的热量转化为脂肪积存在皮下和体内各组织，产后肥胖不但失去了人体的曲线美，还给身体各器官增加过多负担，久而久之对各种疾病的抵抗力也会下降。

身体组织中多余的营养成分运送出来，减少皮下脂肪的蓄积。

总之，预防产后肥胖，要从各个方面都加以注意，并持之以恒，这样才能收到良好的效果。

要想使腹部健美，必须使腹肌发达，保持一定的紧张度，消除腹部多余的脂肪，避免形成悬垂腹和大腹便便的状态。常用的运动除仰卧起坐以外还有：

(1)仰卧床上，两膝关节屈曲，两脚掌平放在床上，两手放在腹部，进行深呼吸运动，肚子一鼓一收。

(2)仰卧床上，两手抱住后脑勺，胸腹稍抬起，两腿伸直上下交替打动，由幅度小到幅度大，由慢到快，连做五十次左右。

(3)仰卧床上，两手握住床栏，两腿一齐向上翘，膝关节不要弯曲，脚尖要绷直，两腿和身体的角度最好达到90°，翘上去后停一会再落下来，如此反复进行，直到腹部发酸为止。

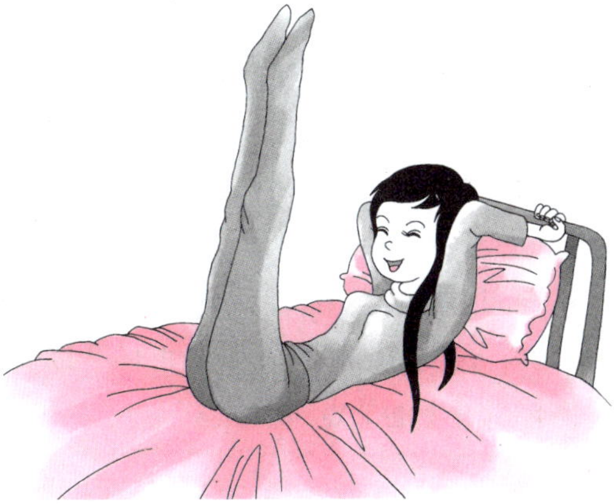

(4)两手放在身体的两侧，用手支撑住床，两膝关节屈曲，两脚掌蹬住床，臀部尽量向上抬，抬起后保持4秒落下，休息一会儿再抬。

(5)手放在身体两侧，两腿尽量向上翘，翘起来后做蹬自行车运动。

(6)立在床边，两手扶住床，两脚向后撤，身体成一条直线，两前臂屈曲，身体向下压，停两三秒钟后，两前臂伸直，身体向上起，如此反复进行5～15次。

(7)一条腿立在地上，支撑整个身体的重量，另一条腿弯曲抬起，然后用支撑身体的那条腿连续蹦跳，每次20～30下，两条腿交替进行，直到腿酸为止。

(8)跪在床上，两手扶床，胸部尽量向下压，腹部尽量收缩，同时深呼吸。然后将胸挺起来，用力鼓肚子，同时深呼气，每天起床后及睡觉前各练5～10次。

(9)仰卧床上，脱下外衣，先将两手搓热，然后用两手在腹部按摩，直到局部发红发热为止，每天早晚各1次。

如何对付产后容貌变化

女性生育以后，体型、面容都会发生不同程度的变化，好像“变丑”了。专家认为，可从以下5个方面采取措施，防止这种后果。

（1）面容：妇女产后要日夜看护婴儿，往往睡眠不足，时间一长，面部皮肤就会松弛，眼圈发黑。此时，准妈妈每天应保证8小时以上高质量的睡眠。面部出现棕色或暗棕色妊娠斑的产妇，应避免过多日照，局部涂搽“祛斑净”或“氢醌霜”，可使妊娠斑自然消退。

（2）头发：妇女产后容易脱发，因此应注意饮食多样化，补充丰富的蛋白质、维生素和矿物质。要养成经常洗头的习惯，发型要整齐，最好剪成易梳理的短发。

（3）牙齿和眼睛：产妇产后牙齿容易松动，牙龈容易发炎，应注意坚持刷牙，并适当补充钙质。为使眼睛秀美明亮，应注意预防眼病，并补充维生素A和维生素B_2，这些营养成分在动物肝脏、绿色蔬菜和水果中含量较高。

（4）体态：妇女会因生育引起生育性肥胖症。妊娠期间和产褥期间，妇女要注意饮食合理搭配，坚持适当运动，避免脂肪在体内堆积。

（5）精神面貌：不要认为产后生活忙乱就可以忽略你的形象，要始终保持向上的精神和愉快的心情，注意身体和衣着的整洁。衣着要得体，如果你现在有些发胖，就要更换衣服的尺码，不要将怀孕以前的衣服勉强裹在身上，因为这样会更加暴露你身材上的缺点。

>> 新妈咪小贴士

有效的护肤品有。①洁面霜：能放缓新陈代谢，使肌肤加倍散发光泽。②清爽面膜：选择含吸油成分的面膜，能控制面部油脂分泌，及去除面部多余的油脂，提供温和的清理作用。③护肤露：采用完全不含油脂成分和不含刺激性的护肤露，能改善油性肌肤的组织与外观。④紧肤精华素：有紧肤和保湿的功能，也有结实皮肤的作用。⑤清爽日霜：选用清爽型的日间乳液，也可作底霜用。⑥晚霜：选用不含油脂成分，易被皮肤吸收的晚霜，利用晚间睡眠的时间，消炎及改善肤质。

产后面部护理

怀孕和产后由于机体状态和生活规律的改变，面部会出现一些妊娠斑或色素沉着。在日常生活中，应注意以下几个方面，做到养护结合，逐步消除妊娠斑。

（1）不急不躁不忧郁，保持平和的心态和愉快的情绪。产妇要保持积极向上的心态，把烦恼的和不愉快的事情忘掉，只有保持愉快的心情，皮肤才会好。

（2）每天要保证充足的睡眠。睡眠是女人最好的美容剂，要保证每天8小时以上的睡眠，要学会利用空闲时间休息，只有保持良好的睡眠，才会有好气色。

（3）多喝开水，可补充面部皮肤的水分，加快体内毒素的排出。

（4）养成定时大便的习惯。如果一天不大便，肠道内的毒素就会被身体吸收，肤色就会变得灰暗，皮肤也会显得粗糙，容易形成妊娠斑、暗疮等。

（5）选择适当的护肤品。选用天然成分及中药类的祛斑化妆品，可以用粉底霜或粉饼对色斑进行遮盖，选用的粉底应比肤色略深，这样才能缩小色斑与皮肤的色差，起到遮盖作用。避免日晒，根据季节的不同选择防晒系数不同的防晒品，和宝宝一起进行日光浴时，要用防紫外线的太阳伞遮挡面部，因为紫外线照射可加重面部色素沉着。

（6）注意日常饮食。多食含维生素C、维生素E及蛋白质的食物，如西红柿、柠檬、鲜枣、芝麻、核桃、薏米、花生米、瘦肉、蛋类等。维生素C可抑制代谢废物转化成有色物质，从而减少黑色素的产生，美白皮肤。维生素E能促进血液循环，加快面部皮肤新陈代谢，防止老化。蛋白质可促进皮肤生理功能，保持皮肤的弹性。少食油腻、辛辣、刺激性食品，忌烟酒，不喝过浓的咖啡。

（7）自制简便易用的面膜。将冬瓜捣烂，加蛋黄一个，蜂蜜半匙，搅匀敷脸，20分钟后洗掉。或将黄瓜磨成泥状，加入一小匙奶粉和面粉，调匀敷面，15～20分钟后洗掉；还可以将香蕉捣成泥状，直接敷于面部，20分钟后洗掉。

（8）平时可以因地制宜，利用手头上能够利用的东西进行美容。例如，在给宝宝蒸鸡蛋糕时，可将贴在鸡蛋皮上的蛋清刮下敷于面部，也可用黄瓜汁、冬瓜汁、柠檬汁等涂擦面部（擦柠檬汁要避免光照），若持之以恒，均会奏效。

产后美容与健康

产后化妆

产后的面部皮肤气血不佳，失去光泽，使得整个人给人一种疲惫不堪的印象。所以适当地化妆，可以让人看起来精神一些，但产褥期化妆有诸多讲究。

口红

因为宝宝容易对香味敏感，所以应该选用无味的口红为宜，其中尤以具有保湿效果、颜色淡雅的润唇膏最为适合。

唇色不佳的可以用稍亮的口红来修饰，唇色健康的则使用淡色的口红就可以了。

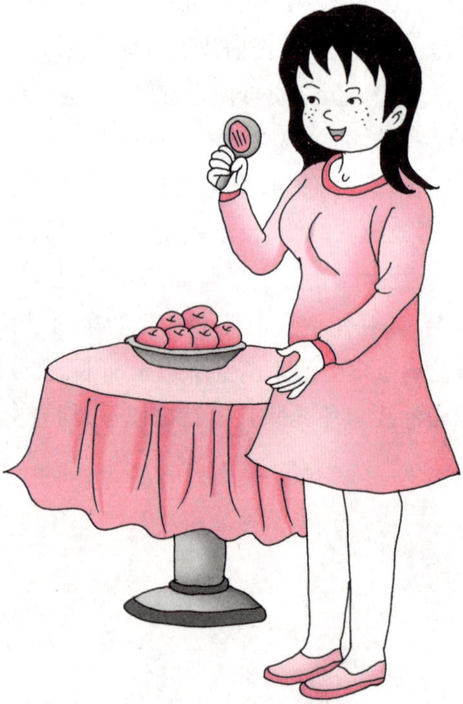

腮红

脸色不佳的女性可选择呈现自然红色感的腮红，用大刷子刷两笔就够了，以健康、自然的取向为主。

粉底

先涂1层淡淡干爽的粉底，再上稍多的粉状粉底，最能表现自然的美感。

太厚的粉底可以用1/3左右的乳液进行稀释，使其呈现透明状。眼眶泛黑的女性可涂上眼部专用的粉底。

眼部化妆

眼影的颜色以近肤色带有橙色感或咖啡色为宜。想表现出晶莹的眼神时，眼线不可太粗，并以睫毛膏强调向上翘的睫毛，效果会更好。

眉毛

眉型人人不一，形状漂亮的可保留原形加以美化；形状不理想的可适当加以修剪。

一般都只需在眉型上方以眉笔画出理想的眉形，修剪突出的部分便可以了。但有人因为怀孕而眉毛变稀，可使用眉粉画出较为自然的眉形。

产后肌肤保养三部曲

因为激素的影响，许多女性在分娩过后，肌肤变得粗糙不堪，随之而来的是肌肤较以往有明显的变化。最常见的是肌肤干燥、肤色暗哑，此时产生黑斑、雀斑等，肤质不宜上妆。

产后对肌肤基本的保养概念跟产前大致相同，一定要认真施行基本保养三部曲：

第一部曲——清洁

清洁的皮肤是肌肤美丽的基础。洗脸是维持肌肤美丽的基本程序，若只是用清水清洗是无法把肌肤中老化的皮脂、汗水、污垢或残妆清洗干净的，如让它们残留在脸上，会使肌肤失去透明感。因此要彻底清洗，这是肌肤保养的第一步。

具体操作：卸妆后，用性质温和的清洁液洗脸。取适量在掌心上，用手揉出泡沫后洗脸，然后用水冲洗。

第二部曲——滋润

分娩后肌肤变得很干燥，缺乏水分是其主要原因。为使肌肤保持活力及弹性，必须补充水分和油分，维持肌肤的湿润平衡，才可使肌肤有光泽且富有弹性，并且防止肌肤松弛、老化。因此用化妆水补充润泽，是肌肤保养的第二步骤。

具体操作：倒适量的化妆水在化妆棉上，由颊部、唇部及眼睛周围较干的部位开始搽，容易出油的鼻子及四周、额头周围应仔细搽拭。

第三部曲——调理

补充的水分、油分会因干燥的空气、室内的冷气、日间的紫外线蒸发。因此需以乳液或晚霜等加以调理，可以保持肌肤的润泽，这是每天基本保养的最后步骤。

具体操作：把乳液或晚霜轻拭在脸上，特别干燥的部位可适当加量，轻拍吸收。

第三章

日常护理

妊娠、分娩的过程固然重要，但是分娩之后的养护和保养也是不容忽视的。新妈妈在生完孩子后要注意日常护理，在“坐月子”期间不能马虎大意，为以后能有一个健健康康的身体打下基础。

产后各时期的生活安排

产后产妇身体特别虚弱，如何恢复健康、恢复元气？如何防范各类疾病侵身？这些都是整个产褥期应该特别关心的问题。产妇分娩后，日常生活安排要特别精心、周到，且各时期应有不同的调养和护理。

产后当天

1. 充分休养

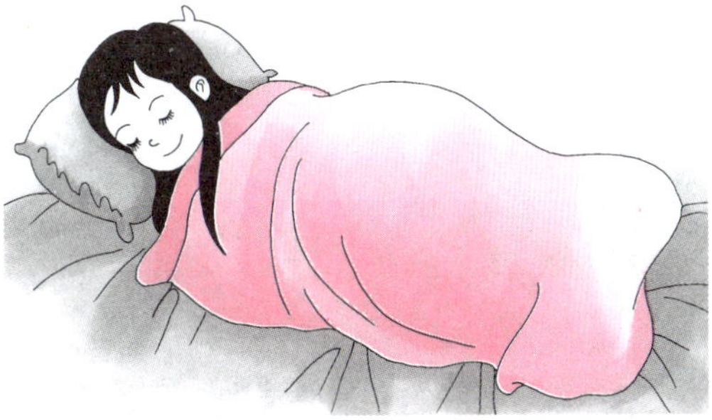

无论初产妇或经产妇，应充分注意休息，消除分娩中的疲劳。

2. 排尿

产后 4 小时排尿，否则容易引起产后尿潴留。一旦发生不仅会影响产后恢复，并可致泌尿系统感染。

3. 饮食

阴道正常分娩者，可吃一些清淡饭菜，喝水有利于排尿，但不应吃有刺激性的食物。剖宫产者要在术后 36 小时后或肛门排气（放屁）后才能进食。

4. 疼痛

如果子宫收缩引起肚子痛，或会阴缝合处疼痛不能忍耐时，或剖宫产伤口疼痛，可向医生提出，做适当的止痛处理。剖宫产的产妇用腹带，能有效减轻腹部伤口疼痛。

5. 观察阴道流血量

正常分娩时出血量一般不超过 300 毫升，产后如果阴道出血量多于平常月经量，应立即告诉医生进行处理。

6. 乳房护理

如果乳头乳晕有垢痂，应用温热肥皂水及清水洗净。以后每次哺乳前后均要洗手和用温毛巾擦洗乳头和乳房，擦洗干净后，采取最舒适姿式开始喂乳。

7. 哺乳

宝宝出生后即可哺乳，早喂奶可促进乳汁分泌和促进子宫收缩恢复，因此应给宝宝早喂奶。

产后第一天

1. 活动

分娩后 8 小时左右可下地活动。剖宫产产妇尽可能早日下床活动，如不能下床，可以在床上活动肢体和躯干。

>> 新妈咪小贴士

产后第一天饮食中可吃的食物：可在前一天的基础上把红糖水等作为加餐饮料，正餐可用鸡蛋汤、小枣粥、鸡汤龙须面、鲫鱼汤等。采用流质、清淡饮食，一日 6 餐。

2. 卫生

可进行一般的洗漱活动，洗脸、刷牙、会阴部清洗、擦澡。注意大便后手纸从会阴往肛门处擦，即从前至后擦以免污染伤口。产后容易出汗，要勤换内衣内裤。旧习惯认为产妇不能洗澡、刷牙，这是不对的，但产妇容易感冒受凉应该予以重视。

3. 子宫按摩

正常分娩和会阴侧切的产妇均可用手按摩下腹部（子宫），促进子宫收缩、肠道运动和盆底肌、腹壁肌的恢复。

4. 会阴伤口处理

会阴侧切的伤口可进行 40～60 瓦的白炽灯泡烘烤治疗，促使伤口早日愈合，要注意不要烧伤自己。

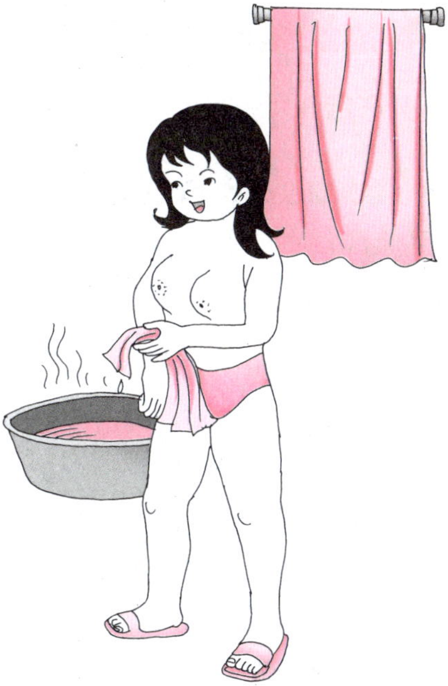

5. 饮食

剖宫产产妇未排气时不要进食，其他产妇可吃易消化食物。

6. 体温

体温超过 38℃请医生处理。

7. 观察恶露

第一天为血性恶露，如果夹杂有血凝块，请医生诊治，恶露的量应比分娩当天少，无恶臭味。

产后第二天

1. 会阴伤口处理

有的产妇用“8”字缝合的侧切伤口，可以拆线。有些较大的侧切伤口，或普通缝合的伤口拆线会晚一些。

拆线后，注意伤口愈合情况，不要将两腿外展，尽量并拢，避免伤口裂开。

2. 哺乳

如能做到早哺乳的产妇，此时乳房不会肿胀，乳汁也会通畅。若早期哺乳做得不好，则会出现乳房胀痛，很不舒适，此时可用热敷，以减少不适感。

3. 活动

剖宫产产妇应下地活动，以减少肠粘连，促进产后恢复。

4. 新生儿观察

观察新生儿黄疸出现时间，吃奶情况，大小便次数。

>> 新妈咪小贴士

产后第二天的饮食安排：饮食可在前两天的基础上，加稠、加量和增加品种。如粥类之外可加小薄面片、增加易咀嚼的绿叶菜、瓜果类菜，嫩的肉类如鱼、虾肉，补充蛋白质及膳食纤维，防止便秘。

产后3～5天

恶露将会减少，颜色变淡。此时要注意体温及子宫底是否按时下降，有无疼痛感（非宫缩时），因为子宫内膜感染，多发生在产后3～5天，有胎膜早破的产妇，产后用抗感染药物，如不发烧，可以出院。

产后一周

剖宫产的产妇，腹部伤口可以拆线，当然要注意伤口愈合情况，对于个别体胖或贫血、营养较差的产妇，要延期拆线。

产后两周

不要过度劳累，不能进行盆浴，可用热水擦身，或使用淋浴清洁身体，有会阴缝合的人，不能使用肥皂。继续做乳房按摩、产褥体操，不要马虎。有出血、发烧、疼痛等异常时要立刻去医院。分娩时的创伤、出血和频繁的宫缩以及临产时竭尽全力，使产妇消耗较大热量，身体变得异常虚弱。如果产后不及时补充足够的高质量营养，就会影响产妇的身体健康。同时，产后还要承担哺乳新生儿的重任，产妇营养状况会直接影响孩子的发育、成长。因此，必须对产后的营养予以足够的重视。产后必须按时吃饭，每日应力争吃5餐，可按照妊娠期间的食谱，但要增加食量，以满足身体恢复的需要。膳食成分的比例要适当，不要过于油腻，以免影响食欲。食物种类要尽可能的丰富些，经常变换饭菜的花样，使产妇觉得舒心、可口。饭菜尽可能做的精、细、软一些，这样易于消化。应多食骨头汤、牛、羊肉汤等含钙质较多的食物，多吃有利于乳汁分泌的食物，如鲤鱼汤、年糕、猪蹄（或牛、羊蹄）汤、豆汤、酱汤等，多吃新鲜蔬菜以及蛋、肉类食物，这些食物内含有大量的蛋白质、脂肪、维生素等，可以满足产后和哺乳期间身体需要。孕期患有贫血的产妇，分娩后症状往往会加重，因此更应注意多摄取含铁量较多的食物，也可以适当地吃些补血药物，如果不注意补铁，会使产妇过早衰老。

孕期患有妊娠高血压综合征的产妇，产后也要尽量控制盐分的摄取，以便尽快恢复血压正常，尽快改善浮肿和蛋白尿现象。产后也要预防便秘，重要的是要多吃含维生素多的蔬菜和水果，每日清晨喝一杯淡盐水或牛奶很有效。产后不要吃生食、冷食，尽可能不要吃存放时间长的饭菜，不可吸烟、喝酒，以免对自身和婴儿造成伤害。

产妇出院后第二周的注意事项

(1)应保证充足睡眠，适当的营养。

(2)不宜搬运重物或进行重体力劳动，防止子宫脱垂。

(3)哺乳的母亲不宜服用对新生儿有害的药物，如确需服用者，应征求医生的意见。

(4)子宫底部逐渐变得在腹部不能触及，产妇恶露色变淡，量明显减少。

(5)产后要保持愉快的心情，情绪不宜激动，对产后发生的任何事情，要以常人心态对待，这样就可以防止情绪大起大落。

(6)产后居室要保持清洁安静，温暖舒适，阳光充足，空气新鲜。尤其夏季，室内通风更为重要，否则可引起中暑。冬季用取暖器取暖，要保持室内有一定的湿度，卧室内不要吸烟。

(7)患伤风感冒的人不要探视产妇和小宝宝。

(8)产后产妇容易出汗，这是正常生理现象，几天后会自行好转。此期间要注意勤换内衣，避免着凉。多汗是因孕期储存在体内的大量水分经皮肤排泄所致。

产后运动保健

做产后健身操的好处

(1)体力和精神可以较快地恢复，促进血液循环和各脏器的生理功能恢复。

(2)恢复腹壁肌肉弹性，减少脂肪堆积，保持体形健美。

(3)帮助产后恶露排出和子宫复旧。

(4)恢复骨盆底肌肉、筋膜的紧张力。预防子宫下垂，阴道前、后壁膨出，尿失禁的发生。

(5)恢复膀胱伸缩功能,减少尿潴留的发生,预防泌尿系统感染。

(6)恢复肠道正常活动,增加食欲,预防便秘。

(7)预防静脉血栓的形成。

做产后操时应注意

(1)做操前应排尿、排便。

(2)做产后操时,必须得到医生、助产士的许可,在身体条件允许时进行,并最好可以得到医护人员的指导帮助。

(3)应从轻微的运动开始,逐渐加大运动量,以配合体力的恢复。

(4)身体不好、发烧时,不要做。

(5)吃饭后不要马上做。

(6)做操以自己的身体不过度疲劳为限。

(7)腹直肌分离的人,上腹带后再做。

(8)锻炼应该持之以恒,每日坚持方有效。

(9)室内空气要新鲜,心情要愉快,室内温度适宜,以轻装进行锻炼为宜。

(10)剖宫产术后的产妇,应从拆线后开始做;阴道和会阴切开或有裂伤的人,伤口恢复以前,应避免进行促使盆底肌肉恢复的动作。

安排好做产后健身操的时间

正常分娩的健康产妇,产后第二天可以下床活动,同时可开始做产褥操。因为经过产后1天休息,体力、精神已基本恢复,做些轻微的体操活动对于促进血液循环及各个脏器的生理功能早日恢复很有好处。体力衰弱、产程长、手术分娩的产妇,则应根据产妇的体质和恢复情况,安排做产褥操的时间及运动量。

产后发烧、大出血,严重心血管、肾脏疾病,会阴严重裂伤等产妇,不适于做产褥操。如产妇在做操时出现明显心慌、气短、头晕现象,就要暂时停止锻炼,再慢慢从轻微活动开始,逐渐增加到产妇能适应的程度,不要强求。

产后营养调理

产后营养的基本要求

1. 高热量

产后产妇每日所需热量要高达12560.4～16747.2千焦，基本上与男性重体力劳动者相当，如此高的热量单靠糖类是远远不能满足的，需要摄入羊肉、瘦猪肉、牛肉等动物性食品和高热能的坚果类食品，如核桃、花生、芝麻、松子等。此外，紫菜、海带等菌藻类食物，除提供热量外，还富含不饱和脂肪酸，有利婴儿大脑的发育，也可多食。

2. 高蛋白质

乳母每日泌乳要消耗蛋白质10～15克，6个月内的婴儿对8种必需氨基酸的消耗量是极大的，为成人的8～12倍。所以，乳母的膳食蛋白质的质量是非常重要的。此外，产后本身气血虚弱，生殖器官复原和脏腑功能康复，也需要大量蛋白质。因为蛋白质是生命的物质基础，它由多种氨基酸组成的，是恢复组织器官的基本物质，这些对产妇本身是十分必要的。一些食物，如小米、豆类、豆制品、瘦猪肉、牛肉、鸡肉、兔肉、鸡蛋、鱼类等含蛋白质丰富，每日必须在膳食中搭配2～3种。

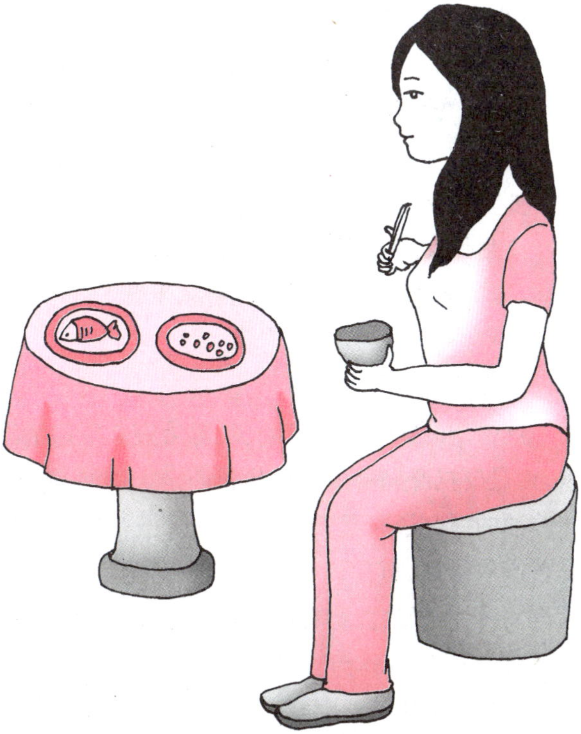

3. 要保证钙等无机盐的需求

泌乳使乳母每日消耗约300毫克钙，为减少动用母体的储备钙，必须选择含钙多的食物，如牛奶、虾皮、水产等。对于碳酸钙、乳酸钙、骨粉一些钙制剂有时也可选用。

4. 水分要供给充足

水和乳汁分泌量有关，一些流质食物，如小米粥、排骨汤、猪蹄汤、骨头汤要多食用，此外，要多喝些茶。

5. 不可缺少水溶性维生素

乳母膳食中的维生素 B 和维生素 C 的摄入量要非常充足，因为水溶性维生素 B、维生素 C 是可以通过乳腺转移至乳汁中的，但转换力不高，约为 50%。

产后营养调理的要点是什么

孕妇在产后元气大伤，需要充分的休息与适度的调养，方能恢复体力。然而，在各式补品的“滋养”下，一些产妇就胖得一发不可收拾，因此，有的产妇便刻意减肥，以期迅速恢复产前的窈窕，结果方法不得当，造成大量养分流失。产后的营养失调，不仅严重危害到自己的健康，甚至影响新生儿的哺养和生长发育。

适当的饮食调补，不仅可以改善体质，更能滋补养生，而丰富的乳汁亦能哺育出健康的宝宝。那么产后营养调理的要点是什么呢？

要点一：少量多餐。

产后妇女的身体十分虚弱，食欲也不佳，因此，建议采取餐次增加、分量减少的方式，以减轻肠胃负担，同时也有利于营养的吸收。此种方法也可以预防肥胖症的发生。

要点二：饮食清淡。

产褥期的饮食应以清淡、稀薄为宜。所谓清淡，并非指完全不放盐、油等调味料，而是要视产妇身体恢复状况而定。例如：产妇若有水肿现象，便应减少盐及调味酱油的摄取量。至于葱、姜、蒜、辣椒等辛辣物在产褥期内一般是建议不食的，但是若摄取得宜，则有利于血液循环，可将生产时残留在体内的淤血排出，同时又能增进食欲，所以禁食要看产妇是处在什么样的状态下。

要点三：补充水分。

水分是重要的营养素。由于产妇在分娩过程中，流失大量水分和血液，因此水分的补充十分重要。利用薄粥、鲜美的汤汁，给予产妇充分的营养水分，不仅可以促进母体的康复，又能增加乳汁的分泌量。

>> 专家温馨提示

下面几种汤水，可根据产妇的爱好选用：

1. 红糖水

在产前准备红糖数千克，放在容器中用水蒸。消毒后的红糖可随时加热水饮用。

2. 冰糖银耳水

银耳25～50克，温水泡发，加水和冰糖适量，温火煨烂。

3. 人参汤

人参3～3.6克，加水和冰糖适量，温火煎汤。

要点四：均衡营养。

产后身体是否能够恢复往日的健康与苗条就看饮食是否均衡了。

除了摄取适宜的肉类之外，还要搭配蛋、海鲜和蔬菜。

蛋除了含有丰富的蛋白质外，还含有维生素A、维生素E、维生素D和磷、铁、钙；至于鱼虾等海鲜，不仅热量低，所含有蛋白质品质又较一般肉类为优，是产后的绝佳的营养来源。

蔬果的好处则是在于它含有多种丰富的矿物质和维生素，是肉类所不及的，产妇不妨多吃，而其所富含的纤维素亦可帮助产妇的胃肠蠕动，使排便顺畅。

要点五：药膳调理。

“药膳”在传统的“坐月子”习俗中扮演了相当重要的角色。利用中药的药效，让产妇的筋脉气血得到最适当的调养，甚至能将已患的痼疾慢慢调理好，所以，千万不要小看了这个古老的传统。

产褥期饮食误区

误区一：产妇应忌口。

许多孕产妇都有忌口的习惯。其实，产后需要充足而丰富的营养素，主副食都应多样化，仅吃一两样食物不仅不能满足身体的需要，也不利于乳腺分泌乳汁。

误区二：产后体虚，应多吃老母鸡。

产后特别是剖宫产后，新妈妈的胃肠道功能还未恢复，不能吃过于油腻的食物。老母鸡、蹄膀等食物脂肪含量较高，不适合产后马上吃。产后体虚是因为分娩过程中产妇的体力消耗过大，分娩后又要哺乳引起的。这时，产妇可进食一些易消化的流质或半流质食物，如虾仁煨面、红薯稀饭等。

>> **专家温馨提示**

据最新科学分析，红糖所含的营养物质比白糖丰富，特别是含有多种矿物质和维生素，对产妇十分有益。

中医界一致认为红糖有益于缓冲，健康暖胃，有化食解痛之功，又有活血化淤之效。产后食用红糖有利于子宫的收缩、复原和恶露的排出。例如山楂加红糖煮水饮，红糖加茶叶泡水，可治产后恶露不尽；红糖100克，鲜生姜10克，水煎服，可以治疗产后腹痛、胃疼；藕节或荷叶蒂33克，红糖50克，共煎水饮，可治产后腹痛、恶露不断。

产妇服用红糖，要注意清洁。因红糖中杂质较多，产前要将红糖放在罐内蒸30～40分钟，消毒后的红糖方可给产妇食用。另外，产妇如果子宫收缩好，恶露分泌较正常，产后连续服红糖的时间在2周之内即可。

误区三：为了早产奶，产后马上多喝汤。

从分娩到产奶中间有一个环节，就是要让乳腺管全部畅通。如果乳腺管没有全部畅通，而产妇又喝了许多汤，那么分泌出的乳汁就会堵在乳腺管内，严重的还会引起产妇发烧。所以，要想产后早产奶，一定要让新生儿早早吮吸妈妈的乳房，刺激妈妈的乳腺管多泌乳。待乳腺管全部畅通后，再喝些清淡少油的汤，如鲫鱼豆腐汤、黄鳝汤等，对妈妈下奶会有帮助。

误区四：汤比肉有营养。

产褥期应该常喝些鸡汤、排骨汤、鱼汤和猪蹄汤，以利于泌乳，但同时也要吃些肉类，因为肉比汤的营养要丰富得多，那种“汤比肉更有营养”的说法是不科学的。

误区五：产后出血多，吃桂圆、红枣、大豆补补血。

桂圆、红枣、大豆是活血的食物，吃了不但不能补血，反而会增加出血量。这些食物都是高糖食物，有的产妇在床上吃，又不及时刷牙，很容易引起蛀牙，一般在产后2周以后或恶露干净后才适合吃。

误区六：月子里不能吃水果。

水果里含有各种维生素和微量元素，除产后3～4天里不要吃特别寒性的水果，如梨、西瓜等，在接下来的日子里，应该每天吃2～3个水果。有的产妇在吃水果的时候会用微波炉将它加热，这样做其实是不科学的。因为水果里的维生素很容易氧化，加热或久置都会使营养成分损失。

误区七：火腿有利于长伤口，要多吃。

火腿本身是腌腊制品，含有大量亚硝酸盐类物质。亚硝酸盐类物质是一种致癌物质，如摄入过多，人体不能代谢，蓄积在体内会对机体产生危害。产妇如果吃火腿过多，火腿里亚硝酸盐物质会进入乳汁，并蓄积在婴儿体内，给婴儿的健康带来潜在的危害。所以，产妇不宜吃火腿。

产后性生活注意事项

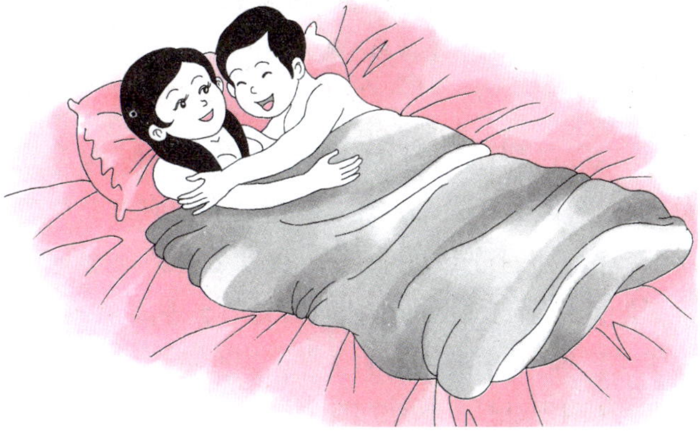

产后性生活刚恢复时，丈夫要特别体贴准妈妈，动作要轻柔。这是因为准妈妈产后由于卵巢分泌的性激素水平比较低，阴道黏膜的柔润度和弹性都差一些，润滑阴道的腺体的功能尚未恢复正常，此时应使用润滑剂或润滑膏。此时准妈妈的阴道组织比较脆弱，如果动作过于粗暴，容易造成裂伤，甚至大出血。所以，产后第一次性生活持续的时间不宜过久，动作不宜过于激烈。另外，由于产后哺育婴儿的疲劳，初次性生活的紧张或局部的疼痛，都会使性生活难以出现以往的和谐，所以双方一定要互相谅解，“事前戏”很重要，要有耐心，引发准妈妈的激情。只要相互配合，相信很快就能找到往日的和谐。

约有 20% 的哺乳产妇月经虽未恢复，表现为闭经，但却可以排卵，甚至妊娠，故在产褥期仍需采取避孕措施。

产后还能找回从前的性快感吗

夫妻之间的性生活，是夫妻交流感情的重要手段，是精神生活中无法替代的形式，也是追求身心快乐的好方法。资料表明，至今尚未发现生育一定会对性生活带来不利的影响。当然，妊娠期女性的性欲要求大大减少，有些妇女甚至从妊娠开始到分娩后的较长的一段时间根本没有性欲要求，这种情况主要是心理因素影响所致。

>> 专家温馨提示

孩子出生几个月后，刚当了爸爸的丈夫通常没有性交的欲望，这一点是正常的。特别是如果新生儿一同睡在卧室里，夫妻会经常受到干扰。因为准妈妈将大部分时间和精力都放到孩子身上，丈夫会感到受到忽视。夫妻双方都应为这一令人苦恼的事实做好准备，不要把一切都憋在心里，直接讨论是最好的解决办法。准妈妈在照顾孩子的同时，应该多关心丈夫，尽力配合丈夫共同享受性生活的乐趣。如果产后几个月后丈夫仍不愿意过性生活，就应咨询专家。性学家曾调查发现，产后一年是婚姻出现问题的高峰期，虽然不能完全归咎于性生活的不圆满，但不可否认这一问题的重要性。

分娩后的妇女自身情况各有不同，不少人只有到了这个阶段才会有较多的性欲和快感，但也有些人会对性生活失去曾有过的快感和向往。年龄和健康等因素会造成激素水平的改变，在一定程度上会影响性生活。但近年来研究表明，产后更能影响性快感与性欲的是社会因素与心理因素，如夫妻关系、家庭状况、经济条件、婆媳关系等，其中最关键的是夫妻间调适性生活的能力。

产后夫妻相互间更应保持亲密的关系，统一对孩子的教育方式，消除生活中的分歧与误会，努力寻找性爱的欢悦，找回曾经拥有的甜蜜生活。夫妻双方不妨对性爱问题进行一次坦诚的交流，排除一些人为的障碍。另外，可读一些性知识读物，找到生育后从性生活中获得快感的方法与途径。

一个新生命的诞生会激起一阵令人喜悦的浪花，同时也荡起一层层使人手忙脚乱的涟漪，怎样重新调整夫妻生活是对年轻父母感情的一大考验。通过这一考验，夫妇间将更加相知相惜，感情才会更加稳固。

产后开始性生活的时间

产褥期是产妇身体各个器官，尤其是生殖器官恢复到妊娠以前状态的时期。

在正常情况下，一般到产后 6 周，子宫才能恢复到接近妊娠以前的大小，而子宫腔内胎盘附着部位的子宫内膜需要 6 ~ 8 周才能恢复。若是恶露尚未干净，就表明子宫还没有复原，假如这时开始性生活，就会把男性生殖器和产妇会阴部的细菌带入阴道，引起子宫或子宫附近组织的炎症，有时还可能引起腹膜炎或败血症，严重地影响产妇的身体健康，甚至危及生命。

如果产妇的会阴或阴道有裂伤，过早开始性生活，还会引起剧烈的疼痛或伤口感染，影响伤口的愈合。同时，性生活的机械刺激会使未完全恢复的盆腔脏器充血，降低对疾病的抵抗力，引起严重的产褥感染，阴道也很容易受伤，甚至引起致命的大出血。

处于产褥期的产妇必须经过仔细的产后检查，确认已恢复健康后，方能开始性生活，产后康复顺利者，于产褥期过后可以恢复性生活，剖宫产者应于产后3个月再开始性生活，特别注意，在还有恶露的情况下，要绝对禁止性生活。

产后阴道松弛怎么办

分娩时，由于胎儿经阴道自然娩出，使阴道和外阴极度扩张，常常造成阴道组织和会阴的裂伤，因此，产后妇女普遍会存在阴道松弛的情况。

经过产后休养，大多数妇女的阴道都能够恢复正常，但也有些妇女阴道的收缩力和紧握力会有所下降。在性生活时，空气进入阴道，会像拉风箱一样发出很大的响声。这不但会使人产生心理压力，而且性快感也不如从前，严重时还可能导致夫妻感情淡漠，甚至家庭破裂，因此需认真对待。

产妇产后可以进行一些“爱肌”的锻炼。如缩肛运动，用力收缩并上提阴道和肛门肌肉，停顿片刻，然后放松，每天反复做20～30次。还可以进行排尿中断训练，排尿时有意识使尿道括约肌收缩，中断尿线，还可选择适当的工具浅浅地插入阴道，训练阴道的吸吮动作。

>> 专家温馨提示

选择做妇科整形手术，还需要提醒三点：

①要到正规的大医院做手术。

②术后要休息一星期，并注意会阴部的清洁。

③一个月内禁止性生活。

还可以通过阴道紧缩术纠正阴道松弛。在国外，阴道紧缩术是十分普遍的妇科整形术。近年来，随着人们对性生活质量要求的提高，国内也逐渐开展这种手术。很多人术后反映，性生活有很大的改善。

做过会阴侧切会影响以后性生活吗

据调查，产妇及其家属在分娩时最怕进行会阴侧切，原因是怕手术痛苦外，最大的担忧还是“动剪刀”会影响术后的性生活。

实践证明，做过会阴切开手术的产妇，在产后性生活中并未受到影响。阴道是进行性生活的主要器官，阴道具有黏膜皱襞和丰富的弹性纤维，弹性良好，在性交过程中能适应阴茎的插入和抽动。

有人担心会阴切开手术会损伤“性神经”，留下的疤痕会影响性生活。其实，会阴侧切对阴道的损伤很小，伤口缝合后，阴道和会阴在5天左右就可愈合，阴道黏膜上的疤痕十分柔软，性生活时不会有异物感。随着阴道皱襞的出现和弹性的恢复，大部分女性可以恢复到未孕前的状态，阴道仍然保持良好的弹性，性生活不会受到影响。

因此，产妇及其家属都应当消除做会阴切开手术的畏惧心理。在分娩后，大多数妇女经过3个月的调理，产道和外生殖器的损伤已经完全康复，卵巢开始排卵，月经也恢复正常，性欲逐渐增强，就可以过正常的性生活了。

只要夫妻双方用心营造，产后的性生活仍然会浪漫如初。

产后疾病防治

产褥中暑的预防

1. 保持室内空气流通

产房尽量选朝南的、通风状况良好的房间，因朝南房间通风比朝北的房间好，但注意不要让风直接吹着产妇。

夏天气温多在30℃左右，产妇居住的屋子，如是平房，要打开门窗、挂上竹帘，保持室内空气流通；如果是楼房，室外气温高于30℃，则应在早上八九点关上门窗，使室外的热空气无法进入室内，到傍晚再开启门窗换气。

2. 正确使用电扇、空调

当前，空调已进入千家万户，为产妇度夏创造了良好的条件，但要注意温度不应太低，一般维持在28℃左右，低于28℃对产妇的身体可能带来不利影响。

如果室温达到30℃以上，则可开启电扇，但要注意产妇不要直接坐在或睡在电扇所吹出的气流之下。

其次，空调应间断开启，不能连续运转，因室内产生的阳离子太多，空气显得很不新鲜，人居其间，容易得空调病，导致头昏、胸闷、咽喉不适，对新生儿的身体健康也会带来损害，容易引发呼吸道感染。因此，早晚应开窗换气，必要时白天也要注意开启门窗换气。

产后防止伤口痛

由于重视了孕期保健，因此，家人就会想方设法让新妈妈吃好。

现在的新生儿一般都有3000克以上的重量，4000克以上的新生儿也不少见，这就给分娩带来了一定困难。现在，从阴道分娩的产妇，会阴侧切的已超过总数的90%。而绝大多数行会阴侧切的产妇在拆线出院后都会出现会阴疼痛不减导致不能坐的现象。

这是怎么回事呢？原来，侧切伤口需要二层缝合：外层皮肤是用丝线缝合的，3～5天就能拆掉；内层肌肉是用肠线缝合的，要等肠线溶解吸收以后，不适感觉才会消失。有的产妇对异物（肠线）很敏感，线结反应很大，引起伤口硬结，有的甚至出现很大的浸润块。所以，丝线拆了，不等于伤口已全部长好。因此，产妇出院后会阴伤口的自我护理必不可少。

>> 新妈咪早知道

会阴伤口自我护理的方法有：①产妇坐着给孩子喂奶时，可在椅子上放块海绵坐垫或者侧身坐，用没有伤口的一侧着力。②用高锰酸钾0.2克化温开水坐浴，1日3次，每次20分钟；或用40～60瓦的白炽灯，放在会阴部照射，冬季相距可近些，夏季相距要远些，以不烫伤皮肤为标准，1日3次，每次烘照30分钟。③有条件时可进行理疗，3天后症状减轻，几周后症状消失。

产褥期注意事项

产后24小时内，应卧床休息。

保证充足的睡眠时间，并且不要做重体力劳动，以免发生子宫脱垂。

产后第一天可吃一些清淡、易消化的食物，第二天以后可多吃高蛋白和汤汁食物，适当补充维生素和铁剂。

产后10日内，应每天观察产妇的体温、脉搏、呼吸和血压。

产后尿量增多，应及时排小便，以免胀大的膀胱妨碍子宫收缩。产后2日内应排大便，如有便秘，可用开塞露、肥皂水灌肠等进行处理。每日可用温开水或消毒液冲洗阴部2～3次，保持会阴部清洁干燥。

一般在产后4～5日拆除会阴缝线。

宫底高度逐日复原，产后10日应在腹部摸不到子宫，剖宫产产妇复原较慢，应适当用宫缩剂，恶露有臭味应进行抗炎治疗。

产褥期饮食原则

产后的饮食非常重要，但不应无限度地加强营养，而是要注意科学搭配，原则是富有营养、易于消化、少食多餐、粗细夹杂、荤素搭配、多样变化。

清淡少油，保证热量。月子里卧床休息的时间比较多，所以应采用高蛋白低脂肪饮食，如黑鱼、鲫鱼、虾、黄鳝、鸽子等，避免因脂肪摄入过多引起产后肥胖。为了便于消化，应采用蒸、炖、焖、煮等烹调方法，少采用煎、炸的方法。有的产妇希望产后迅速恢复身材，在月子里就开始节食，这种做法是不对的，因为如果摄入的热量不足，就会影响妈妈的泌乳量，宝宝的"口粮"就得不到保证，会影响宝宝的生长发育。

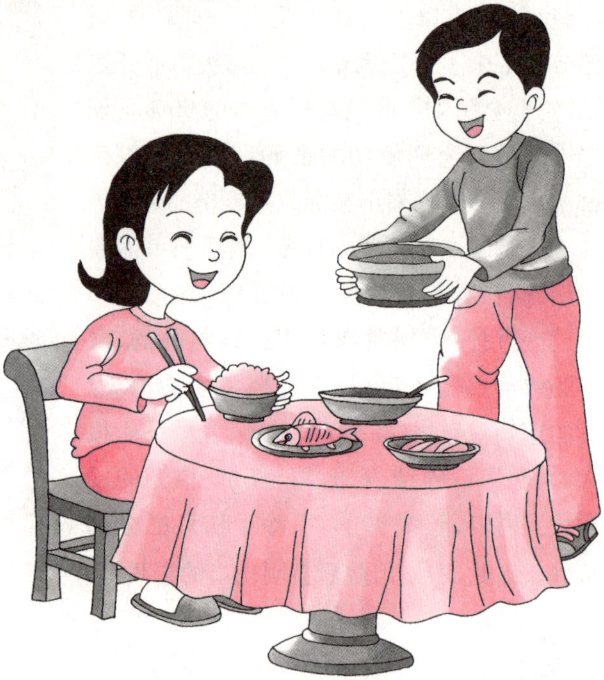

产后最初几天应吃些清淡、易消化、营养丰富的食物，要多喝些汤类，如鸡汤、鱼汤、排骨汤、猪蹄汤、牛肉汤等，既味道鲜美，又可以促进食欲和乳汁分泌。哺乳的产妇还要多吃富含钙的食品或服用钙剂。每日热量的供给为2700～3000千卡，其中主食400克，牛奶250克，肉类100～150克，豆制品100克，蔬菜和水果400～500克。

西红柿、黄瓜、油菜、白菜、茄子、胡萝卜、冬瓜、蘑菇、芸豆、扁豆、海带等蔬菜要多吃，新鲜水果如苹果、香蕉、桃子、柑橘、西瓜、梨等色鲜味美，不仅可以促进食欲，还可以帮助消化和排泄，补充人体需要的维生素。

有荤有素，粗细搭配。在产褥期，产妇的食物品种要丰富，荤菜素菜要搭配着吃，经常吃些粗粮和杂粮，对于改善便秘有好处。竹笋、菠菜、苋菜中含有植物酸，会影响钙、铁、锌等微量元素的吸收。麦片、麦芽、大麦茶容易使产妇回奶，在月子里及整个哺乳期应避免食用。奶类及其制品含丰富钙质，可以预防骨质疏松和婴儿佝偻病。动物内脏含丰富铁质，可以预防贫血。红色肉类、贝类含丰富的锌，可以预防儿童呆小症、克汀病，对孩子的智力开发也有好处。这些营养成分都可以通过母乳传递给婴儿，在月子里及整个哺乳期应多吃一点。

>> 新妈咪小贴士

生菜、冷饮之类的食物是不会直接被小儿吸收的，因为食物要被母体消化道吸收，变成对身体发育有用的营养物质，再通过血液循环后参与母乳成分，已被母体“热化”，而不是母亲吃凉的，新生儿就吃凉的。相反，这些食物因含有丰富的矿物质及维生素等，可以增加母亲及新生儿的健康。

当然，吃生菜、水果、冷饮时，一定要做到讲究卫生，也不要贪食过多，毕竟产后吃凉的食物要慎重。如果乳母吃了不卫生的生菜和冷饮，闹出病来，当然也会影响新生儿服食的质量，直接关系到他的健康。

多吃流质或半流质食物。产妇的饮食要均衡，一定不要偏食，应根据医生的要求进食，多吃几天流质或半流质食物，不要多吃油腻味重的食品，以免加重胃肠负担，引起腹胀、腹泻等症状。

产期要劳逸结合

产妇在产褥期要休养好身体，要做到劳逸结合，合理安排作息时间。首先要有充足的休息时间，否则产妇会感觉疲倦、焦虑、精神抑郁，还会影响乳汁的分泌。产妇要保证每天有 10 小时的睡眠时间，睡时要采取侧卧位，以利于子宫复原。

一般出院后两周内应以卧床休息为主，产后 8 小时可以在床上坐一会儿。如分娩顺利，产后 12 小时可以下床、上厕所。产后 24 小时可以随意活动，但要避免长时间站立、久蹲或做重活，以防子宫脱垂。

剖宫产的产妇产后头 4 小时需要绝对卧床休息，第二天可以在床上活动或扶着床边走，第三、第四天可以下床活动，以后逐渐增加。

第二周，若恢复情况良好，便可下床做一般的事情，第三周起大致可以恢复正常生活了。但由于要照顾宝宝，睡眠常常不足，因此还必须注意休息，不可太疲劳，要学会把握机会多睡一会儿。休息不一定都在床上，下午小睡时可在沙发、躺椅上放松放松自己，还可在医生指导下做做产褥体操，帮助身体复原，产后 8 周可逐渐恢复正常工作。

产后洗澡注意事项

传统观念认为，产妇分娩时失血，分娩后大量出汗，气血两虚，产后洗澡容易感受外邪，因此不主张洗澡，其实这种认识是不符合卫生要求的。

>> 专家温馨提示

经过分娩的过程，产妇消耗了大量的体力和精力。因此，当婴儿出生后，母亲就会大松一口气，紧接着疲劳就会袭来，很想痛痛快快睡一觉。但医生主张，产后不宜立即熟睡，应先闭目养神，半坐卧，用手掌从上腹部向脐部按揉，在脐部停留，旋转按揉片刻，再按揉小腹，时间比脐部稍长。如此反复十余次，可有利于恶露下行，避免或减轻产后腹痛和产后出血，帮助子宫尽快恢复，闭目数小时后就可熟睡。产妇周围环境应保持安静，并且家人应悉心护理和照顾产妇。

产后皮肤排泄功能旺盛，出汗较多，乳房还会淌乳汁，阴道不断有恶露排出，尤其是夏天，短时间内就会出现难闻的气味。不仅产妇本人感到不适，细菌也会乘虚而入，所以需要比平时更讲卫生，保持全身清洁，预防乳腺炎和子宫内膜炎。

与不洗澡的产妇相比，产后洗澡者皮肤清洁，会阴部或其他部位感染炎症的几率明显降低。

如果产妇身体健康，分娩顺利，完全休息好后，应该和正常人一样生活，完全可以照常洗澡。勤洗澡可以保持汗腺通畅，有利于体内代谢产物排出，还可以调节神经，恢复体力，解除肌肉和神经的疲劳。淋浴对乳腺分泌乳汁也有一定的促进作用，可以提高乳汁的质量，而且婴儿患鹅口疮的发生率也比较低。

产妇气血虚弱，表收不固，抵抗力差，易受邪气侵害，所以产后洗澡应特别注意寒温得当，严防风、寒、暑、热乘虚而入。

产妇产后洗澡应该做到“冬防寒，夏防暑，春秋防风”。

在冬天洗澡时，浴室宜暖，浴水须热，但不要大汗淋漓，汗出太多会伤阴耗气，易致头晕、胸闷、恶心、呕吐等。

在夏天洗澡时，浴室空气要流通，水温应接近体温，在37℃左右，不可贪凉用冷水，图一时之快而后患无穷，产后触冷会导致月经不调、身痛等病。

产妇宜采用淋浴，不宜盆浴，以免污水进入阴道，从而引起感染。

每次洗澡时间不要太长，以15～20分钟为宜。洗澡后，应及时将身体和头发擦干，穿好衣服以后再走出浴室。最好将头发用干毛巾包起来，不要使头部受风着凉，否则，头部的血管遇冷会骤然收缩，有可能引起头痛。沐浴后，若头发未干，不要立即就睡，否则湿邪侵袭而致头痛。饥饿时和饱食后不宜洗澡，洗澡后应吃点东西，以补充损耗的气血。

产后要及时下地活动

受传统观念影响，很多妇女认为产褥期必须静养，过早下床活动就会伤身体，其实，产后进行适当的活动，身体才能较快恢复。只要产妇身体条件许可，产后24小时应下地活动。

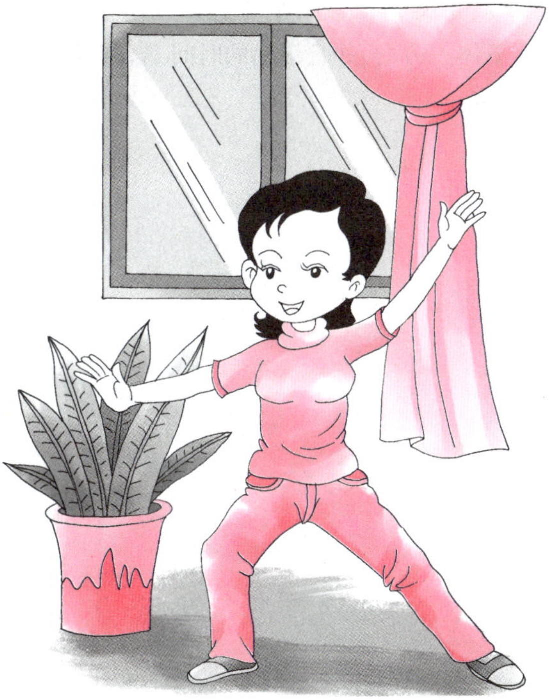

如觉体力较差，下床前先在床上坐一会儿，有一个适应的过程。若不觉得头晕、眼花，可由护士或家属协助下床活动，以后可逐渐增加活动量，在走廊、卧室中慢慢行走，循序渐进地做几节产后保健操，活动活动身体，这样有利于加速血液循环、组织代谢和体力恢复。

及早下床活动可以使产妇的体力和精神得到较快恢复，并且随着活动量的加大，产妇可以增进食欲，有助于乳汁分泌，促进肠道蠕动，使大小便通畅，有利于防止便秘、尿潴留和肠粘连的发生，这对剖宫产的产妇是很重要的。

及早下地活动还可以促进心搏和加快血液的循环，有利于子宫复旧和恶露的排出。

产后血流缓慢容易形成血栓。及早下地活动可以促进血液循环与组织代谢，防止血栓形成，这对有心脏病及剖宫产的产妇尤为重要。

产妇及早进行活动，可以加强腹壁肌肉的收缩力，使分娩后腹壁松弛的情况得到及时改善，有助于产妇早日恢复苗条的身材，防止发生生育性肥胖。

活动不及时容易导致恶露排出不畅，子宫复旧不良，长时间卧床还会造成产妇下肢静脉血栓。

医生鼓励产妇产后要及早下地活动，下地活动不是指进行大运动量的体育活动，更不是过早地从事体力劳动，并且活动的时间不要太长，以免过度疲劳，具体要根据个人身体情况而定。

第四章

产后疾病及用药护理

新妈妈如果护理不当，产后会出现许多生理、心理等不同方面的疾病，但不必担心，掌握一些常见疾病以及用药护理的知识，做到尽早发现，及时治疗，就可以保证新妈妈的身体健康。

产后常见病及护理

产褥期中会出现不少使产妇烦恼的症状，如会阴痛、乳房变化、恶露的排出等。下面举出分娩后比较容易发生的症状，以便早期发现，早期治疗。

胎盘残留

有的人在分娩后不久，发现突然出血，这是因为胎盘和胎膜等的一部分残留在子宫腔内。

治疗时要施行子宫内容清除术，在排出残存物的同时，要使用子宫收缩剂，止血剂等药物，以期安全。

子宫复旧不全

由于子宫收缩不好，迟迟恢复不到原来的样子。尽管分娩已经过去好多天，但子宫还比较大而且柔软，红色和褐色的恶露一直持续不断，偶尔还有下腹部疼痛的症状。

原因是，由于子宫内残留有胎膜和蜕膜，服用子宫收缩药和压迫子宫可以治愈。如果这些方法不行的话，必须施行子宫内容清除术。

分娩后轻率地早期离床，或在膀胱、直肠里存尿便，不及时排出，也是造成子宫恢复迟缓的原因之一，要引起注意。

产褥热

有的人从分娩后两三天开始体温持续38℃以上，或持续发冷。这是因为子宫内有感染而发烧的，叫作产褥热，在过去是常见病，随着医学的进步，现在已非常少见。原因是，在分娩过程中使用的器具的消毒不彻底，或恶露的处理过程不清洁，产妇自身患感染症（扁桃腺炎、阴道炎等）等，因而被腐败菌、化脓菌所感染。

严重时全身状态恶化，可能引起败血症。因此发烧时，不要滥服退热剂，应立即请医生诊断治疗。

预防方法是，在处理恶露时要注意清洁，更应注意外阴部等局部的清洁，卧床休息、保暖，此外要摄取适当的营养，保持全身状态良好。

晚期出血

晚期出血也是分娩后不久发生的出血现象，这是从一度止住血的子宫颈管裂伤和阴道壁的伤口等处再次出血，应立即缝合伤口。

>> 专家温馨提示

产后易产生的常见病还包括：痔疮、恶露的恶臭、会阴缝合处疼痛、后宫缩、妊娠中毒症的后遗症、耻骨联合分离、子宫脱垂、阴道前后壁膨出、乳腺炎、乳汁滞留症、乳头裂伤、表皮剥落、膀胱炎、肾盂肾炎、排尿障碍、手脚麻木、头痛、头沉重感、贫血、便秘、肌肉发硬和疼痛。

产后哪些方面需要注意清洁

产妇经过妊娠、分娩，身体比较虚弱，抵抗力明显下降，容易感染病菌。产妇与新生儿接触十分密切，如果清洁卫生注意不够，可引起新生儿鹅口疮或腹泻。由于产褥期新陈代谢旺盛，出汗较多，夜晚尤甚，因此要勤换内衣、内裤和床单。饭前、哺乳前及大小便后要洗手，卫生巾要常换，内裤要常洗。内裤洗后要用开水烫，并放到阳光下暴晒消毒。

注意皮肤清洁

产后出汗多，应勤换内衣，分娩 2～3 天后可以洗澡，但要淋浴。洗澡能解除分娩过程中的疲劳，使产妇感到心情舒畅、身体恢复快。在冬天，可每天用温水擦洗全身，在夏天，每天都要用温热水擦洗，可淋浴，另外梳头可使人保持整洁，还能增加头皮的血液循环，使头发生长得更好。

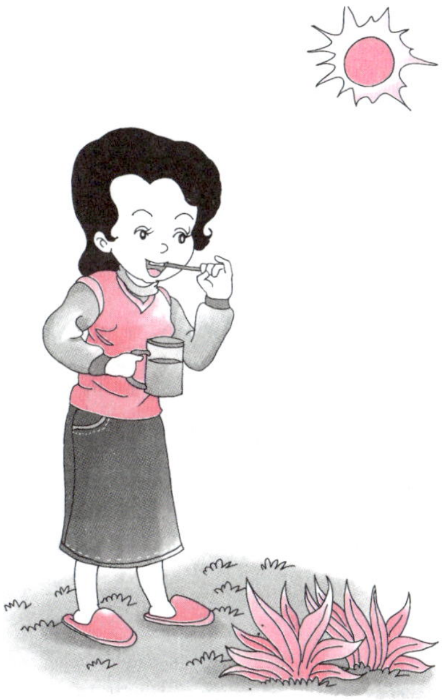

注意口腔清洁

产褥期应坚持刷牙，以保持牙齿健康。有人认为月子里不能刷牙，这是不对的。如果不刷牙，进食后残食存留于牙齿表面和牙缝里，就会对牙齿表面的釉质腐蚀破坏，口腔内的细菌易于繁殖，引起牙周病、牙髓炎等，口腔感染也是产褥感染的来源。因此，产后应每天早晚各刷牙 1 次。

>> 新妈咪早知道

母乳喂养的产妇，在第1次哺乳前，应将双手、乳头、乳房周围用软肥皂及清水洗干净，此后每次哺乳前均用温开水擦洗乳头、乳房及双手。如乳头有破裂，轻者可继续哺乳，每次哺乳后在破口处涂敷10%复方安息复酸酊或植物油，于下次哺乳前洗净。破裂严重者应停止哺乳，除采用上述方法外，应挤出乳汁，加用抗生素。

生殖器官复原要做些什么

子宫复原

分娩后，子宫会逐渐收缩，直到恢复到正常大小，这种自然恢复现象，叫做子宫复原，又叫子宫复旧。子宫在分娩后，立即收缩到脐下4～5厘米处，但24小时后又发展到脐上，之后逐渐缩小，6周左右恢复到原来大小，同时，子宫肌肉也会由分娩前的柔软恢复到原来的坚硬状态。

在子宫收缩时会感到一阵阵疼痛，尤其是在给新生儿喂奶时更为明显。痉挛性疼痛可持续数日，这是子宫复原的正常现象。如果子宫收缩较剧烈，可服用一些较缓和的止痛药。

由于子宫收缩，在分娩中子宫里布满的细小伤口，排出的血液统称恶露。起初排出恶露较多，颜色呈深红色，后慢慢减少，经3～4周后，由于伤口和子宫黏膜的修复，恶露消失，创口复原。如果恶露的颜色和气味异常，应赶快看医生，如果产后1个月，恶露仍然存在，应立即就医。

如果是母乳喂养，恶露通常能较快消失，可使用卫生垫挡住流出的恶露，但不能使用内置卫生棉，以免引起感染。

产后24小时后，产妇应下床在室内适当活动，早期可以促进恶露畅流，有利于子宫复原，而且可使大、小便畅通，还可以防止盆腔或下肢静脉血栓形成。

性器官复原

分娩时，因胎儿通过被撑开的阴道壁、子宫颈出现许多细小伤口，宫颈松弛、充血、水肿。分娩后1～2天内，排尿时会觉得刺痛，1周后恢复原状。由于分娩，初产妇子宫颈外口由原来的圆形变为横裂形，产后的阴道处女膜因撕裂而留下痕迹，这叫处女膜痕。另外为使胎儿的头部容易出来，施行了会阴切开缝合术的产妇，伤口可能在分娩1～2天出现痉挛性疼痛，但症状很快就会消失。

>> 专家温馨提示

产后一般4～5天拆去会阴缝线，如切口创伤发生感染，应提前拆线引流。在正常情况下拆线后，伤口的痉挛性疼痛就会消失。假如还继续疼痛，应请医生检查是否有伤口感染或血肿，如有这些情况，应尽早处理。同时注意卫生用具及内衣裤勤洗勤换，卫生巾必须经常换，会阴垫必须洗干净，并于阳光下暴晒。

会阴护理

产后会阴的护理十分重要，每个产妇都应高度重视。由于分娩时，会阴部或多或少都有不同程度的损伤，有的会发生较严重的会阴撕裂，也有的生产时做了会阴切开手术。产后，会阴部又是恶露排出的必经之路，加之大小便的刺激，细菌很容易入侵，稍不注意，就可能引起产褥感染。因此会阴部的护理极为重要。

平时应尽量保持会阴部干燥、清洁。如有条件，局部用红外线照射可促进会阴部伤口愈合，减轻疼痛。排便时，可用消毒的纱布块或卫生垫压在缝线部位。

产后如何预防阴道松弛

在孕妇生产前，两性交合很紧贴，阴茎插入阴道时有一种美妙的感觉。但在产后就完全不同了，阴道显得很宽松，夫妇双方都会产生一种交合不够紧贴的感受。这种情形可能影响性生活的和谐，造成丈夫的不满足及妻子的性压抑，可能严重影响夫妻关系。

阴道松弛的主要原因是多方面的，主要是耻骨、尾骨肌功能的下降。耻骨、尾骨肌是提肛肌群中作用范围最广的肌肉之一，它能托起盆腔内脏，保持盆阴部软组织张力，它和近端尿道壁括约肌相互交错，还伸延进阴道括约肌的1/3，因此，它能收缩直肠下端和阴道，主管排便动作及阴道“紧握”功能。当两性交合时，耻骨、尾

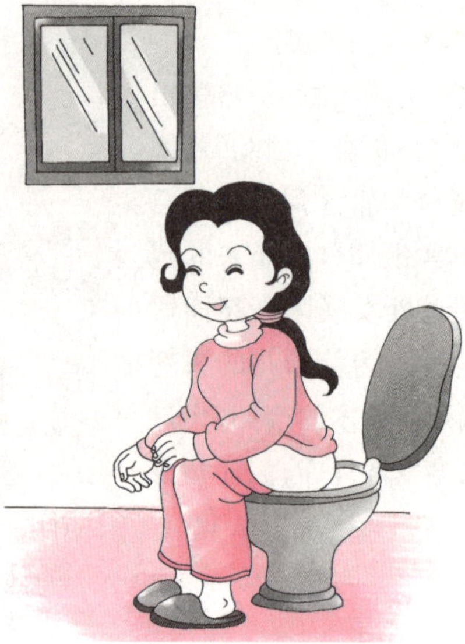

骨肌开始“工作”,阴道收缩,“紧握”阴茎,使两性结合更加愉快、幸福。由此可见,防治产后阴道松弛,关键是锻炼耻骨、尾骨肌的功能。锻炼的措施是PC肌练习操:

产妇坐在马桶上,两腿分开,开始排尿。中途有意识地收缩阴部肌肉,使尿流中断,此时感到在收缩的肌肉就是PC肌,如此反复排尿、中断、排尿、中断,就像反复开关水龙头一样。

产妇坐在椅子上,由后向前缓慢地收缩PC肌,在收缩状态下,从1数到10,然后,由前至后逐渐放松,此时,脑子里可以想象海边的潮水,渐渐涨潮又渐渐退潮,反复操练,不断体会。

>> 新妈咪小贴士

吸气时用力使肛门收缩,呼气时放松,反复20~30次,隔1~2分钟再进行下次,每天清晨锻炼5~6次,日间锻炼2~3次,锻炼时可采用慢速收缩、快速收缩或两者交替进行。

产妇在垫上或床上运动锻炼腰腹、臀腿肌肉。即仰卧床上,以头部和双脚为支点,抬高臀部,同时收缩PC肌,然后放下臀部,同时放松PC肌,反复数次。这样做,可使腰腹、臀腿肌与PC肌都得到有效的锻炼,增强PC肌的张弛能力。

如何根除血性恶露淋漓不尽

产后随子宫内膜，特别是胎盘附着处内膜的脱落，含有血液、坏死内膜组织等物经阴道排出，称为恶露。正常恶露有血腥味，但不臭，持续4～6周，总量约500毫升。血性恶露约持续3日，量较多，有时有小血块，有少量胎膜，胎脂及坏死蜕膜组织，然后逐渐转为黄色的浆液性恶露，约2周后变为白色恶露，持续2～3周干净。

若产后子宫复旧不佳，或子宫腔内残留胎盘，胎膜或合并感染时，恶露量增多，持续时间延长并有臭味。有的在血性恶露停止后还有脓性分泌物排出，产妇多有腰痛及下腹坠胀，偶尔亦有表现为恶露量少而腹痛剧烈者。如果子宫复旧不全未能及时纠正，因伴有慢性炎症，致使子宫壁内纤维组织增多，形成子宫纤维化。纤维化子宫可引起月经期延长和月经量的增多。

当产妇发现自己阴道出血淋漓不尽或产后3～4天后仍有多量阴道出血，应及时到医院做妇科检查及盆腔B超检查，以确定是否有胎盘胎膜残留或胎盘附着部位复旧不全。若属子宫复旧不全，应使用宫缩剂和抗生素，以促使子宫收缩和控制感染。当有胎盘、胎膜残留时，应在抗感染的基础上行刮宫术。若产妇因子宫后倾后屈恶露排出不畅时，产妇应做膝胸卧位，每日1～2次，每次10～15分钟，同时设法纠正子宫位置。子宫肌瘤合并子宫复旧不良者，若保守治疗无效，可能需考虑切除子宫。此外，产妇避免长期仰卧位，常取侧卧位，早期下床活动对预防产后子宫复旧不全是极为有利的。

乳母用药有什么讲究

由于哺乳妇女服用的药物，可以出现在乳汁中，而新生儿对许多药物又往往比较敏感，他们比成人更容易出现不良反应，所以，乳母应该尽量避免服用药物。如果确实需要用药，则有如下讲究：

要避开乳汁中含药物浓度较高时哺乳，如服药前哺乳比服药后哺乳好。

要注意选择药物的种类。一般小分子药物容易进入乳汁，而大分子药物不易进入乳汁。但要注意的是，有些药物尽管进入乳汁中的量极微小，也可以对新生儿产生较大的损害。

要注意能局部用药的就尽量避免全身用药，如乳母便秘需要导泻时，首选用局部作用的开塞露或甘油栓，而不能用大黄等作用猛烈的泻药。

>> 新妈咪早知道

要注意下列对乳母和乳儿有影响的药物：

(1)妇女哺乳期禁用的药物。如抗癌药、抗精神病药、有放射性的药物、口服抗凝药、氯霉素、异烟肼。

(2)能抑制乳汁分泌的药物。如含雄性激素、雌激素的药物、阿托品类药物、利尿剂、多巴胺类药物。禁止过量输液或饮水，大量用B族维生素。

(3)容易对乳儿产生不良影响的药物，产妇(乳母)应尽量避免服用。如大量酒精、氨苄青霉素、青霉素、磺胺类药物、庆大霉素、链霉素等、四环素类、巴比妥类、苯妥英钠、抗甲状腺药物、阿司匹林、心得安类药物、安定类药物、骨化醇、雌激素、溴化物、喹诺酮类药物等。